江浙沪 名家膏方 特色经验

主编 苏克雷 朱垚 张业清

中国中医药出版社
· 北 京 ·

图书在版编目（CIP）数据

江浙沪名家膏方特色经验 / 苏克雷，朱垚，张业清
主编 .—北京：中国中医药出版社，2020.9
ISBN 978 – 7 – 5132 – 5916 – 3

Ⅰ . ①江⋯　Ⅱ . ①苏⋯ ②朱⋯ ③张　Ⅲ . ①膏剂—
方书—华东地区　Ⅳ . ① R289.6

中国版本图书馆 CIP 数据核字（2019）第 270720 号

中国中医药出版社出版

北京经济技术开发区科创十三街 31 号院二区 8 号楼
邮政编码　100176
传真　010–64405750
廊坊市晶艺印务有限公司印刷
各地新华书店经销

开本 710×1000　1/16　印张 19　字数 251 千字
2020 年 9 月第 1 版　2020 年 9 月第 1 次印刷
书号　ISBN 978 – 7 – 5132 – 5916 – 3

定价　79.00 元
网址　www.cptcm.com

社 长 热 线　010–64405720
购 书 热 线　010–89535836
维 权 打 假　010–64405753

微信服务号　zgzyycbs
微商城网址　https://kdt.im/LIdUGr
官方微博　http://e.weibo.com/cptcm
天猫旗舰店网址　https://zgzyycbs.tmall.com

如有印装质量问题请与本社出版部联系（010–64405510）

基金项目

中国中医科学院中医药健康服务发展专项 ZZ0908048–01

江苏省"六个一工程"拔尖人才科研项目 LGY2018099

江苏省社会发展–临床前沿技术项目 BE2017768

国家自然科学基金项目 81503573

江苏省科技创新基金项目 BC2015022

江苏省六大人才高峰项目 013034004002

江苏省"333 高层次人才培养工程"（2018）III–0121

江苏省青年医学人才项目 QNRC2016632

南京中医药大学横向课题

2017012；2017017；2017030；2018045；2019004；

2019005；2019006；2019007；2019008；2019009；

2019010；2019040；2019035；2019036

黄序

中医膏方有着悠久的历史，是中医药伟大宝库中的一颗璀璨明珠。膏方融防治于一体，是中医理、法、方、药的集中体现，具有因人制宜、处方灵活、服用方便等特点，千百年来为保障和增进我国人民健康发挥了积极作用。近些年来，随着中医治未病理念的不断推广，膏方的临床应用日益受到青睐，已逐步成为群众广为接受的慢病调理、改善体质、养生保健的有效手段。

江浙沪地区位于中国的东部，地居长江下游，包括江苏、浙江、上海两省一市，面积 21.07 万平方公里，是 2010 年长江三角洲地区区域规划的范围。长江三角洲地区是我国目前科技、文化、教育、经济最发达、最具发展潜力的区域。2019 年江浙沪地区 GDP 总和大约为 19.5 万亿元，占全国 GDP 总量的 19.7%，接近 1/5。江浙沪地区同属吴越文化，地域相邻，人缘相亲，文化相通，自古联系紧密。江浙沪地区经济发达，人们生活水平普遍较高，自古便有吃膏方的习惯，医家积累了丰富的膏方经验。近年来，膏方研究论文发表数量也呈迅猛上升趋势。与此同时，我国广大中医药工作者结合临床实践，积极开展膏方学术研究，为推动中医膏方学发展做出了积极努力。

值得一提的是，在膏方研究中特别注重名家流派经验传承和医案研究。江苏省中西医结合医院苏克雷博士及其研究团队，采用优化数据的关联挖掘方法，对江浙沪地区名医公开发表或出版的膏方医案进行医案解构分析，阐释膏方防治疾病范围，同时进一步挖掘、整理其组方思路、理论精华和临床撷菁的精髓，从中分析江浙沪中医名家使用膏方的经验，凝练出符合广大民众体质的膏方产品，有一定的实用价值及借鉴意义。

近年来，随着膏方学科的发展，膏方学术组织应运而生。江苏、山东、上海、河南等地率先成立膏方研究专业委员会，世界中医药学会联合会膏方专业委员会和中华中医药学会膏方分会也分别于 2016 和 2019 年正式成立。就当前成立的膏方学术组织而言，各具特色，各有优势，均为促进膏方学术的繁荣发展发挥了积极作用。

膏方研究虽然很热，但也存在一些问题。如研究方向相对较为分散，针对性不强；低水平重复的研究现象仍然存在，研究水平有待进一步提升；研究机构独自开展研究的较多，合作开展研究的鲜见；膏方规范化体系的建设有待进一步加强；中医膏方的科普文化宣传有待进一步重视。希望在学会的带领下，各机构加强协作，有更多的青年才俊加入，研究并提出进一步促进膏方学术繁荣的构想与建议，以期更好地推动中医膏方健康发展。

江苏省中医药学会膏方研究专业委员会主任委员
中华中医药学会膏方分会副主任委员
黄亚博
2020 年 6 月 20 日

前言

　　近年来，随着人们生活水平的日益提高、保健意识的逐步增强，加上"治未病"健康服务理念的不断推广，膏方越来越受到青睐。以江、浙、沪为主的江南居民，素有冬令进补之风俗。俗话说"冬令进补，来春打虎"，冬主收藏，是一年中保养、积蓄的时段。依据"秋冬养阴"之说，配一料膏方，服用一个冬天，能充分发挥补药作用，从而为身体"加油""充电"。

　　上有天堂，下有苏杭，自古江南地区，鱼米之乡，富庶繁华，中医药发展源远流长，尤其是近百年来，以江苏、浙江、上海为中心，人文荟萃，积淀深厚，成果卓越，名医辈出，有"江南医术最盛"之赞誉，医著更是汗牛充栋，人物与文献数量居全国第一。

　　江浙沪地区医学流派纷呈，各流派自承其学，底蕴深厚，在膏方领域有着极为丰富的处方经验和鲜明独到的学派特色。但目前对江浙沪地区膏方经验的总结多为散在的验案报道，缺乏系统归纳与详细解析，无法真正展现膏方的优势，且不利于中医名家膏方经验的传承。

　　有鉴于此，我们系统搜集江浙沪地区诸多流派及其代表名医公开发表或出版的膏方医案，构建名医膏方传承和研究开发的机构平台，基于中医本体特色，采用优化数据的关联挖掘方法，进行医案解构分析，阐释膏方防治疾病范围，同时进一步挖掘、整理其组方思路、理论精华和临床撷菁的精髓，从中分析江浙沪中医名家使用膏方的经验，便于年轻医师掌握与运用，同时凝练出符合广大群众体质的膏方产品，更好地服务于社会。

当今社会，以慢性虚损性证候为主要表现的病证——虚劳病越来越常见，如慢性呼吸衰竭、心功能不全等，而现代医学缺乏特效药，通过数据挖掘研究发现，膏方适用病机多为虚证，因此，我们认为运用膏方调治虚劳性疾病可弥补现代医学之短板，或将成为今后膏方研究的新方向。

膏方作为中医传统剂型，在治病调体、养生康复、滋补保健等诸多方面具有独特的优势，其服用方便、口味香甜、效果明显，加之人们的健康需求日益强烈，在中医药养生保健浪潮地推动之下，服用膏方养生调体治病势必成为健康养生的新时尚。作为中医药专业技术人员，我们愿尽绵薄之力为膏方的传承与发展做出应有的贡献。

编委会

2020 年 6 月 1 日

第一章　膏方概述

第二章　江浙沪膏方流派及其特点

第三章　江浙沪名家膏方医案选介

目录

第四章　各科专病膏方医案选介

目录

第五章　膏方医案数据挖掘研究

目录

膏方概述 ◀第一章

一、膏剂的历史沿革

"膏"字从"肉",本义指动物的脂肪,后泛指浓稠的膏状物。在中药制剂中,将中药材加工制成像动物的油脂一样细腻、稠厚的半流体状物,称为"膏剂"。膏剂与丸、散、丹、酒、露、汤、锭等其他剂型一样,属于中医传统八大剂型之一。

1. 初起:先秦至南北朝时期

膏方历史悠久,先秦《山海经》中记载用羊脂类膏剂外用涂搽防治皮肤皲裂,可谓是最早的膏方雏形。内服膏方最早可以追溯到长沙马王堆汉墓出土的、成书于春秋战国的《五十二病方》《养生方》和《杂疗方》。《五十二病方》中"以水一斗,煮胶一升,米一升,熟而啜之,夕毋食"是最早的药粥,虽未浓缩成膏,但已经具备了内服膏方的雏形。书中收录膏剂30余首,因制作时加用膏糊剂而称为"膏之",有脂膏、肪膏、久膏、彘膏等,此时的膏方都是用动物脂肪加工而成,用于治疗外伤科疾病。《养生方》和《杂疗方》两书中记载了用蜜或枣膏制丸的药方。所谓枣膏,就是用煮烂的大枣捣烂成泥状物,在《养生方》中又被称作"枣脂"。以上皆可视为后世内服膏方之滥觞。

成书于战国时期的《黄帝内经》中就有"马膏""豕膏"等类似于膏滋药物的记载,主要还是用于治疗外科、伤科疾病。如"治之以马膏,膏其急者,以白酒和桂,以涂其缓者""治之以砭石,欲细而长,疏砭之,涂以豕膏"。《灵枢·痈疽》还有内服膏剂的记载:"痈发于嗌中,名曰猛疽。猛疽不治,化为脓,脓不泻,塞咽,半日死。其化为脓者,泻则合豕膏,冷食,三日而已。"实际上豕膏为豕油、白蜜煎炼而成,与现代水煎浓缩制膏略有不同,但也开辟了后世以膏治病有内膏、外膏区分之先河。

　　成书于西汉末年至东汉初年的《神农本草经》是我国第一部药学专著，书中就有"煎膏"的记载："药性有宜丸者，宜散者，宜水煎者，宜酒渍者，宜煎膏者，亦有一物兼宜者，亦有不可入汤酒者，并随药性，不得违越。"强调了中药加工要根据药物性质选择合适的剂型。书中还首次论述了阿胶（驴皮胶）、白胶（鹿角胶）两种胶的制作方法，为后世的膏剂制作奠定了基础。

　　成书于东汉初期的《武威汉简》是最早以"膏药"命名膏方的书籍，书中记载有"百病膏药方""千金膏药方""妇人膏药方"这3首膏方，其组方配伍完整，并注明制备方法、使用部位及用法等。一般将药物研成粗粉后，用苦酒（即醋）与猪油做溶剂，用脂肪和鸡蛋黄做赋型剂，既可外用，又可内服。如"千金膏药方"组成："蜀椒四升，芎劳一升，白芷一升，附子卅果"；制备方法："凡四物皆㕮咀，置铜器中，用淳醯三升渍之，卒时取贲猪肪三斤，先煎之。先取鸡子中黄者置梧中挠之三百，取药成以五分匕一置鸡子中复挠之二百"；应用病证及服用方法："涂其痛者，上空者遗之中央大如钱，药干复涂之""逆气吞之""喉痹吞之摩之""齿恚涂之""昏衄涂之""鼻中生恶伤涂之亦可吞之"等。明确指出该膏药方除了"涂之""摩之"之外，还可"吞之"，类似丸药内服。

　　东汉末年张仲景《金匮要略》中记载的一些以"某某煎"命名的方剂，如《腹满寒疝宿食病脉证治》中的大乌头煎、《黄疸病脉证并治》中的猪膏发煎等，在加工方法上已与现代的内服膏方相似，被公认为最早的内服膏方。如大乌头煎："用大乌头五枚，以水三升，煮取一升，去滓，纳蜜二升，煎令水气尽，强人服七合，弱人服五合。"这种经水煎药物，去药渣，继续浓缩药液，而后加入蜂蜜，再煎煮蒸发水分而得到的"煎"，实乃膏之意，所以说内服膏滋是由汤药（煎剂）浓缩演变发展而来。

东晋葛洪的《肘后备急方·卷八·治百病备急丸散膏诸要方》收载了7首膏方，诸膏方制剂一般是用苦酒（即醋）与猪油做溶剂。药制成后，既可外用以摩患处，又可内服。由此可见，膏方的使用已由外敷、外涂逐步发展为内服、外治并用。值得注意的是，此时期的膏方药味多以附子、细辛及乌头等峻猛攻邪之品为主，滋补调理之意尚少见。

南北朝时期陈延之《小品方》中载有单地黄煎（《外台秘要·卷三十一》）："单地黄煎，主补虚除热，散乳石痈疽疮疖等热方。生地黄随多少取汁，于铜钵中重汤上煮，勿盖釜，令气得泄，煎去半，更以新布滤绞，去粗滓秽，又煎，令如饧成矣。"此方被认为是最早用于补益的滋补膏方。

南北朝时期的陶弘景在《本草经集注》中对膏药的制作有详尽的阐述："疾有宜服丸者，宜服散者，宜服汤者，宜服酒者，宜服膏煎者，亦兼参用，察病之源，以为其制耳。"他对南北朝以前制剂工艺加以总结，为后世制剂工艺奠定了基础："凡合膏，初以苦酒渍令淹浃，不用多汁，密覆勿泄……煮膏，当三上三下，以泄其焦势，令药味得出……其中有薤白者，以两头微焦黄为候。有白芷、附子者，亦令小黄色也。猪肪皆勿令经水，腊月者弥佳。绞膏亦以新布绞之。若是可服之膏，膏滓亦堪酒煮稍饮之。可摩之膏，膏滓即宜以敷病上，此盖贫野人欲兼尽其力。"由此可知，"膏"在南北朝时期是内服和外治制剂的合称，尚未予明显区分。

2. 发展：唐宋金元时期

唐代孙思邈在《备急千金要方·卷一·合和第七》中亦对膏方制剂工艺进行论述，其内容与《本草经集注》基本一致，膏方的制剂与《武威汉简》和《肘后备急方》大体相同，其中部分膏剂的制作方法已与现代膏方十分接近。此时期的内服之膏剂仍称为"某某煎"，如射干煎、杏仁煎、苏子煎。《备急千金要方》云"苏子煎"："上五味（紫苏子、白蜜、生姜、生地黄、杏仁），捣苏子，以地黄汁、姜汁浇之，以绢绞取汁，更捣，以汁浇，又绞令味尽，去滓；熬杏仁令黄黑，治如脂，又向汁浇之，绢绞往来六七度，令味尽，去滓，纳蜜合和，置铜器中，于汤上煎之，令如饴。"孙思邈还率先使用膏方美白，《千金翼方·卷七》云："欲令肥白，食饮平调方（地黄羊脂煎）。"其详细工艺如下："生地黄汁一斗，生姜汁、白蜜各五升，羊脂二升。上四味，先煎地黄汁，令得五升；次纳羊脂，煎令减半，纳姜汁；复煎令减，纳蜜著铜器中，重汤煎如饴状。"以上制剂工艺均采用了水煎煮、去渣取汁、再浓缩的工序，与现代膏方制作基本一致。

　　唐代王焘《外台秘要》中仍将内服膏方称为"煎"，而内服外摩皆可的称之为"膏"。《外台秘要·卷三十一》载"古今诸家煎方六首"，即广济阿魏药煎、鹿角胶煎、蒜煎、又地黄煎、短剧单地黄煎、近效地黄煎。这些煎方均是滋补强壮以祛除虚损劳伤的膏方，与现代内服膏方组方意义基本相同。

　　宋代商业相对发达，官办药局和民间药坊不断增多，促进了膏方的快速发展，同时也是内服膏方的叫法由"煎"逐步向"膏"过渡的阶段，用途日趋广泛。有称之为"煎"的内服膏方，如《太平圣惠方·卷二十七》治虚劳渴的栝楼煎、《圣济总录·卷八十九》治虚劳肌瘦的补益煎等。也有直接称为"膏"的内服膏剂，如《太平惠民和剂局方》收载的治小儿胃气虚弱的助胃膏、治小儿夜间啼哭的钩藤膏等。又如南宋洪遵《洪氏集验方·卷一》收载的琼玉膏，以人参、生地黄、茯苓、白蜜炼成，是一直沿用至今的名方。

　　宋朝时期所涉及膏方的制备方法与《本草经集注》和《备急千金要方》等书中记载的类似，但较前逐渐完善，或煎清膏，或用蜂蜜收膏，已较少使用动物脂肪。元代宫廷医家许国桢《御药院方·卷六》所载之太和膏，制法中有"膏成滴水中凝结不散"的描述，已与现代膏方制作工艺十分接近。

金元时期，内服膏方的称谓才正式改为"膏方"，如危亦林《世医得效方》治消渴的地黄膏及治咳嗽喘满的蛤蚧膏、李杲《兰室秘藏》治正偏头痛的清空膏、朱丹溪《丹溪心法》治劳瘵的润肺膏及治产后小便淋沥的参术膏。值得注意的是，此时期膏方的制作工艺更加完善，而且已从药用治疗拓展到膳食调养。元代忽思慧《饮膳正要》一书中收载了一些亦食亦药的膏方，如天门冬膏、荔枝膏、羊蜜膏等，均极大拓展了膏方的应用范围。

由上可见，唐宋金元时期的膏方得到极大发展，内服膏方基本完成了从萌芽到成长的阶段。从服用方法来看，唐以前内服膏方以吞服为主，其剂量以"如弹丸一枚""丸如小豆二三枚""枣核大一枚"等表示。唐宋膏方逐渐以诸如"酒和服""用匙盛服，不拘时嚼化""每服半匙，温水调下，空心食前服"等服法为主。就其功效来看，唐以前的膏方多以祛邪为主，治疗以筋脉、肢节病为主；到唐代以后至金元时期，诸多扶正药物被加入膏剂用于补益，出现了大量滋补强壮以祛除虚损劳伤的膏方，延年益寿的膏方不断增多。

3. 成熟：明代时期

膏方发展至明代，进入成熟阶段，"煎"转为水煎剂的同名或类似词，"膏"则成为滋补类方剂的专用名称，临床多以"某某膏"的方式命名，内服膏方逐步成为主流。明代缪希雍《先醒斋医学广笔记·卷四·炮炙大法》谓："膏者，熬成稠膏也。"膏方进一步偏向补益，膏滋备受朝野欢迎，医家更是撷取膏滋之长，加以辨证处方，调治体弱之人，从而出现了因人处方而制的膏方，膏方数量大大增加，临床应用日益广泛。如《普济方》之宁志膏，治疗妇人经血过多、心神不宁；韩懋《韩氏医通》之霞天膏，治沉疴痼疾等；王肯堂《证治准绳》之泽肤膏、通声膏，分别治疗皮肤枯燥如鱼鳞、气阴耗伤之语声不出之症等。

明代膏方的制作方法趋于成熟并逐步固定下来，即用水多次煎煮，浓缩药液，最后加蜂蜜等收膏。此时的医家开始注重用血肉有情之品调补身体，如龟甲、鳖甲、鹿茸、河车粉等。龚廷贤《寿世保元》谓"膏者，胶也"，集抗老膏方多首，如茯苓膏、银杏膏等。《韩氏医通》之霞天膏源自朱丹溪"却疾养寿"的倒仓法，以黄牛肉为主要原料，韩氏便将牛肉制成霞天胶。钟惺伯《饮馔服食谱》载有长生神芝膏、六龙御天膏、七元归真膏等。董宿辑、方贤续补之《奇效良方》，汇集宋明医学之精华，收集膏方甚多，如补精膏、黄精膏等。

明代的膏方组成，有些比较简单，如张景岳《景岳全书》之"两仪膏"（人参、熟地黄）、龚廷贤《寿世保元》之"茯苓膏"（茯苓）、《御制饮膳调养指南》之"天门冬膏"（天门冬）、"琼玉膏"（人参、生地黄、茯苓）。洪基是明代末年的食疗养生家，广泛收集抗衰老方剂上万种，筛选出切实有效的80种丸、散、膏、酒汇集一书，著《摄生秘剖》。书中膏方组成多简单，如卷四收载的二冬膏、玄极膏、山蓟膏三方，均只有一两味药。

孙一奎《赤水玄珠》所载膏方则组成复杂，其中卷十之"补真膏"由黄精、山药、生地黄、熟地黄、天冬、麦冬、莲肉、巨胜子、柏子仁、松子仁、何首乌、人参、茯苓、菟丝子、杜仲、肉苁蓉、五味子、黄柏、白术、当归、甘草、陈皮、砂仁、知母、白芍、川芎、鹿茸、小茴、苍术共29味药组成，主治虚损劳怯。此方药味众多，配伍全面，首开现代临床膏滋药熔多种功效药物于一炉，以解决复杂病证之端。

内服膏方发展至明朝，已进入成熟阶段。主要体现在四个方面：①膏方的名称，多采用"某某膏"的方式命名；②膏方的组成，一般由中药饮片、细料药、胶类、糖类四部分组成；③膏方的制作方法已基本固定，即先用水浸泡，再多次煎煮，浓缩药液，最后加蜂蜜等收膏等程序；④膏方的数量大增，广为各类医书记载，临床应用日益广泛。

4. 繁荣：清代至民国时期

至清朝，膏方的发展进入繁荣期，广泛用于内、外、妇、儿各科，在兼顾治疗的同时，膏方的补益作用愈加明显。此时良方迭现，官修医书及私家自撰方书均有膏方的记载。如官修的《古今图书集成·医部全录》载有治疗精神疾患的琥珀茯苓膏；陶承熹《惠直堂经验方》的卫生膏、百补膏，用治慢性消耗性疾病；李文炳《仙拈集》载有治三消症的天池膏；《种福堂公选良方》是华岫云整理叶天士经验方的书籍，内载有秘传噎膈膏、治痹膏等验方；王孟英《随息居饮食谱》载玉灵膏用以补血养心、益肺生津；费伯雄《食鉴本草》载莲肉膏，用于病后胃弱，不能饮食。

这一时期出现了膏方专著——吴尚先的《理瀹骈文》。书中对膏方的治病机理、应用方法，尤其在制备工艺上均进行了详细的论述和较完整的总结，并专列"膏药制法""膏药施治"。《理瀹骈文·略言》云："膏，纲也；药，目也。膏判上中下三焦，五脏六腑，表里、寒热、虚实，以提其纲；药随膏而条分缕析，以为之目。膏有上焦心肺之膏，有中焦脾胃之膏，有下焦肝肾之膏。有专主一脏之膏，脏有清有温；有专主一腑之膏，腑有通有涩；又有通治三焦、通治五脏、通治六腑之膏；又有表里寒热虚实分用之膏、互用之膏、兼用之膏。"吴氏制膏，基于外治与内治相通之理，主要取辨证论治之内服汤丸制作膏方，书中指出："膏方取法，不外于汤丸，凡汤丸之有效者皆可熬膏。不仅香苏、神术、黄连解毒、木香导滞、竹沥化痰，以及理中、建中、调中、平胃、六君、六味、养心、归脾、补中益气等，为常用之方也。"若外用膏方，则参"大凡膏药用温暖及香料者，其奏效甚捷，若贴膏后加以热熨尤效"。

膏方在清代宫廷中应用面广，数量较多，《清太医院配方》《慈禧光绪医方选议》等书中记载了很多膏方。《慈禧光绪医方选议》一书中载有内服膏滋方近 30 首，通过对书中内服膏方的分析，可以得出清宫使用内服膏方有以下四个特点：①膏方组成相对简单，一般的膏方也就十多味药，有些如梨膏、蓖麻子膏、五味子膏、菊花延龄膏均仅有一味药，而二冬膏、参术调元膏、明目延龄膏亦只有两味药而已。膏方中的药量也不算重，有些膏方的总药量仅在 30g 左右。②膏方不仅限于冬季才使用，只要于病情有利，一年四季皆可。如调气化饮膏在此书中用于四月份，扶元益阴膏用于七月份，润肺和肝膏则用于九月份等。③膏方使用范围广泛，如用于长寿的菊花延龄膏、用于补益的扶元和中膏、用于止咳化痰理肺的二冬膏、用于治脾胃病的资生健脾膏、用于治眼病的明目延龄膏等。总体来看，以补益为主。内廷中雍正皇帝内服过琼玉膏；慈禧太后用过菊花延龄膏、保元固本膏及延年益寿膏；光绪帝内服过润肺和肝膏、调中畅脾膏，外用过毓麟固本膏等。④服药方法讲究，有注明"白开水送下""米汤送下"或"早晨空心以淡盐水送下"。白开水或米汤送服，以清淡护脾润胃，以免甜味太过伤脾；空腹淡盐水送服，以咸入肾，补肾之药宜达下焦。这些服药之法，其寓意较深。

清代初始虽说内服膏方已经发展到相当高的水平，有些药店开始生产与供应多种胶类药及成方膏滋药，但膏方终究只是少数人才能享受的滋补佳品。清朝中晚期，膏方的运用才从宫廷、官府传至民间，选用便廉的药物。鲍相璈的《验方新编》收载了民间的验方、偏方、便方及各种治疗方法，所列方药用药少，方便而易得。其中收集了不少膏方，如书中卷十一的"代参膏"，用黄芪、当归、玉竹、橘红煎成膏滋，大补气血，可代参用。

清代叶天士将内服膏方辨证施治进一步发展，《临证指南医案》中载有的膏方医案，如卷一载录其治邪热伤阴，阴虚阳亢，虚风内动之案：取甘寒养阴法，方用生扁豆、麦冬、北沙参、天花粉、甘蔗浆、柿霜、白花百合，熬膏加饴糖，晚上滚水调服。卷三载录取滑涩通用法治阳气浮越，阴气不藏之遗精案：用桑螵蛸、金樱子、覆盆子、芡实、远志、茯神、茯苓、龙骨、湖莲煎膏，炼蜜收，饥时服。《叶氏医案存真》中进一步记载：治精血五液衰夺、阳化内风之证，治咳甚呕血吐食，均"进膏滋药"。

晚清膏方使用极为盛行，此时膏方用药往往多达二三十味，甚至更多，收膏的时候常选加阿胶、鹿角胶、龟板胶、鳖甲胶等以增加膏剂的黏稠度，并加强补益阴精的作用。清末名医王旭高、张聿青及近代上海名医丁甘仁、程门雪、秦伯未、章次公、蔡香荪、王仲奇等一辈对膏方之应用发挥有较为精辟的论述。如张聿青《张聿青医案》列膏方专集，收载膏方医案27例，为历代医案类书所少见。张氏对用药十分讲究，书中用药品种有133味之多，虽然多以补益之品为主组成，然而张氏对每以补益之品汇集成方的俗套极为反感，强调运用膏滋药尤应着意于辨证施治、因人而异。张氏膏方往往由日常处方常用的药物（如益气温阳、滋阴养血、健脾助运、理气活血、化痰利湿、平肝息风等药）用水煎取浓汁，加入矫味药（糖类）及赋型药（血肉有情、富于蛋白胨类的胶类药）收膏。秦伯未1929年出版了《膏方大全》（上海中医书局出版），其中对膏方进行全方面阐述，包括膏方的功效与作用、制作与加工、服法经验、服用禁忌、治疗常见病证等内容。其成书也标志着膏方理论基本确立，现代膏方的药材选配、制作方法、服用禁忌等大多以此书中所载的内容为规范。1938年秦氏又将其膏方应用经验编纂成《谦斋膏方案》（上海中医书局出版），载有临床各科医案69则，以胃脘痛、痰喘、咳嗽、咯血、心悸、眩晕、头痛、失眠、遗精等内科杂病为主，全部采用膏方治疗。这些都反映了当时膏方之盛行，为医家所重视。膏方发展至明清时期已进入成熟阶段，由此可见一斑。

5. 盛行：新中国成立以后

新中国成立以后，随着人民生活水平的不断提高，健康保健意识逐渐加强，膏剂生产逐渐发展，膏剂产品逐渐增加，服用膏方的人越来多。由于膏方具有调养滋补和治病防病的综合作用，且服用方便、入口甘怡，一人一方、度身定做的个体化膏方成为每位患者的私人小灶菜，越来越受到人们的关注和推崇。

膏方的发展进入了全新阶段，权威的医药书收录的膏方数量大增，众多膏方文章、专著得以发表和出版，为膏方的理论探讨、课堂教学、临床实践以及科学研究提供了丰富的经验与资料。

1962年，中国中医研究院（现为中国中医科学院）中药研究所与沈阳药学院合编的《全国中药成药处方集》载膏方58首，其数量多于此前任何一部方书的膏方。1989年，由中国药材公司与国家中医药管理局中成药情报中心合编的《全国中成药产品集》，所收膏方增至152首。这些膏方中既有传统膏方，如两仪膏、龟鹿二仙膏等；亦有从其他剂型的成方演绎过来的，如养阴清肺汤改为养阴清肺膏、水陆二仙丹改为金樱芡实膏等。此外，还有一些研制的新方，如《上海市药品标准》收录的双龙补膏、《全国医药产品大全》收录的肝肾膏等。

随着临床医师对膏方的不断认识与运用，促成了一大批著作发表，现如今公开发表的有关膏方的期刊、学位、会议论文及报纸文章等已成百上千，膏方专著也如雨后春笋般不断出版。膏方知识普及类的如华浩明主编的《冬令滋补进膏方》，马贵同主编的《中医膏方治病百问》，颜乾麟、邢斌主编的《实用膏方》，汪文娟、庄燕鸿、陈保华主编的《中医膏方指南》，沈庆法、沈峥嵘主编的《中医膏方》，沈洪、章亚成主编的《中医临证膏方指南》，王清光主编的《中国膏药学》，颜新主编的《中国膏方学》，颜新、胡冬裴主编的《中国膏方学》等。膏方经验总结类的如颜德馨主编的《颜德馨膏方真迹》，杨悦娅主编的《张云鹏论膏方与临床实践》，吴银根主编的《中医膏方治疗学》，胡建华主编的《中医膏方经验选》，陈可冀主编的《清宫膏方精华》。甚至还出现了专科的膏方著作，妇科专科的如李祥云主编的《妇科膏方应用指南》，胡国华主编的《江南中医妇科流派膏方精选》《海派中医妇科膏方选》，王凤岐、宋世昌主编的《不孕不育调理膏方》等；治未病专科的如沈庆法、汪文娟主编的《治未病膏方进补》，尤虎主编的《九种体质养生膏方》等。2014年9月，全国中医药行业高等教育"十二五"创新教材中首次出版了由周端主编的《中医膏方学》，首次将中医膏方列为中医药学科的一个重要分支而纳入课堂教育。

2000年以前，膏方只在江浙沪一带盛行，随着膏方文化的不断传播，"膏方北进南扩"的局面打开，逐渐在北京、两广、湖北等地也开始受到人们青睐。一些中医医院纷纷在冬至前开设膏方门诊，组织专家参与"膏方节"和系列宣传推广活动，专门为患者根据病情需要开具膏滋药方，并由医院代为加工，便于患者服用。一些民营机构、药房也请中医专家坐堂开膏方，加工膏滋药，或直接出售成方膏滋药，如胡庆余堂、雷允上、同仁堂等均自制各类膏滋，如庆余大补膏、人参养心膏、洞天长春膏、首乌延寿膏、十全大补膏等，这些膏方产品深受百姓欢迎。

膏方市场潜力巨大，2010年后，仅长三角地区每年膏方业务量均达到20万料以上。为了适应广大群众对膏方的需求，保证和满足膏方的质量，国家中医药管理局医政司立项编写了《中医养生保健技术操作规范·膏方》，规范其概念、配方、制作、使用等具体内容。上海还出台了《上海中药行业定制膏方加工管理办法》，对膏方的制作设备、工艺流程、质量控制做了规范，确保了膏方整体的制作质量。

总之，新中国成立以来膏方盛行主要表现在以下几个方面：①膏方的数量大增，专著不断增多。②将其他成方、方剂改为膏滋剂与创新膏方。③现代中西医结合的趋势对膏方产生重大影响，给膏方今后的发展注入新的活力。

随着膏方吸引力的不断提升，作为冬令进补的主要手段，已成为家喻户晓的话题。目前，膏方广泛应用于内、外、妇、儿等临床各科，不少慢性疾病需要长期服药者，或需夏病冬治者，每逢冬季服用膏方已成为习俗，因为许多人从服用膏方中受益。有些人不但自己服膏滋药，更将膏滋药作为补品送亲朋好友；更有一些海外华人和外国友人也会不远万里来到中国为自己或家人开膏滋药。膏滋药的发展可谓盛况空前，膏方已成为中医药养生文化中的一颗璀璨之星。

二、膏方的种类划分

膏方是指一类经过特殊加工制成膏状的中药制剂。膏剂是中医药剂型汤、丸、散、膏、丹中较为常见的剂型之一，分为外敷膏剂及内服膏剂。

1. 外敷膏剂

外敷膏剂是中医外治法的一种，通称为"膏药"。它是将药物施于患者体表某部位，通过发挥药物活血化瘀、通经活络、祛风散寒、拔毒化腐等功能，从而达到治疗疾病或养生保健的目的；常用来治疗外科及皮肤疾患，对部分内科、妇科疾病亦有疗效。外用膏方主要有黑膏药与软膏药两种：①黑膏药：大多以植物油、黄丹为基质。经过高热炼制呈黑色，再放入调配桶中，加入药料而成。黄丹外用具有拔毒生肌的作用，用于丸散具有杀虫截疟的功能；内服丸散的黄丹剂量，每天不得超过 0.5g。②软膏药：大多以猪、羊等动物油脂或白蜡、黄蜡等为基质，加入中药细粉、水煎液或流浸膏等，加热混合搅匀而成。外用膏方虽多用于治疗疮疡、皮肤等外科疾病，但也可以通过内病外治，用于治疗多种内科疾病，例如近代临床对哮喘、腰腿痛、肿瘤、关节炎等病亦常用膏方贴敷进行治疗，以达到平喘、活血、软坚、镇痛等效果。

2. 内服膏方

内服膏方是医生根据患者的体质类型、疾病性质，按照君、臣、佐、使原则，选择单味药或多味药配合组成方剂，并将方中的中药饮片经 2～3 次煎煮，滤汁榨渣，加热浓缩成清膏。再加入某些辅料，如阿胶等胶质药材，或红糖、饴糖、冰糖、蜂蜜等收膏而制成的一种比较稠厚的半流质或半固体的制剂。膏滋剂型容易贮藏、保存，而且便于长期服用。由于膏滋方有药物浓度高、体积小、药性稳定、服用时无需煎煮、口味好、便于携带等特点，自古以来一直受到群众的欢迎。本书所说的膏滋方即指内服膏方，具有养生、补虚、防病、疗疾等多重功效。

内服膏滋方分为以下几类：

（1）清膏：这是将中药材经过 2～3 次浓煎并加热浓缩而得到较稠黏的液体状膏剂，一般不加辅料，适合胃肠吸收功能较差、食欲缺乏及糖尿病患者，相当于中药浓煎剂。

（2）荤膏：这是指膏滋方中除中草药之外，还添加了阿胶、龟甲胶、鳖甲胶、鹿角胶等动物类胶质辅料而熬制的膏滋方。

（3）素膏：这是指膏滋方加工时用糖或蜂蜜等辅料，不用动物胶而收制的膏滋方。所以又有"糖膏""蜜膏"之不同。

（4）成品膏滋药：这是选用一些疗效确切的膏滋方剂，由药厂成批生产加工成膏滋，作为中成药商品在药店进行销售。这些膏方的组成内容大多比较简单，制成膏滋药后，提供大众对症选用，如益母草膏、二仙膏、枇杷膏。

（5）定开膏滋药：这是医生针对患者身体状况进行辨证处方，做到一人一方，"量体裁衣"，由药店或医院药房定制加工，制成膏滋药。每一剂膏滋方只适合患者本人服用，故临床膏滋药又称"定制膏方"。

本书所涉及膏方，主要介绍内服膏方，又称"膏滋"。它是由医生根据患者体质与所患病证，辨证与辨病相结合，定制出不同处方，进行全面整体调理的中医所独有的调补方式。

三、膏方的适应人群

1. 慢性病稳定期患者

中医药治疗慢性病及其调养优势已经是不争的事实。目前从临床应用膏方的情况来看，不但内科患者可以服用膏方，而且妇科、儿科、外科、骨伤科、五官科等患者也都可以服用膏方治病与调理并行，效果明显。

2. 亚健康者

现代社会生活节奏快，工作压力大，精神紧张，使患者体力和脑力严重透支。应酬多、诱惑多、休息少、睡眠少等因素均可造成人体的各项正常生理功能大幅度变化，抗病能力下降，从而使机体处于亚健康状态，这就非常需要适时进行全面而整体的调理，膏方疗法就是最佳的选择。

3. 老年人

生老病死是必然规律，人的生理功能随着年龄的增长而日趋衰退，更易导致各种慢性疾病甚至恶性疾患。此时应用膏方进补，即可增强体质，祛病延年。

4. 女性人群

女性特殊的生理病理可以概括为"经、带、胎、产"疾患，更易导致气血阴阳诸证亏虚。加之女性更易衰老，如《素问·上古天真论》载："女子……五七，阳明脉衰，面始焦，发始堕；六七，三阳脉衰于上，面皆焦，发始白；七七，任脉虚，太冲脉衰少，天癸竭，地道不通，故形坏而无子也。"根据此段经文，女性五七（35岁左右）即出现衰老表现，直至七七（49岁）进入更年期，这期间服用膏方的优势就是补益人体气血阴阳，达到增强体质、防病治病、延缓衰老、美容养颜等目的。

5. 儿童与青少年

某些缺陷性疾病及体质虚弱的小儿可以根据其生长发育、体质或病证需要适当进补，如反复呼吸道感染、支气管哮喘、过敏性疾患、生长发育迟缓、食欲不振、自汗盗汗、遗尿等。但儿童脏腑娇嫩，发育未成熟，故不宜长期进补。此外，处于疾病康复期的儿童、拒绝苦味中药的患儿等，也可以适当使用膏方进补。若疾病基本康复，症状基本消失时，就应该停用膏方，以防影响生长发育。此外，在专家指导下谨慎用药，合理调补，还有助于促进学生的记忆力，达到益智助考的效果。

青少年处在生长发育的旺盛期，即使患病，其恢复也较快。因此，一般青少年不必服用膏方，而身体虚弱的、需要进行调养的青少年也应在医生的指导下合理选择膏方。

6. 性功能障碍患者

膏方对男性性功能障碍、女性性冷淡均具有显著的疗效，能达到补肾填精、补虚兴阳的目的。膏方对不育症患者亦有较好的疗效。

7. 疾病康复期患者

疾病康复人群或气血阴阳虚弱的患者，都可以通过服用膏方来达到防止旧病复发、补虚怯弱、除病强身的目的。

8. 肿瘤术后、放化疗后患者

目前肿瘤患者日益增多，各种治疗手段层出不穷，但患者常因药物毒副作用或因体质虚弱无法配合继续治疗，适时进行中医膏方调补，优势明显。即使肿瘤术后及放化疗后的患者暂无特殊不适，仍可以膏方调理，以达到治病调体、预防药物毒副反应的目的。

9. 体质调理者

中国人九种体质只有"平和质"为健康体质，其余皆为偏颇体质，很多亚健康状态的人就是偏颇体质的典型代表，偏颇体质是介于健康和疾病的中间状态。要想获得健康，必须调整偏颇体质。体质既具有稳定性，又具有可变性，通过干预调整其偏颇，体现体质可调性，膏方是调整体质的最佳选择。

体质的改善不是一朝一夕之功，需要长期而全面的调理，包括生活起居、饮食、运动、药物干预等。膏方的优势就是便于长期坚持服药，而膏方的订制必然要结合体质类型，根据患者不同的体质特点，以及不同疾病及其症状、体征而组方，充分体现了辨证论治和因人、因地、因时制宜的个体化治疗原则，从而达到调理体质、治疗疾病的目的。

10. 慎用证患者

急性疾病，如感冒、发热、急性吐泻、痢疾、过敏等有消化不良者；慢性病急性发作者，如胆囊炎急性发作；湿盛、热毒内盛者，均应慎用。健康儿童、孕妇、哺乳期妇女等慎用。

四、膏方的服用季节与方法

1. 服用季节

膏方服用时间一般在立冬后，冬至到立春前服用效果最佳，即从

"一九"开始至"九九"结束。人生活在大自然中，顺应着"春生、夏长、秋收、冬藏"的自然规律。《素问·四气调神大论》曰："冬三月，此谓闭藏。"冬季后万物收藏，阳气内敛，冬三月为封藏之季节，更适合养藏，起到补养正气、充填阴精的效果。由于膏方偏于补益，热天不易消化吸收且易变质，而冬季气候寒冷，非常有利于膏方的保存。通过膏方滋补，养精蓄锐，改善体质，可以更好地生活、工作和学习。治疗为主的调治膏方也可视病情需要，根据不同时令特点随季节处方，甚至一年四季皆可服用。

2. 服用时间

服用膏方的具体时间有空腹服、饭前服、饭后服、睡前服等几种。对以滋补强身为主的膏方，应选择空腹服用，此时胃肠空虚，吸收力强，且不受食物干扰，药物易发挥作用，《神农本草经》谓："病在四肢血脉者，宜空腹而在旦。"其优点是可使药物迅速入胃肠，并保持较高浓度而发挥药效。如空腹服用肠胃有不适感时，可以改在半饥半饱时或者饭后 30 分钟左右服用。有胃肠道疾病的或脾胃功能欠佳，以及病在下焦，欲使药力迅速下达者，宜在饭前 1 小时服；针对有心、肺等病以及病在上焦者，欲使药力停留上焦较久，一般在饭后 15～30 分钟时服药；补心脾、安心神、镇静安眠的药物宜在睡前 2 小时内服用。

3. 服用方法

因膏方较滋腻，不要贸然使用膏方，容易碍脾生湿。尤其脾胃运化功能较差，临床见食欲欠佳、胸胁痞闷、舌苔厚腻者，服用膏方不但影响到对膏方有效成分的消化吸收，反而加重脾胃负担。因此，在服用膏方前建议先服用"开路方"，主要用调理脾胃、行气化湿的方法，以提高脾胃运化功能并祛除湿浊。"开路方"一般使用 1～2 周，其间观察患者服药后的反应，调整所用药物，待到患者整体状况较佳并对医者所用的药物较合适后，可以开始使用膏方。而对于脾胃功能正常的人来说，则不强调必须服用"开路方"，可以直接服用膏方。

膏方的具体服法可分为冲服、调服、噙化三种。冲服，即取适量药膏，放在杯中，将白开水冲入，搅匀使之溶化后服下，如益母草膏等。调服，即将胶剂如阿胶、鹿角胶等研细末，用适当的汤药或黄酒等隔水炖热，调匀后服下，如方中有熟地、山萸肉、巴戟天等滋腻药物较多且配药中胶类剂量较大者。噙化，亦称为"含化"，即将膏滋含在口中，慢慢咽下，让药慢慢在口中溶化，发挥药效，如治疗慢性咽炎所用的青果膏等。

4. 服用剂量及频次

膏方服用剂量的多少，应根据患者病情或体质情况及药物的性质决定。一般每次服用膏方量以常用汤匙1匙为准（约10g），每天2～3次。从药效角度分析，每次服药应该定量、定时。初服者或含有药性峻烈的药，应从小剂量开始试用，再逐渐增加。病轻、老年慢性病者，膏方剂量不必过重；而病重、体弱者或有滋补作用、药性平和的药物可适当增加。因患者年龄、性别的不同，在膏方剂量上也应有差别，如老年人的膏方用药量应小于壮年；妇女膏方用药量，一般应小于男子；经期、孕期及产后的妇女，须从病情等做全面考虑；未成年减量；婴儿禁服。鉴于膏方服用时间较长，建议在医生指导下进行，无论是治病疗疾，还是养生保健防病均会有益。

5. 忌口

"忌口"是指根据病情及治疗需要，要求患者在服药期间忌食某种食物、药物与膏方，防止其产生相互作用、降低药效或产生不良反应。服用膏方时，不宜用茶水、牛奶送服。服膏方期间，应忌食生冷、油腻、辛辣等不易消化及有特殊刺激性的食物；忌抽烟、喝酒，不宜饮茶、咖啡、可乐等。服用含人参类膏方时，一般忌食萝卜、莱菔子、芥菜、绿豆；服用含首乌膏方时，忌猪血、羊血及铁剂。一般阴虚便秘、潮热者，忌食辛辣刺激食品，如姜、蒜、葱、狗肉、牛肉等；阳虚便溏、畏寒者，忌食寒性食品，如柿子、螃蟹等。除以上较普遍的"忌口"外，因每料膏方的具体药物组成不同，因此尚有不同要求的"忌口"，具体应遵医嘱执行。

6. 注意事项

（1）膏方启用后要尽快按时服用，平时放入冰箱，同时存储膏方的罐中宜放置一个固定的汤匙取药，避免沾水发生霉变。此外，膏方是针对个体情况私人定制而成，当一人一方，不可贪图省事便利，全家老小享用一料膏滋，无病者或体质差异者反而受害。

（2）服用膏方期间遇到受凉后感冒发热、咳嗽咳痰或突发急性疾病，应暂停服用。宜选用汤剂以祛风解表，宣肺止咳，并治疗当时患者的主要矛盾，此亦急者治标之意。

（3）服用膏方后出现腹胀、腹泻、纳差、舌苔厚腻，应注意判断是否存在湿邪中阻，或脾胃虚弱之候；抑或是否过于滋腻，或富含通便作用的药物，可适当减量并改为饭后服用，必要时停服。另以健脾助运化湿中药调理，消化功能恢复正常后再服用。

（4）服用膏方后出现上火现象，如口腔溃疡、齿龈及鼻腔出血、面颊生火，应分析患者体质是否偏热性，用药是否过于温燥，宜酌情减量服用，并予清热泻火中药煎汤代饮，冲服膏方。

（5）某些中药如何首乌、补骨脂、黄药子等，对一些特殊体质的患者容易引起肝功能异常，故长期服用会出现食欲减退、目黄；有药物性肝炎病史者，尤要注意检查肝功能，一旦发生肝功能损害，应立即停药，并进行保肝治疗。

（6）服用膏方后出现过敏症状，如荨麻疹、皮疹、皮肤瘙痒等，应立即停药，可服用抗过敏药物并进行相应处理。

五、膏方的制作方法

1. 制作要点

（1）浸泡：浸泡药材是膏方加工的第一步，充分地浸泡是使药材充分溶涨，继而在煎煮时有效成分能快速溶出的前提条件，而膏方一般药味数目众多，少则二三十味，多则四五十味，而且以质地坚实难以浸透的根茎类药材占大多数，因此浸泡的时间相对较长。浸泡时间一般以过夜为佳，通常最佳浸泡时间为 8 ～ 12 小时 。同时应以清水浸泡，水量适量，以完全浸没为度，一般加水量应高于药面 2 ～ 4cm，浸泡后入铜锅或不锈钢容器煎煮。上述过程注意不能使用铁器。

（2）煎煮：将浸泡后的药材加适量的水，一般先用武火煎煮，待沸腾后改用文火，保持微沸状态煎煮 2 次。第一次煎煮 2 ～ 3 小时，榨取出药液后，再次加冷水至药面进行二煎，1 ～ 2 小时。每次均应压榨取出药液，去除药渣，合并 2 次煎液，冷却静置 8 ～ 10 小时，取上清液过 200 目筛网，备用。矿物类药物先煎 0.5 小时后与其他类药材共煎；芳香类、挥发性药材在其他药材煎煮完毕前 0.5 小时加入。煎煮时间未必越长越好，如果加水量、煎煮次数过多，容易导致药液淡，且量增多，影响下一步的浓缩效率，同时导致膏方中出现较多的无效成分，严重影响膏方质量。

（3）浓缩：将头煎、二煎药液合并后再用武火煮沸，文火熬制，并用勺不断捞去浮沫，使药汁浓缩。在煎煮浓缩的过程中，宜用木竹工具及时搅拌，同时应不断调整火候，以防止其烧焦及融合成块。至药液成稠膏状，用竹筷取药液滴于干燥皮纸上，以滴膏周围不见水迹为度，谓之清膏。此外，如果用人参、西洋参、冬虫夏草、川贝母、参三七等贵重药品，应另用小火单独浓煎取汁兑入；亦可将其研成极细粉末，于收膏时调入。若在浓缩过程中加入已备好的胶类、糖类辅料，浓缩至稠厚状，为荤膏。此法不仅可以缩短制作时间、减少挥发性成分的流失，而且可以防止因蒸发时间不足而造成药膏腥味、酒味过重，影响口感。

（4）收膏：收膏为膏方制备的关键过程，收膏环节直接影响成品膏方的质量。收膏时，在浓缩的药液中加入规定的糖、蜜和胶类药物（事先加热炼制或用黄酒烊化，以去其腥气，但肝病患者则不宜使用料酒），用文火慢慢熬制，由专人不断用木竹类工具贴锅底搅拌和匀，并注意控制火候，以免糊锅。对于细料和辅料药材，应事先将细料打粉，辅料打成泥状（枣泥、核桃泥等），再用少量的冷开水搅拌溶解均匀，在收膏行将结束前，兑入成膏膏体中，充分搅拌收膏。此法可使细料充分、均匀地分散在膏体中，避免了细料直接兑入膏体后因不能迅速溶解而呈小块状，尤以川贝粉、三七粉、灵芝孢子粉等最为明显。泥状辅料与过滤好的浓缩液共同熬制，还可起到杀菌、消毒的作用。不同季节的收膏程度略有差异，冬季可适当稀些，夏季应稠，通常以提起搅拌棒见药汁"挂旗""挂丝"或"滴水成珠"为收膏标准。

（5）储藏：将成膏趁热倒入事先消毒好的专用容器储存。以前储藏膏方都用瓷器，现在多使用玻璃器具，但不可用金属容器存放，以防发生化学反应。膏汁装瓶，应待完全冷却后再加瓶盖，贴上标签；若未凉透加盖，极易霉变。还可置紫外线下消毒后放置一夜，然后放入冰箱中冷藏，以利较长时间的保存。如今也可采用真空包装袋，小包装相对于传统的罐装，能够隔绝空气，有利于膏方保存，减少因温湿度等诸多原因导致膏方变质的现象；再者剂量稳定，便于服用，而且方便携带。值得注意的是，加入枣泥、莲子泥等辅料的膏方不宜小包装。

2. 生产工艺

（1）膏方特点：膏方以滋补为主，疗效缓和，药性滋润，故又称"膏滋"。具有浓度高、体积小、易保存、服用方便等优点，但主要活性成分具有热敏性或挥发性的药材不宜制成煎膏剂。

（2）制备工艺：整个过程分为药材（投料）→浸泡→煎煮→静置→过滤→浓缩化胶（添加辅料）→过滤（120目筛）→收膏浓缩→加细料、贵重药（和匀兑入）→成膏→分装贴签→自然冷却→加盖子（灭菌）→包装等步骤。

（3）投料、浸泡：对调配好的膏方进行分拣、归类，药材与辅料投入洁净无菌布口袋中，放入洁净不锈钢桶内，贴上标签，加8～10倍量的自来水，盖过药材2～4cm，浸泡12小时，并间断翻动，使药材完全浸透。其他药材及胶、糖等辅料另放。

（4）煎煮：浸泡好药材及药液投入自动煎药机中，再添加适量自来水（超过10cm），加热煎煮至100℃（保持0.1 MPa左右）计时2小时，中途不断进行挤压，使煎煮完全，放出头煎药液。药材再次加水，水烧开后，持续煎煮1小时（保持100℃、0.1 MPa），放出二煎药液。将2次煎煮药液合并，静置0.5～1小时，用纱布滤取上清液。

（5）浓缩、收膏：上清液加热浓缩，待药液成稍稠的状态时，加入胶类与糖、蜜，并不断搅拌，以免粘锅，直至溶解。胶类以打成粉为佳，糖类以冰糖粉为佳，而糖尿病患者以木糖醇代替。其中，糖、蜜需要炼制，目的是除去杂质，杀死微生物，减少水分，防止煎膏剂产生"返砂"现象（煎膏剂贮存一定时间后析出糖或出现结晶）。等浓缩到一定程度时趁热过滤（120目筛），不断搅拌，在起锅前加入虫草粉、川贝粉、西洋参粉等细料（所有细料需要事先用冷水冲泡，以免直接加入后成团造成日后膏方霉变），边搅边加，和匀兑入，继续收膏，直至冬天挂丝、夏天挂旗，相对密度大约为1.4。对于名贵的细料药材，如西洋参、红参、生晒参、冬虫夏草、鹿茸等也可另煎，合并煎液，一起浓缩收膏。

（6）分装与储藏：煎膏剂应分装在洁净干燥灭菌的玻璃瓶中，另置于储膏室自然冷却后，加洁净盖子密封，以免水蒸气冷凝后流回膏滋表面，久储后易产生霉变现象。煎膏剂应储存在 0 ～ 5℃ 冷藏室。服用时，每次用洁净勺子取 10g 左右膏滋，用开水冲匀服用，每日 2 ～ 3 次，宜空腹服用或遵医嘱。

3. 出膏量的影响因素

膏方的出膏量受多种因素影响，应根据具体膏方用药而定。

（1）浸泡时间、煎煮次数、煎煮时间：浸泡过程含浸润与渗透、解析与溶解和浸出成分扩散 3 个阶段。水是较强极性溶剂，可溶解大多数生物碱类、苷类、有机酸盐、氨基酸、鞣质、蛋白质、果胶、色素、淀粉等。浸泡应用冷水而不用开水，因为开水会使药材表面淀粉蛋白质变形凝固，阻碍水分渗入内部，使有效成分难以煎出。有学者曾以一个组方经提取，测水煎出物浸膏，以浸泡与否（0 小时，1 小时）、加水量（4 倍，6 倍）、煎煮次数（1 次，2 次）、煎煮时间（1 小时，1.5 小时）为四因素水平，进行正交分析。经方差分析表明，影响其煎出量的主要因素为煎煮次数、浸泡与否。其影响程度：煎煮次数＞浸泡与否＞煎煮时间＞加水量多少，其中"次数"有显著影响。另一项以出膏率为指标的研究，对 39 味膏方常用药物以煎煮次数、煎煮时间、加液料比为 3 因素，用正交试验优选出膏量的最佳煎煮工艺参数为：煎煮 3 次，第一次加水量为 7 倍，第二、三次加水量为 5 倍，每次煎煮时间为 1 小时。

（2）药材品种、药味数量：药材饮片大小、厚薄、粒度均与煎出量有关。茯神块砸成粗颗粒煎可节省1/3 ～ 1/2 药材；党参切片比切段浸出量高 1 倍，甘草粉末煎出甘草酸比饮片高 2 倍。因为粒子小与溶剂接触面积大，扩散面积大，易渗透，浸出量增加，但过细会使细胞破裂。

对于同一种药材，出膏量与其质量好坏有关。影响药材出膏的因素有：药材产地，药材采收加工季节，储藏运输，人为掺入异物或混有非药用成分，提取化学成分后的药材等。

（3）膏方使用药材品种：①一般根及根茎类药材，在秋冬或春初发芽时的有效成分含量最高。下列部分药材出膏量比较高：颜色深的有首乌、生地黄、熟地黄、黄精，以及全草中肉质茎的肉苁蓉；色浅的有黄芪、南沙参、北沙参、党参、太子参、玉竹、天冬、麦冬、知母、牛膝、芍药、板蓝根、甘草、丹参、黄芩、巴戟天；皮类药材中出膏较好的有丹皮、黄柏、杜仲，茎木类有鸡血藤。②叶类药材不出膏。③花类出膏的有金银花、款冬花、菊花（以挥发油为主）。④藻类、菌类、地衣类药材出膏者，如猪苓、茯苓等。⑤果实、种子类出膏者，有山萸肉、枸杞子、生薏苡仁、酸枣仁、杏仁、五味子、枳壳等。⑥胶类有助于收膏成形，增加药汁的黏稠度。此外，胶剂本身也有补益虚损的功效。常用的胶类制剂如阿胶、鹿角胶、龟甲胶，一般为250～500g，联合使用时单味剂量可适当减少。如将以上品种适当选用，可使膏滋色泽、甜度、流动性、数量、美观度等方面有一定提高。

六、膏方的组方与用药原则

1. 组方原则

《素问·至真要大论》云："主病之谓君，佐君之谓臣，应臣之谓使。"膏方的组方原则与方剂的基本结构一致，即分为"君、臣、佐、使"；但和普通方剂不同，膏方多是复法大方，往往君、臣、佐、使俱备，且有其自身特殊性。有学者研究膏方的规律后指出，在辨证明确的前提下，应先确定其基本治则，然后将某些具有相似功效的药物精选并归为一类，如补心气组、养肝血组等，再将这些组群进行整合，综合发挥药物的作用。由这些不同组的药物分别承担其在总方中的君、臣、佐、使作用，形成方中的君剂、臣剂、佐剂、使剂，也有学者称其为"药群组合"。

在膏方处方中，君、臣、佐、使已经不再是某味或某几味单纯的药物，而是某几个具有相似作用的药物组成的功能集合体。君剂：一般以补益药为主，针对虚证，如单纯的气、血、阴、阳亏虚，或气血两虚、阴阳两虚、气阳两虚等复合证候而选择治疗药物。臣剂：可以是辅助君剂加强治疗作用的药物组合，更多的是针对重要的兼病或兼证起主要治疗作用的药物组合，如针对气虚伴血瘀兼证的活血化瘀类药物、肺阴虚伴有痰热的清化痰热类药物等。佐剂：主要是配合君剂、臣剂以加强治疗作用，或直接治疗次要兼证的药物组合。如在健脾益气的同时配伍枳壳、陈皮等行气类药物，可使补而勿滞，或治疗兼有的气滞证；或在滋补药中配伍砂仁等醒脾类药物，神曲等助消化类药物，能更好地发挥补益药的作用。使剂：膏方中主要起调和作用的药物组合，如所采用的糖、蜜和大枣等果品类均具有调和方中诸药的作用。

（1）常用补气方剂：补脾益气，用四君子汤；气虚下陷者，用补中益气汤；体虚易感者，用玉屏风散；虚劳脾胃两虚者，用补益资生丸，方由参苓白术散加减而成，其作用能补而不滞，可作为补脾类膏方的基本方。

（2）常用养血方剂：通常以四物汤为基本方。心血亏虚者，可合养心汤；脾血不足者，可合归脾汤；肝血不足者，可合当归补血汤。

（3）常用滋阴方剂：一般以六味地黄丸为基本方，临床可根据各脏腑之偏差选方。肺阴不足者：沙参麦冬汤、养阴清肺汤、百合固金汤；肾阴不足者：杞菊地黄丸、左归丸、大补阴丸；胃阴不足者：益胃汤、麦门冬汤等；脾阴不足者：慎柔养真汤；肝阴不足者：一贯煎；心阴不足者：天王补心丹。

（4）常用温阳方剂：一般以补益脾肾阳气为主。肾阳不足者：肾气丸、右归丸、二仙汤；脾阳不足者：理中汤、附子理中汤。根据临床不同情况，随证加减。

（5）常用复法方剂：①气血双补：八珍汤、圣愈汤、当归补血汤、十全大补汤、归脾汤等；②阴阳双补：左归丸、右归丸、炙甘草汤、龟鹿二仙胶等；③气阴双补：生脉散、三才汤、沙参麦冬汤。

此外，还可参照古人的一些膏方用药规律及其制方之义，如卫生膏、生地黄煎、琼玉膏、两仪膏、益寿养生膏等膏方中都喜用人参、地黄等药；亦有用单味药为主熬膏的，如益母草膏、金樱子膏和五味子膏等。

2. 选药原则

膏方药物组成，可分为治疗药物、胶类药物、果品类药物和调味品。一般来讲，膏方的药材选配由饮片、细料、胶类、糖类和辅料等组成。药物多在 30 味以上，总量可达 3000 ～ 5000g，细料根据病情需要酌情配伍；胶类根据需要选用一味或合用，每料膏方胶类 200 ～ 400g；糖类用量为 250 ～ 500g；辅料用量为 250g 黄酒，可辅配 250 ～ 500g 胶类。一料膏方药物用量为汤剂的 10 ～ 20 倍。

所谓治疗药物即我们处方常用的药物，在膏方中所占的比例最重，约占处方总量的一半以上，大约 3/5。花类、叶类、草类等药性清淡少汁的药物不容易出膏，所以在使用补益类药物时，为了增加出膏率，常选用滋腻多脂质的药材，根茎、种子类药物含胶质、植物蛋白、固体成分多，出膏率较高，如生地黄、熟地黄、山萸肉、山药、枸杞子、菟丝子、女贞子、麦冬之类。在收膏时，还需加入含胶质类药物和果品类药物。胶类药物一般用 1 ～ 3 味，多为动物类"血肉有情"药物，如阿胶、鹿角胶、龟甲胶、鳖甲胶等；果品类用 2 ～ 4 味，常用的如红枣、桂圆、莲子、银耳、芝麻和核桃仁等。芝麻、核桃仁宜炒，打碎，能增加口感。膏方因药材的味道较苦，长期服用，不易入口而难被患者接受，所以要用调味之品。一般以甜味为主，常用的如冰糖既能润肺，又能养脾，或用蜂蜜，两者能单用，又能合用，根据服用者情况而定。其他糖类，如红糖、白砂糖、饴糖也可根据病情需要斟酌使用。如为糖尿病患者，则不能使用冰糖、蜂蜜等，而用木糖醇或菊糖代替，或不加糖类调味。

3. 基本用药

膏方的主要作用是滋补保健、扶正祛邪，服用者多以调养身体为主要目的，所以用药主要以补益药为主。补药分四大类，就是一般所指的补气、养血、滋阴和温阳4个方面的药物。除此之外，亦有一方面是应该重视的，就是具有补精或填精作用的药物，一般常归入滋补肾阴或温补肾阳的药物中，但实际上这类药物具有自身的特点，多为血肉有情之品，或质厚味重，走下焦或督任二脉，滋补作用更强。中医强调"精、气、神"为人生之三宝，其中精乃人体筑基之本，源于先天，又赖后天水谷精微的充养，对维持人体的生长、发育和生机至为重要，故补精药物在治疗小儿发育迟缓和抗衰老的膏方中应用较为普遍。

（1）补益类

①补气：常用药物如人参、西洋参、党参、太子参、白术、黄芪、山药、黄精、扁豆、甘草、大枣等。心气不足者，可用黄精，能补益精气，常用于心脏系统疾病；肺之气阴两虚者，可选用明党参，有润肺化痰之功；脾虚气滞腹胀者，可用白术，配以炒枳实以运脾行滞。若见脾虚湿盛者，可用两类药物：一类健脾化湿，如薏苡仁、扁豆等；另一类健脾固涩，如芡实、莲子等。如患者没有舌苔厚腻时，可选用怀山药。

参类是膏方应用最多的药物，《神农本草经》中记载"人参，味甘微寒。主补五脏，安精神，定魂魄……明目，开益心智。久服，轻身延年"。实际上参的分类很广，如野山参、移山参、红参、生晒参、白参、西洋参和人参须等。应根据个人不同的体质而选择，如阳虚的人则更适合用红参，相反阴虚者用之则可能出现症状加重，即老百姓所俗称的"上火"表现。现代拟制膏方时常使用西洋参，其药性偏凉，较平和，偏于平补，更适合偏阴虚的体质。黄芪也是常用的补气药，但常和其他药物联用：一是体虚易感者，常和防风同用；二是中气不足，气虚下陷，表现为易疲劳、不耐劳累、腹部有下坠感者，常和升麻配伍；三是气血两虚者，常和当归配伍；四是中焦虚寒者，常和桂枝、芍药同用；五是血虚血瘀者，多和活血化瘀药配合使用。

②养血：常用养血药有当归、熟地黄、白芍、制首乌、桑椹子、阿胶、桂圆肉等。养血药甘温质润，主入心肝血分。《医方考》云"有形之血不能自生，生于无形之气"，故使用补血药的同时常配伍补气药，当归为补血圣药，归肝、心、脾经，《日华子本草》谓其"主治一切风，一切血，补一切劳，破恶血，养新血及主癥癖"。若气血两虚，常配黄芪、人参补气生血；若兼气滞，可配香附、延胡索；若兼血热，可配黄芩、牡丹皮、地骨皮等；若兼血瘀，可配桃仁、红花；若寒凝明显，可配阿胶、艾叶。此外，养血药多兼具养阴的功效，故易滋腻黏滞。若遇脾虚湿阻、气滞食少者，应当慎用，必要时配伍化湿、行气、消食药以助运化。

③滋阴：据统计，一半以上膏方中都有地黄、麦冬、玉竹等药，故这些药是最常用的滋阴药物。应根据不同情况来选择不同的滋阴药物，以补不同脏腑之阴。如补肺阴以沙参、天冬、麦冬、百合等；补心阴以麦冬、玉竹、百合、生地黄等；补胃阴以沙参、石斛、麦冬、玉竹等；补脾阴则以甘淡实脾，兼加甘寒养阴之品，如山药、扁豆、茯苓、莲肉、麦冬、石斛等；补肝阴以白芍、枸杞子、山茱萸、何首乌、熟地黄、乌梅等；补肾阴以熟地黄、山茱萸、女贞子、旱莲草、枸杞子等。先天之阴不足，又称"肾精亏损"，治以补肾填精，一般从任、督方面考虑，多用血肉有情之品，如鹿茸、鹿角胶、龟甲、鳖甲等；亦可配合

使用黄精、熟地黄、山茱萸、山药等质厚味浓之药，所谓"形不足者，温之以气；精不足者，补之以味"。

养血药部分已提到，滋阴药多有一定滋腻性，易碍脾胃引起中满，如有脾胃虚弱、痰湿内阻、腹满便溏者慎用，所以古人常和砂仁同用，以消除其黏腻之气。此外，有些滋阴药性偏寒，如生地黄，阳虚明显或便溏者则不宜使用。

④温阳：温阳与滋阴药一样，根据五脏的虚损情况来选择补脏器所缺之阳，如肾阳、脾阳和心阳等。温补心阳、脾阳多以温阳散寒之品（附子、桂枝、干姜、炮姜、肉桂、吴茱萸）和甘温补气药物同用，如桂枝、甘草或人参、附子配伍温补心阳；黄芪、桂枝或人参、干姜配伍温补脾阳。狭义的补阳药主要是以补肾阳为主，因为肾为先天之本，肾中藏命门之火，主一身之阳；人体之阳气靠肾中之阳来发动，常用补肾阳的药物有杜仲、狗脊、淫羊藿、巴戟天、肉苁蓉、骨碎补、川断、补骨脂、狗脊、仙茅、潼蒺藜、鹿茸、鹿角片等。临床上根据兼症选药：如见腰酸腹泻者，可用补骨脂、益智仁；肾阳虚性功能减退者，可用淫羊藿、锁阳、巴戟天等；冲任不调，或精关不固者，可参五子衍宗丸之义，选用菟丝子、枸杞子等药；筋骨痿软、须发早白者，可用杜仲、川断、狗脊等；肺肾两虚、久咳不止者，可用蛤蚧、冬虫夏草、核桃仁等，其中冬虫夏草肺肾双补，亦是膏方中最常选用的药物之一。补阳药多性燥烈，易助火伤阴，故阴虚火旺者忌用。

（2）祛邪类药物

①理气类：此类药物性多主动，须针对病证选择相应功效的药物。肺气壅滞，选用杏仁、桔梗、紫菀、薤白等；脾胃气滞，选用陈皮、枳实、木香、大腹皮、甘松等；肝气郁滞，选用青皮、川楝子、香附、玫瑰花、佛手等。在补益药方中配伍理气类药物，可起到补而不滞的作用，如陈皮配黄芪、枳实配白术都是常用的药对。

②祛湿类：常作为进服膏方前的开路药使用，亦是膏方中的常用

药物，如藿香、佩兰、泽泻、车前子、苍术、厚朴、陈皮、白蔻仁、砂仁等。祛湿类药和补益药同用，可起到开胃理脾，防止补药滋腻碍脾的作用，更好地发挥补益药的功效，其中砂仁几乎是补益类膏方中的必备药物。

③清热类：依据功效不同有清热泻火、清热凉血、清热解毒、清热燥湿和清虚热等。常用药物如黄连、黄芩、黄柏、苦参、山栀、知母、金银花、连翘、牡丹皮、赤芍、地骨皮、白薇等。清热解毒类中药常出现在癌前病变、癌前疾病或肿瘤的膏方中，如白花蛇舌草、半枝莲、半边莲、石见穿、蜀羊泉、仙鹤草、山豆根、冬凌草、金荞麦、鱼腥草、山慈菇、垂盆草、虎杖等。根据主治部位，选药略有不同。

④化痰类：此类药呼吸道疾病较常用，根据功效分为温化寒痰药、清热化痰药、润肺化痰药及化痰平喘药。其中，温化寒痰类药有半夏、白芥子、白前、金沸草等；清热化痰类药有金荞麦、鱼腥草、桑白皮、瓜蒌、竹茹等；润肺化痰类药有百部、紫菀、款冬花、贝母等；化痰平喘类药有葶苈子、白果、杏仁、紫苏子等。临床上一般以二陈汤为基本方加减化裁。

⑤活血类：依据作用强弱的不同，可分为和血行血药、活血散瘀药、破血逐瘀药。其中，和血行血类药有如当归、丹参、鸡血藤；活血散瘀类药有川芎、赤芍、桃仁、红花、牡丹皮；破血逐瘀类药有莪术、三棱、水蛭、地鳖虫、炮山甲等。此外，实际临床运用过程中尚需针对引起瘀血的原因进行配伍，以期达到标本兼治。若寒凝血脉者，当配伍温通经脉药，如姜黄、红花、泽兰、鸡血藤等；瘀热互结者，当配伍清热凉血药，如生地黄、牡丹皮、玄参、赤芍等。由于气血之间的密切关系，在使用活血祛瘀药物的同时，常配伍行气药，以增强活血散瘀的功效。

⑥消食类：亦属膏方常用药物，既可消食滞，又可帮助膏滋的吸收和消化，如焦山楂、六曲、炒谷芽、炒麦芽等。其中，山楂为消化油腻

肉食积滞之要药。本类药物多属渐消缓散之品，适用于病情较缓、积滞不甚者，故需根据食积不同兼证酌情配伍。若气机阻滞，需配理气药，使得气行而积消，如木香、莱菔子、陈皮等；若胃有湿浊，当配伍芳香化湿药，如藿香、佩兰、砂仁等；若脾胃素虚，当配伍健脾益气之品，使积消而不伤正，如白术、扁豆、山药等。

（3）辅助用药

①防膏方之滋腻：因膏方主要用药偏补，容易滞中，所以常佐以理气化湿醒脾之药，以防其滋腻，常用药如砂仁、陈皮等，女性患者则常用如绿梅花、佛手花、玫瑰花等。

②调和诸药于一体：膏方用药较多，一般宜加入调和药如甘草、大枣等。一者皆因其能调和诸药，大枣能"助十二经"（《神农本草经》）；二者因皆能甘温补中，性平味甘如饴，味道较佳，有矫味之功，所以常被使用。

③收膏之胶类：膏方能收成膏，还需使用胶类药物，阿胶为必用之品。此外，阳虚者可选用鹿角胶，阴虚者可用龟甲胶、鳖甲胶，阴阳两虚者用龟鹿二仙胶等。亦可以膏方成品入方，如益母草膏、枇杷叶膏、雪梨膏、金樱子膏等，有助于收膏。

4. 药物剂量

基本为平常处方的 10～20 倍，一般都用 15 倍。膏方的药量可根据服用的时间长短而增减：如一次服用 1 个月左右者，其用药量则相对减少；如服用 1 个月以上，其药量则相应增加。至于膏方的药味，一般在 30 味以下者，属制之小者；30～40 味者，属制之中者；而 40 味以上者，则属制之大者。我们平常使用的药味多在 35 味左右，如果药味太少，往往不易成膏，或成膏量太少，不能满足治疗的需要。

七、膏方的处方特点

1. 把握阴阳，以平为期

慢性病多属阴阳失调，虚实夹杂，难以速愈。长期服用膏方调补，则能够起到补偏救弊，调整阴阳的作用。正如《素问·阴阳应象大论》云："阴阳者，天地之道也……治病必求于本。"中医诊疗皆不离阴阳二字，阴阳为八纲辨证的总纲，中医治疗均以人体达成"阴平阳秘"的状态为原则。因此，膏方的组方首要原则，要兼顾人体脏腑经络、气血津液、气机升降之间的动态平衡，以达到人体阴阳平衡的目的。临证处方用药时，要注意阴药、阳药的配比，张景岳在《景岳全书·新方八阵·新方八略引》中提出"善补阳者，必于阴中求阳，则阳得阴助而生化无穷；善补阴者，必于阳中求阴，则阴得阳升而泉源不竭"，并据此创立左归丸和右归丸，从而起到调整阴阳、水火既济的作用。

国医大师颜德馨在制方之时，注重辨证论治，谨察患者阴阳气血之偏胜，利用中药的四气五味偏性以制之。所制订之膏方，即考虑"形不足者，温之以气；精不足者，补之以味"，以"衡法"治则为指导来纠正患者阴阳气血的不平衡，"衡"也就是"平"的意思。一言以蔽之，"谨察阴阳所在而调之，以平为期"。

2. 辨识体质，量体用药

膏方之功效，重在以药物之性调整体质之偏差，以恢复人体阴阳的动态平衡。关于体质的分类，可上溯至《灵枢·阴阳二十五人》对人体进行的体质分类，近有国医大师王琦的"平和质、气虚质、阳虚质、阴虚质、痰湿质、湿热质、血瘀质、气郁质、特禀质"9种体质分类和辨识法，拟制膏方时可参考应用。如气虚体质重在补气；阳虚体质重在温阳；阴虚体质重在滋阴；湿热体质重在清热利湿；痰湿体质注意运脾化湿；血瘀体质注意活血通络；气郁体质注意调肝解郁。

此外，体质也因年龄、性别不同而异，故选方用药也不尽相同。如老年人脏气衰退，气血运行迟缓，膏方多选用补益佐活血行气之品；妇女以肝为先天，易于肝气郁滞，故宜辅以疏肝理气之药；小儿脾胃虚弱，易伤食，宜以健运脾胃为主。

3. 五味合化，调和气血

膏方中一般都五味俱全，根据病位、病性、病机来调整气味之侧重。《汤液本草》谓："凡药之所用，皆以气味为主，补泻在味，随时换气。"意思是通过药物五味搭配，来调节五脏偏盛虚衰，盛则泻，虚则补。《素问·脏气法时论》云："五谷为养，五果为助，五畜为益，五菜为充。气味合而服之，以补精益气……四时五脏，病随五味所宜也。"所以在收膏时多选用果实类药物，如莲子、大枣、葡萄、白果、核桃仁、梨等，起到五果为助的效果。《素问·至真要大论》又云："木位之主，其泻以酸，其补以辛。火位之主，其泻以甘，其补以咸。土位之主，其泻以苦，其补以甘。金位之主，其泻以辛，其补以酸。水位之主，其泻以咸，其补以苦。"原则上五味配伍常以平为期，而且五味配伍有合化作用，组方时通过五味合化更能增强原来的作用，如辛甘化阳、酸甘化阴、淡渗通阳等。

慢性病的病程日久，必多滞多瘀。因此，膏方中亦常加用调气活血之品，如调气之香附、枳壳，祛瘀之桃仁、红花、赤芍，破血之三棱、莪术，既能消除补药黏腻之弊，又可充分发挥其补益之功，调达气血而使阴阳平衡，如此方合《素问·至真要大论》"疏其血气，令其调达，而致和平"之旨。国医大师葛琳仪在膏方用药时十分重视行气活血和运脾化湿并重，采用丹参、川芎、红花、牡丹皮等药物活血化瘀，选用党参、佛手、枳壳、青皮、豆蔻、砂仁等补气化湿，达到气血同调之目的。

4. 调补五脏，独重脾肾

在拟制膏方调补五脏时，一般重点在于补益脾、肾二脏。肾为先天之本，寓真阴真阳，为一身阴阳之根，故膏方调治总以培肾固本为本，药用熟地黄、菟丝子、肉苁蓉、鹿角胶等补先天以充后天，且补肾中之阴，可起到滋水涵木作用，补肾中之阳又可起到补火暖土之功。脾为后天之本，所以膏方中常用黄芪、人参、西洋参、党参、白术、茯苓等药，补后天以养先天。先天与后天相互滋生、相互为用，共同维持着人体正常的生命活动。正如《傅青主女科·妊娠》云："脾为后天，肾为先天。脾非先天之气不能化，肾非后天之气不能生。"

此外，清代名医叶天士曾谓"胃以喜为补"，服用膏方后能经脾胃消化吸收，方可言补。故制定膏方总宜佐以健脾运胃之品，或用炒山楂、炒谷芽、炒麦芽以醒脾开胃；或用枳壳、桔梗一升一降，以升清降浊；或佐以苍术一味，其气辛香，为运脾要药，加入众多滋腻补品中，则能消除补药黏腻之性，而起助脾运吸收之功。

5. 补而勿滞，补泻兼施

服用膏方之人都以虚损为主要表现，但因虚能致邪，或邪能致虚，以致虚实兼夹。所以用药时不能单用补药，应补泻结合，根据病邪属性，加入适当的祛邪药物，使补而不过，循行渐进，防欲速则不达。有学者指出，运用膏方用药须"补而勿滞，消而勿伐，温而勿燥，寒而勿凝"，强调膏方的使用注意全面、注重防治结合，扶正与祛邪、滋补与祛邪相得益彰。

膏方内多含补益气血阴阳的药物，如收膏时所用胶类药物，为血肉有情之品，填精作用较好，但其性黏腻难化，若单纯峻补，易妨碍气血运行，留邪内闭，故配方用药必须动静结合。补品为"静药"，开膏方时应注意动静结合，配以辛香走窜之"动药"，如砂仁、木香、陈皮之属，以防止静药过分滋腻，阻碍中焦运化。

6. 病证结合，临证互参

在辨病的基础上进行辨证，是中医学固有的独特内容。《素问·热论》中说："夫热病者，皆伤寒之类也。"首先确定是由寒邪引起的热病，然后辨别三阴三阳经中何者受病。后世的六经辨证、卫气营血辨证等都是遵循《内经》精神，在先辨明疾病的基础上进行辨证的范例。

中药的现代研究，揭示了很多中药的药理作用，如降血压、降血脂、降血糖、抗肿瘤等，这也为膏方的辨病选药提供了客观依据。在开具膏方时，可以辨证为主，辨病为辅，临证互参，提高临床疗效。如高血压者，可选用天麻、钩藤、白蒺藜、野菊花等；糖尿病者，可选用黄连、地锦草、玉竹等；高脂血症者，可选用决明子、荷叶、泽泻、山楂等；肿瘤患者，可选用白花蛇舌草、猫爪草、冬凌草、半枝莲、半边莲、石见穿、蜀羊泉、山豆根、山慈菇等。

7. 慎用腥燥，避用毒药

因膏方需长期服用，味道应怡口好吃。在收膏时，尽量应用患者容易接受的药材辅料，如蜂蜜、饴糖、冰糖等；同时应尽量避免一些性味较苦，或有腥臭味的药物，以免影响患者的食欲及导致消化不良。再者，一般有毒的药物或含重金属药物应尽量少用或不用，如确因病情特殊需要，有毒药物的药量都宜偏小，不宜过大，以免造成蓄积性中毒，损伤脏腑气血。

江浙沪膏方流派及其特点 ◀第二章

江浙沪，在历史上属于较为富庶的江南地区。数百年来，医学发达，著作丰厚，名医辈出，流派纷呈，因为文化互通，地域相近而有融会贯通。按照地域医学来分，包括孟河学派、吴中医派、龙砂医派、浙派中医、海派中医等。各科流派自承其学，源远流长，底蕴深厚，卓有声望。各流派对于膏方之应用实践，更是得心应手，优势突出。以下分别加以概要介绍。

一、孟河医派及其膏方特点

1. 孟河医派源流

孟河医派是近 300 年来逐渐形成的苏南地区一大地域性医学流派，特别是在 19 世纪成为中医学继温病学派后的一支新军。其业绩彪炳，文化底蕴深厚，流派色彩明显，学术成就突出，是历史影响深远的地域性流派，也是学术流派研究的重要组成部分。

长江流域历来是中华民族文化的摇篮，新科技的策源地，更是中医药兴旺发达、学术流派争奇斗艳的地方。常州地处长江之滨，太湖之畔，位于长江三角洲腹地。孟河之名，源于唐代常州刺史孟简拓浚河道而来。它原是武进的一条运河，镇因河得名。孟河镇北临长江，是常州市的西北"边陲"，地理区位条件独特，地处在两座山之间，"东山对西山，两山夹一城"。北抵长江，南接京杭大运河，连接两大水系，水路发达，交通便捷，居沪宁线之中，与全国闻名的吴中医派同在一省，距离很近，为孟河医派的诞生提供了地理优势。孟河医派以自己特有的文化底蕴，经过碰撞、浸润、涵容、交流，不断得到新的发展和升华。孟河医家绝大多数是典型的儒医。其中，"以儒通医"者占有很高的比例，他们或先儒后医、医而好儒，或儒而兼医、亦儒亦医。丁甘仁在《诊余集》序中说："吾吴医学之盛甲于天下，而吾孟河名医之众又冠于吴中。此不必远引古事，即证之吾友听鸿余君《诊余集》中而见矣。"中国医史学家陆锦燧在《香岩经·序》中曾说："江浙间医家多以治瘟病名，独武进孟河名医辈出，并不专治瘟症，由是有孟河医派、叶派之分。"丁甘仁次子丁仲英1927年（民国十六年）在丁甘仁《喉痧症治概要》跋中说："吾乡多医家，利济之功，亘大江南北，世称孟河医派。犹古文有桐城、阳湖；绘事之传南宗、北宗。"这是首次提出"孟河医派"的名称。当今西方中医药学者蒋熙德（德国籍）研究证明："德贤之子费国作（1730—1800），德才兼备，是第一个地方志有载的名医。从费氏第五代医家入载地方志这一事实表明，乾隆年间才开始有孟河医家的报道，至嘉庆年间（1796—1821）孟河才逐步形成地方性医学学派。"

新中国中医事业奠基人吕炳奎（原卫生部中医司司长）谓："自19世纪到民国初年，费、马、巢、丁四家崛起于这个孟河小镇，名震遐迩。因此，当时流传吴中医学甲天下，孟河医生冠吴中的说法。"出类拔萃的名医梯队则是孟河医派形成和发展的基础。

2. 孟河四大家

孟河地区历代名医辈出，宋代许叔微著《本事方》，开医案类著作之先河。明代王肯堂著《六科准绳》，以求"宗学术之规矩"。至清代，孟河地区积聚了一批学养很深的医界人物。鼎盛期，当时200余户人家的孟河小镇，有十几家中药铺，足见当时医事之盛。府县志有载，"小小孟河镇江船如织，求医者络绎不绝""摇橹之声连绵数十里"，孟河医家之名一时声震寰宇。

费氏是孟河医派中最古老的一支，其家谱可追溯至汉代，从儒而仕，世为良臣。1626年，为逃避太监魏忠贤对东林党的迫害，费尚有离开镇江，定居孟河，弃仕从医，成为儒医，开费氏医学之先河。费家最具代表性的大家是费伯雄，为费家世医第七代，在咸丰、同治年间以归醇纠偏，平淡中出神奇而盛名，是孟河医派的奠基人。人称其以名士为名医，蔚然为医界重望。其孙费承祖，号绳甫，克绍箕裘，中年后移居上海，以善治危重急奇病见称。

马家原以疡科名者数世，至马培之呼声最高，影响最大，被称为"以外科见长而以内科成名"。所著《外科传薪集》，主张外证需内外同治贯通方能取效。有其门人整理《马氏医案》，另有《医略存真》1卷行世。

巢家是在两地先后成名，即是巢崇山、巢渭芳二人。巢崇山在上海行医50余年，家学渊源，擅长内外两科，刀圭之术尤为独到。巢渭芳系马培之学生，精内科，尤长于时病，一生留居孟河，业务兴旺，名重乡里。

丁家医学造诣最深的是丁甘仁，从马培之学，能兼蓄马氏内外喉三科之长，因首创中医专门学校，有"医誉满海上，桃李遍天下"之称颂。孙中山先生曾以大总统的名义赠以"博施济众"金字匾额，悬于上海旧白克路人和里诊所大厅。

费氏、马氏及丁氏曾先后被清代朝廷和民国政府嘉奖，提高了孟河医派的声望，吸引了孟河的其他家族从医，孟河医家队伍不断壮大。马培之晚年去苏州，巢崇山、费绳甫、丁甘仁迁上海，余听鸿迁常熟，贺季衡迁丹阳，邓星伯迁无锡，法家到宜兴和桥与武进雪堰桥等均著声当地，成为当地的名医或医学流派，并带出众多弟子，代有发展，遍布全国各地与世界各地。

费伯雄说："巧不离乎规矩，而实不泥于规矩。"他认为医学发展至今芜杂已极，必须执简驭繁，救弊纠偏，将各派学术熔冶于一炉，用药轻灵。即使遇危难重症，遣方仍然不离平淡，不以炫奇猛峻求功，主张平淡致精，奇出于中，"平淡之极，乃为神奇"。

清代当时温病学派与伤寒学派之间存在很深的鸿沟，孟河丁甘仁、绍兴何廉臣为代表的寒温融合学派的兴起，能择善而从，由温热派兼学伤寒学派，从时方派入而由经方派出。对外感热病的认识，宗《伤寒论》之六经辨证，但又不拘泥伤寒方，师温病卫气营血的理论而又不墨守于四时之温病。熔伤寒、温病于一炉，伤寒辨六经与温病辨卫气营血相结合、经方与时方并用的治学方法，充分体现了寒温融合学派的辨证论治特色，突破伤寒与温病分立的格局，创立了寒温融合的辨治体系，标志着近代中医学术的不断发展。

3. 孟河医派学术特色

（1）诊法四诊合参，突出舌诊特色：孟河医家认为，望诊对疾病的诊断尤为重要，其中望舌是望诊中的重要内容。马培之著有《伤寒观舌心法》一书，其中专设妊娠舌总论篇："妊娠伤寒，邪于经络……凡医治其妊娠伤寒，必先图其胎，胎安则母子俱安。面以候母，舌以候子，色浓则安，色败则死。叔和云：面赤舌青细寻看，母活子死定应然；面舌俱青沫由出，母子俱死总难弃；面青舌赤沫出频，母死子活定知真是也。亦有面舌黑俱白，母子多死者何也？盖谓色不泽，症亦恶也，不知此非舌书之所载，乃余意之所至耳。"

（2）立法醇正和缓，用药平淡轻灵：孟河医派遣方用药以轻、灵、巧见长，尤善运用"轻可去实"之法。临床常见症状不外乎虚实二类，治疗时一般非攻即补，但每遇曲折迂回的复杂之症，在攻补二法难以施效之时，孟河医家们另辟蹊径，采取"轻可去实"之法，以达到扶正不助邪、祛邪不伤正的目的，收到"四两拨千斤"之功。

（3）组方温凉同进，复方多法：孟河医家对"异病同因""异因同病"以及"复症多因"的复杂病证，能明辨证因，洞悉癥结，进而制定温凉同进的治法，使之有反有常，有缓有急，层次井然，可法可从。其处方既取寒热拮抗，又相互照顾，温凉同进富有反佐之意，组成"复方多法"的剂型。孟河医家运用此法更为普遍，可谓驾轻就熟，得心应手。

4.孟河医派膏方特色

（1）辨证施治，因人制宜：膏方是医生根据患者不同的体质特点和病情，经过中医辨证开出来的处方，量体裁衣，克服了中成药、保健品千人一方的缺点。唐慎微谓："欲疗病，先察其源，先候病机。"孟河医家重视证候病机，认为病机为入道之门，为跬步之法，乃治病之要。因此，所开膏方需紧扣病机，辨证施治，纠正人体的阴阳失衡，以平为期。通过进补来调理阴阳，达到"阴平阳秘，精神乃治"，增强体质，延年益寿的目的。

（2）组方严谨，平和进补：用药和缓醇正，平淡轻灵是孟河医派的特色，膏方亦然。膏方的药味种类较多，除详审细辨外，用药应平和进补，药味剂量适度，全面综合平衡，主次分明；要气血互补，阴阳兼顾，动静相宜，升降结合；重视脏腑的生克关系，顾护胃气。如此膏方才能恰如其分，鼓桴相应，收到好的临床效果。膏方易滋腻碍胃，因此在补益药中应照顾胃气，使其运化功能正常发挥，达到生化气血的目的，白术、怀山药、陈皮、木香、砂仁等为常选之药。同时对于有损于脾胃功能的大苦、大寒、大温、大热等克伐之药应慎重，用量宜轻，以防败胃、损脾。

二、吴中医派及其膏方特点

1.吴中医派源流

吴中地处长江下游，太湖之滨。春秋战国时期的吴国曾建都于此，始有"吴中"之称，吴中的中医向称"吴医"。吴中医派是中医学一个重要的学术流派，其理论体系及临床实践独树一帜。

吴中历史源远流长，建城2500多年以来，文化积淀十分深厚。公元前 11 世纪商朝末年，周太王之子秦伯、仲雍从中原来到俗称"荆蛮之地"的长江下游江南一带，其所带来的中原文化与吴地土著文化交融，是吴文化的起源。吴王修建都城以后，吴中迅速成为江南一带政治、经济、文化中心，促进了吴文化的进一步发展。先辈们在这里留下了丰厚的文化遗产，有古城名镇、园林胜迹、街坊民居以及丝绸、刺绣、工艺珍品等丰富多彩的物质遗产，又有昆曲、苏剧、评弹、吴门画派等门类齐全的艺术遗产。文化心理的成熟、文化氛围的浓重、文化底蕴的深邃和文化内涵的丰富是吴中医派形成的基奠。

吴中地灵水秀，人文荟萃。明朝杨循吉在《苏谈》一书中记载了浙江浦江（今金华）名医戴思恭是吴中医派形成的引导者。戴思恭不辞劳苦，徒步到浙江义乌朱丹溪门下求教，学成后来到吴中悬壶行医。吴中儒生王仲光，因钦佩戴思恭的医术而向他请教学医之道，研究朱丹溪的医案，医术大进，终以医名驰誉吴中，可见吴中医派的鼻祖应是金元四大家之一的朱丹溪。元末明初时期，意大利旅行家马可·波罗曾到过苏州，在其游记中提到苏州"医士甚众"。其间，明朝正德年间御医、院判、吴县人薛立斋校注王纶的《明医杂著》，精通内、外、妇、儿各科，成为明代吴医之代表。明末清初，更有以王履、吴又可、叶桂、薛雪为代表的吴门医家所创立的温病学说的形成，是吴中医派发展阶段的鼎盛时期。清乾嘉年间，吴中名医唐大烈，将吴中地区的 31 位著名医家的医论杂著汇编成《吴医汇讲》11 卷刊刻印行，从此吴中医派名称盛行于世。

2. 吴中医派学术特点

（1）地域以苏州为中心：吴门医家主要集中在以苏州为中心的江南一带。明代的苏州已成为中国的经济、文化、医学的中心，这片既古老又现代的富庶之地，孕育了名重天下、精彩纷呈的吴文化，吴中医派便是吴文化中的一朵奇葩。

（2）名医御医辈出，医学著作瞩目：自吴中医派创立之始，前后400多年间，名医辈出，并留下了大量的医学著作，形成了世人瞩目，传承不衰，具有"名医多、御医多、医学古籍多"等明显特点的吴中医派。如吴中名医有温病学派大家王履、吴又可、叶桂、薛雪等，仲景学派名家以柯韵伯、徐灵胎、尤怡为代表，杂病大家以戴思恭、王仲光、葛可久、缪希雍、李中梓等为代表，又有以薛己、王维德、高秉钧等为代表的外科流派大家。世称吴中多名医，故被下令征诏或举荐入京为御医者众多，代表人物有唐代周广、盛寅，明代钱瑛、卢志、薛铠、薛己、徐镇、刘观、何顺中，清有徐灵胎、曹沧洲、邓星伯、潘霨等，仅明代御医就有70多位。据有关资料统计，历代吴医古籍600余种，内容丰富，涉及中医学的各个方面。影响较大的医学古籍有宋代的《女科万金方》《泰定养生主论》《十药神书》等，明代的《医经溯洄集》《薛氏医案二十四种》《神农本草经疏》等，清代的《绛雪园古方选注》《临证指南医案》《医经原旨》《温热论》《湿热论》《徐氏医书六种》《张氏医通》《伤寒贯珠集》《外科证治全生集》《世补斋医书》等。

（3）温病学说的创立：吴中一带多湖河，地处卑湿，水利资源丰富，一年四季气候分明，较之北方多温、多水，是温病多发的自然条件，因而吴中医家也就有了更多诊治温病的实践机会，构成了温病学说创立于吴中的必然因素。代表人物有主张伤寒"治以辛温解表"、温病则应"治以辛凉苦寒"的王履，有创瘟疫病因学说（疫气学说）的吴又可，创立卫气营血论治大法的叶桂，创立湿热病三焦辨治体系的薛雪等。

3. 吴中医派膏方特色

（1）处方"轻、清、灵、巧"：这是吴中医派膏方的一大特色，根据吴中地域患者的身材、体质、秉性而定。吴中历史悠久，风物清嘉，小桥流水，粉墙黛瓦，尤其是吴中女性小巧玲珑，清静平淡，处方时讲究"轻、清、灵、巧",避免大寒、大热、大温、大补之品。如钱氏妇科调治月经病,常遵循《内经》"谨守病机""谨察阴阳所在而调之,以平为期"的宗旨。疏肝以通调气机、开郁行气为主,佐以养肝柔肝,使肝气得疏,肝血得养,血海蓄溢有常,用药轻清,不过用辛香燥烈之品,以免劫津伤阴,耗损肝血;健脾益气不过用辛温或滋腻之品,以免耗伤脾阴或困阻脾阳;行气活血不用破气峻药攻伐,善用理气行滞之品。

(2)单味粉剂另冲,量小而力专:某些芳香药物,其气辛窜,直通经络孔窍,若入药久煮,则伤其通经、窍之性,故常研末冲服。且某些贵重药物如羚羊角、犀牛角、上等鹿茸、鹿胎、真麝香等,如入汤剂煎煮,恐需量大而造成浪费,故用小量研粉另冲,则量小而力专。如钱氏妇科善用紫河车粉治疗先天不足,气精两虚,冲任失调导致的崩漏、闭经、不孕等;三七粉治疗瘀血阻络,肝气郁滞导致的月经不调、经行腹痛等;珍珠粉治疗妇女脏躁、失眠等症,均有显著效果。

(3)不能一味进补,适时使用"开路药":吴中地带水湿偏盛,且调补脏腑、气血、阴阳之品及膏品均为滋腻生痰碍胃之剂,所以在膏滋处方前,应给予患者"开路药"。其作用有二:一是为服用膏滋创造充分消化吸收的条件。如有的患者有消化不良、脾胃不和的症状,如一味进补,盲目投服膏滋,不仅不利于滋补药发挥作用,反而有影响消化、阻碍脾运的副作用。健脾理气导滞的"开路药"可起到调理脾胃的功能,达到服用膏滋后补而不滞的目的。二是作为开好膏方的辨证依据。在膏方前试探性地辨证调补一二诊,观其服药后的反应,以确立患者阴阳气血的虚实、五脏六腑的偏颇而制定出补阴补阳、补气补血的方法,或攻补兼施,或补中寓泻,随证变化,合理处方,有助于改善患者多湿多痰的体质,也有助于患者对膏方的消化吸收。

(4)"时令进补""四季调补":《经》云:"冬三月,此谓闭藏,水冰地坼,无扰乎阳,早卧晚起,必待日光,使志若伏若匿。若有私意,若已有得，去寒就温，无泄皮肤，使气亟夺，此冬气之应，养藏之道也。"故每年自冬至起九之日开始服用膏滋，到立春之时结束。每日早晨空腹一次或早晚各服一次，每次一匙，用开水冲化调服。如有条件，当坚持数年，可获强健身体、除病祛疾、延年益寿的显著效果。膏方在主收藏之令的冬季服用，是临床使用冬令进补的主要形式，但并非局限于冬令季书，一年四季皆可服用，故提出"时令进补""四季调补"的理念，这是吴中医派膏方的一大特色。目前，苏州市中医医院调养服务中心一年四季都提供膏方加工业务。

三、龙砂医派及其膏方特点

1. 龙砂医派源流

龙砂医学流派是以江阴龙山、砂山地区为源头，由宋末元初著名学者陆文圭奠定文化基础。陆氏通经史、百家及天文、地理、律历、医药、算数等学，集两宋学术之大成，在江阴城东龙山脚下的华墅（今称"华上"）镇专心致力于包括中医学在内的文化教育事业达50余年，培养了大批文化及医学人才（仅华士一镇，南宋至清末，能查考到的进士即有50人之多），为龙砂文化区的形成发展和龙砂医学的产生起到了重要的奠基作用，被学界推崇为"东南宗师"。陆文圭之后，龙砂地区名医辈出，如明代嘉靖年间有名医吕夔与其孙吕应钟、吕应阳"一门三御医"的佳话。清乾隆至嘉庆年间，江苏省江阴东部龙砂（今华士镇）出现了一批有名望的医家，如戚云门、王钟岳、贡一帆、孙御千、戚金泉、叶德培、姜学山、姜恒斋等。他们不仅治病救人，而且著书立说，传播医理；在临床治疗上各有特色，理法方药论述完整，用药平和，常出奇制胜。清姜成之收集以上诸医家的医案，编成《龙砂八家医案》，遂有龙砂医派之名，其中以戚云门、王钟岳、孙御千的治案较多。晚清至民国时期，在这块名医辈出的土地上，孕育了柳宝诒、张聿青、曹颖甫、朱少鸿、承淡安等医学大家。

2. 龙砂医派学术特点

该医学流派延绵数百年，医家众多。虽学术风格不尽一致，但其特色是：①重视《内经》五运六气理论的临床运用，出版了大量有关"五运六气"的专著专论，如明代吕夔的《运气发挥》、清代缪问注姜健所传《三因司天方》、王旭高的《运气证治歌诀》、吴达《医学求是》中"运气应病说"专论、薛福辰著《素问运气图说》、高思敬的《运气指掌》等；②重视《伤寒论》经方，运用《伤寒论》六经理论和结合辨体质指导经方应用；③基于肾命理论，运用膏方养生治未病。总之，龙砂医学重视《内经》五运六气理论的临床运用、结合辨体质和运用三阴三阳"开阖枢"理论指导经方的应用、基于肾命理论运用膏方养生治未病为该流派的三大主要学术特色。目前龙砂医学的代表人物为顾植山和黄煌。

3. 龙砂医派膏方特色

龙砂膏滋是中医膏方的源头，最能体现膏滋的民俗文化内涵，龙砂名医柳宝诒、张聿青等是江浙膏滋方的杰出代表。龙砂医学流派代表性传承人顾植山教授认为，膏方不仅要"因人制宜"，还需讲究"因时""因地"，即根据每年运气的不同及个人所在地的变化而调整组方结构。龙砂膏滋正是结合《黄帝内经》五运六气的原理，更好地发挥治未病的作用，并提出了冬藏精，冬至一阳生的理念。龙砂膏方是基于中医肾命学说，遵循天人合一养生思想调配，为中医膏方之源，理论正宗，制作独到，具有养生、调体、治未病之功效。龙砂膏方制作工艺已入选国家级非物质文化遗产。龙砂膏方的特色主要有以下几方面：①予民俗原创治未病，培补命门，思路清晰；②顺应"冬至一阳生""阴中求阳"，组方严谨；③结合五运六气，随运制方，灵活多变；④结合慢性病防治，积淀深厚，名医众多；⑤注重熬膏技艺，出膏率高，制作精良。

首先，龙砂医学流派代表性传承人顾植山教授认为，膏方不仅要"因人制宜"，还需讲究"因时""因地"，即根据每年运气的不同及个人所在地的变化而调整组方结构。《黄帝内经》"五运六气"学说，是中医学把握天时变化的重要工具。结合"五运六气"学说理论，根据患者出生、起病、开方、服膏的时间不同来"伺时"调膏，是"龙砂膏方"的精妙卓绝之处。其次，在五运六气理论指导下的龙砂膏方认为膏滋方的运用时间是十分讲究的。《素问·天元纪大论》称"君火为明，相火以位"。君火须与相火相互配合，以温养五脏，推动人体功能活动。六气之一的君火（即少阴君火）深伏于命门，是事物生长、变化的最高主持者和动力，有了它才能使万物的生长化收藏正常进行。基于这一理论基础，二十四节气的冬至为一阳生（又称少阳，配火，暑），故强调和倡导每年冬至始服膏滋药为最佳。具体时机为头九（又称一九或起九，即冬至隔夜），以头九至九九为最常选用的时段，且认为一九到三九、四九时段的补益作用尤其宏大。龙砂膏方制作严谨，龙砂膏方发展历史悠久，薪火相传，深受老百姓的欢迎。上乘的膏滋药，由于地道药材，古法炮制，加工道地，能做到膏体细腻、色如黑漆、光亮如镜的程度。龙砂膏滋药的开具处方与其他方法不同，膏方实施的整个环节章法也颇为讲究，常有"易看十病人，难开一膏方"的说法。

四、浙派中医及其膏方特点

1. 浙派中医源流

浙江境内最大的河流是钱塘江，因江流曲折称之"江"，又称"浙江"，省以江名，简称为"浙"。浙江山水秀美，人文荟萃，兼有农耕文明和海洋文明的文化特质，锤炼了兼容并蓄、励志图强的生活气度，砥砺了厚德崇文、创业创新的精神品格。

浙江陆域面积 10.18 万平方公里，境内山脉自西向东有天目山、仙霞岭和洞宫山 3 支，自然河流有苕溪、钱塘江、甬江、灵江、瓯江、飞云江和鳌江等 7 大自然水系，人工开凿有京杭运河（浙江段）和杭甬运河。浙江湖泊众多，主要分布于杭嘉湖平原和温瑞平原等，盆地有金衢盆地等 30 余处，遍布全省各地。浙江山区面积占 70.4%，平原占 23.2%，河流和湖泊占 6.4%，"七山一水二分田"，耕作面积匮乏，造就了浙江人求真务实，吃苦耐劳的品格；浙江与太平洋为邻，具有全国最长的海岸线，这种生存环境孕育了浙江人勇于冒险、奋发图强的开拓精神；浙江农业生产条件恶劣，独特的地理环境和历史根源练就了浙江人强烈的创新意识，"温州模式""义乌现象"是浙江人创新进取的最好写照。

浙派中医有着悠久的历史和人文色彩。有史可稽，浙江地域春秋时吴越争霸，战国时属楚。考古发现，浙江有河姆渡、马家浜、良渚与跨湖桥等四大古文化遗址。在中医药领域，医家辈出，医史上的重要医家，浙江约占 1/4。上古时期有药学家桐君采药于桐庐城东桐君山，识草木金石性味，定三品药物，著有《桐君采药录》。东汉时上虞人魏伯阳著《周易参同契》，首记化学及制药。晋代葛洪炼制丹药于西湖旁葛岭、丽水括苍山。宋代由官方颁发了世界上最早的国家药局制方——《太平惠民和剂局方》。宋金元以来，医分门户。义乌朱丹溪创滋阴学派，伤寒有朱肱《南阳活人书》、柯琴《伤寒来苏集》；温补有赵献可《医贯》，张景岳创"阳非有余，真阴不足论"。王孟英为温病四大家之一，创"伏气温病"说。还有探究三因、易简务实的永嘉医派，聚众讲学于杭州侣山堂的钱塘医派，以绍兴人俞根初为代表的"绍派伤寒"。针灸有滑寿的《十四经发挥》、高武的《针灸聚英》、杨继洲的《针灸大成》。本草前有宁波陈藏器的《本草拾遗》，后有赵学敏的《本草纲目拾遗》。妇科有南宋陈木扇、明嘉靖以来的宋氏以及萧山竹林寺三大世医。吴尚先编著《理瀹骈文》，集清以前外治技术之大成。晚清胡雪岩创办胡庆余堂，"钱塘三张"开设"侣山堂"。民国时期，杭州民生药厂堪称国人自办的四大药厂之一。范永升主编的《浙江中医学术流派》，把浙派中医概括为丹溪学派、永嘉学派、绍派伤寒、钱塘学派、医经学派、温病学派、伤寒学派、本草学派、针灸学派、温补学派等10大学派。

浙派中医是浙江灿烂文明史的重要组成部分，是浙江文化渗透医界的硕果。浙派中医蕴含着丰富的人文科学和哲学思想，也是浙江人民在千百年的中医药事业奋斗发展中孕育出来的宝贵财富。

2. 浙派中医学术特点

（1）创滋阴、温补学派：元代义乌朱丹溪在充分研究《内经》以来关于"相火"各家学说的基础上，深入探讨，加以发挥，创造性地阐明了相火的常变规律，提出"阳常有余，阴常不足"的学说，倡导"滋阴降火"为治疗大法，被后世称为"滋阴派"，代表方有三补丸、大补丸、大补阴丸等补阴诸丸，代表作有《格致余论》。朱氏弟子戴原礼、赵良仁、王履等都很有成就，承其学者还有汪机、王纶、虞抟等。

绍兴张景岳早年推崇丹溪之学，私淑温补学派薛己，著《景岳全书》，创"阳非有余，真阴不足"学说；创用新方大补元煎、左归饮及丸等方，对后世颇有影响。宁波赵献可推崇薛己温补学说，发挥命门学说，重肾水命火，著《医贯》。认为人一身之主是命门而不是心，命门水火即人之阴阳。主张用崔氏八味丸、钱乙六味地黄丸。

（2）本草更新精彩纷呈，药用鲜清：浙江本草学派源远流长，成就卓著。据初步统计，历代浙派中医本草学派著书170余部，尤其两部本草"拾遗"著作，犹如两座丰碑，彰显出浙江本草学的辉煌。

浙派中医运用本草非常注重因地制宜，根据浙江多山林、多水湿、多炎热的地理特点，喜选用质地轻清的鲜品药、生品药、香草药和药露及药汁治病。认为寒凉性鲜药品较干品偏凉偏润，气醇香烈之鲜药品较干品味浓力峻，药汁鲜纯，生津润燥之性强于干品又不滋腻；药露集药之精华，吸收见效快，倡导临床用药轻灵。认为清鲜药轻可去实，达四两拨千斤之效。如明代张景岳古方因阵：治一切劳瘵痰嗽，声哑不出，难治者，服之神效，用鲜竹衣、竹茹、鲜竹沥、麦冬、甘草、橘红、白茯苓、桔梗、杏仁七粒、鲜竹叶煎服。清代时病论者，雷丰有治疗温病之三法，即清热保津法、凉解里热法、祛热宣窍法。其一清热保津法，方以连翘、天花粉、鲜石斛、鲜生地、麦冬、参叶等组成。其中鲜石斛、鲜生地可保中下之阴，并具保津之功；其二凉解里热法，方以鲜芦根、大豆卷、生石膏、生甘草组成，治温热内积及暑温、冬温之证；其三祛热宣窍法，方以连翘、犀角、川贝、鲜菖蒲组成，治温热、湿温、冬温之邪证，鲜菖蒲独具清营开窍之功。

浙派本草学者中以赵学敏《本草纲目拾遗》记载鲜草品、生品、制露及药汁最盛，认为凡物之有质者，皆可取露，露乃物质之精华。其法始于大西洋，传入中国，大则用甑，小则用壶，皆可蒸取。全书共列金银露、薄荷露、米露、姜露、椒露、骨皮露、藿香露、枇杷叶露等22味药露，并列有残茶汁、雨前茶汁、金锁银开（金荞麦）汁、白毛藤汁、芦根汁、扶桑花汁、白菊根汁、藕汁、山海螺汁等70多味药汁，可单服或合酒服、合醋服、合米汤、合药服，彰显了浙派中医本草学派的学术特色。

（3）传承与时俱进，形式多样化：除了自学之外，浙派中医通过家传、师授、学校教育等途径，代代相传，历久弥新。家族传承如北周德清姚氏医学世家，姚菩提、姚僧垣、姚最三代精医，其中姚僧垣最突出，著有《集验方》。师徒授受（临床专科师带徒）如萧山竹林寺女科，起于五代后晋，盛于宋，至清末已历107世，并有多种专著传世，历久不衰；再如妇科流派，有宁波宋氏女科、绍兴钱氏女科、海宁陈（木扇）氏女科、杭州何氏女科等，其中既有师授，也有家传。学派传承如丹溪学派传承有序，罗知悌传朱丹溪，丹溪传戴思恭、王履等；且有多人私淑，如虞抟等。学校教育（早期有讲堂），如明代杭州卢之颐自撰讲义，开讲医学，张志聪等听者颇多；清初杭州张志聪建侣山堂，门徒甚众。《清史稿》记其盛况"四十年间读轩岐之学者咸归之"，其中有高世栻完成其师《本草崇原》《伤寒论集注》；杭州张锡驹传师兄张志聪研究伤寒之学，著《伤寒论直解》等。至近代，温州陈虹于1885年创办我国最早的新式中医学校——利济医学堂，自编教材，创办学报，设利济医院，发行"医院股份票"。1915年傅嬾圆在杭州创办浙江中医专门学校，创编校刊。其中《浙江中医专门学校校友会年刊》于1923年发表了章太炎"国医之心得和观察"，最早使用"国医"一词；该校教师杨则民于1933年发表论文《内经之哲学的检讨》，首次用辩证唯物主义观点研究《内经》，被全国14家刊物转载。1920年创建的浙江兰溪中医专门学校，由嘉定迁居兰溪的张山雷担任教务主任长达15年，编写教材25种共计66册，影响很大。培养学生600多人，且不限于浙江，还有苏皖赣沪的。1953年创办浙江中医进修学校，在此基础上，于1959年扩建为浙江中医学院，2006年更名为浙江中医药大学。

3. 浙派中医膏方特色

（1）补法分三，用补药清温调和：浙派中医膏方以宋氏妇科膏方总结最为系统，常常根据患者的体质和脾胃功能，将补法细分为清补、温补和平补三种，绝不一味追求峻补。①清补法：其特点是运用药性平和的健脾养血之药，根据需要结合清热解毒之药，或者清热养阴药，还可加入散结消瘕药。②温补法：一是寒邪伤肝，当用温剂散寒；二是肝脏本身阳虚，宜温养助长生发之气，概称曰温，但意义不同。在妇科主要是治疗肝寒血滞，任脉受阻之寒证，由此确立了温肝暖宫法。③平补发：即寒温并用。清补时在大队清热、滋阴药中加入1～2味温药，鼓舞胃气，激发气血，防寒凉伤胃；温补时在热药中加入少许滋阴清热之药，平衡寒热，防辛温动血耗气。

（2）补益肾精，常以后天养先天：运用膏方补益肾精，是冬令进补的一个重头戏。但补肾之药，药重而滞，或过于滋腻，或过于温热，因而往往阻碍脾胃之气，脾肾之间的关系也是极为重要的。诚如傅青主所言："盖以肾水之生原不由于心肝脾，而肾水之，实有关于心肝脾，使水位之下无土气以承之，则水滥灭火，肾气不能化；火位之下无水气以承之，则火炎铄金，肾气无所生；木位之下无金气以承之，则木妄破土，肾气无以成。"由此推广运用于临床，在补肾的同时结合健脾，如运用熟地黄、山萸肉滋肾阴，必用怀山药、砂仁健脾胃。其中怀山药和山萸肉相配，酸甘化阴，脾肾相合；熟地黄与砂仁相配，砂仁既是引经药，又能理气和胃以防熟地黄滋腻碍胃。此外，有专家认为"以后天养先天有着比单纯补肾更好的效果"，脾胃健运则利于对药物精华、饮食精微的吸收和运化，肾中的精气则能得到培育和补养，不断充盈和成熟，使补肾之药事半功倍。

五、海派中医及其膏方特点

1. 海派中医源流

"海派"一词包含两层含义：一是地域概念，系相对于京派而言，特指上海地区；二是蕴涵着像大海一样广阔博大，汇纳百川，开放包容，兼收并蓄，变化创新的精神内质和风格特色。自20世纪30年代起，上海在特殊的政治、经济、文化背景下，逐渐形成了一种不拘一格、不泥传统、别开生面的文化思潮现象，又称"海派文化"。"海派文化"主要以古代吴越文化和明清江南文化为根基，在近代上海纷杂的移民文化的聚集中孕育发展，它面向大海，直接与国际海洋文化对话，逐渐洗炼成为具有开放性、多元性、包容性、创新性、扬弃性为基本特点的上海地域的特征文化。

"海派中医"是海派文化的重要组成部分，即具有"海派文化"特征的上海中医药，伴随着上海这座城市的形成、崛起而不断发展壮大。据现有文字记载，上海中医始于唐代，兴于宋末元初，盛于明清、民国。海派中医的形成和发展既有自身的内部因素，也有社会环境的外部条件。内部因素主要包括历史渊源、中医药传统文化、医家群体及医家流派等；外部条件则指海派中医在形成发展过程中受特定的地区文化、社会因素、经济条件以及政治环境等的影响。

上海自古以来就名医荟萃，流派纷呈。根据地方志等文献记载，自唐至清末，有文献记载的医家不少于1000人，如陆贽、唐以道、何天祥、李中梓、刘道深、沈元裕、吴中秀、李用粹、王孟英等。有记录的医学著作约500余种，有相当名气的特色家系流派不下数十家。如世居青浦的何氏内科流派，自南宋传延至今800余年，是上海地区流传最久的医学世家；还有宋代徐熙开始一直传承至清代的奉贤徐氏世家；有自明代崇祯末年立派的以擅治伤寒时病著称的龙华张氏内科；有青浦朱家角传承二十余世的陈氏世医；有起自清乾隆年间至今已传世八代的江湾蔡氏女科；有乾隆年间一直延续到民国时期的奉贤于氏眼科；还有享誉上海周边郊县的地方医家流派，如七宝一带的朱氏儿科、川沙的王氏疯科针灸、青浦的石氏眼科、嘉定黄墙一代的朱氏外科、独夸江南的松江王氏儿科等。这些古代名医和医家流派长期以来的医疗实践活动及其经验积累，为海派中医的形成打下了坚实的基础。

各地医家汇聚上海是海派中医形成的必要条件，而上海的社会、经济、文化环境则为他们的自身发展提供了必不可少的外部条件。上海是个移民城市，自1843年上海开埠后，在一个多世纪中，上海出现过多次大规模的国内移民潮，"海派中医"真正兴盛也是始于民国时期。涌入上海的著名中医流派如内科有从武进孟河来沪的费绳甫、徐相任、顾渭川等为代表的费氏内科；巢崇山、巢凤初等为代表的巢氏内科；丁甘仁、丁济万等为代表的丁氏内科；以新安医学传人王仲奇为代表的王氏内科。另有以吴涵秋、范文虎为代表的浙江鄞县伤寒医派；以四川来沪的祝味菊为代表的温阳医派；以夏墨农、夏少农为代表的浙江德清夏氏外科；有南通迁沪发展的朱南山、朱小南、朱南孙为代表的朱氏妇科。儿科有宁波来沪的董廷瑶董氏儿科；江苏武进来沪以奚晓岚、奚伯初为代表的奚氏儿科；以钱今阳为代表的钱氏儿科；以单养和为代表的擅长小儿推拿的单氏儿科。伤科有发轫于无锡，以石晓山、石筱山、石幼山为代表的石氏伤科；以河北沧州来沪的王子平、王又民为代表的王氏伤科；以山东来沪的魏指薪、李国衡为代表的魏氏伤科；以江苏海门来沪的施维智为代表的施氏伤科等。此外，五官科有朱子云、朱宗云为代表的朱氏喉科；张赞臣为代表的张氏喉科。眼科则有陆南山陆家、姚和清姚家、范新孚范家。针灸科有陆瘦燕、黄鸿舫、杨永璇、方慎重四大家。推拿有一指禅、少林内功和𢱭法等流派。上海诸多流派的产生和发展，造就了一大批海上名医，他们立足流派特色，传承发展各自流派独特的临床技艺，疗效显著，闻名海上。

"海派中医"并非特指某个具体的中医学术流派，它是以当时上海名医荟萃、流派纷纭、学术争鸣、中西汇通为特征，以产生大量的名医名著、不同流派的医疗实践、形式多样的报刊杂志、多种模式的中医教育、现代雏形的医疗机构以及繁荣兴盛的中医社团等为史实存在。清末民初，在上海特殊的社会、政治、经济、文化的历史条件下，在商品经济的快速发展、西方医学的冲击、疾病谱患病模式不断变化的历史背景下，形成了既保存自身传统特色，又具极大包容性，不断变化创新的"海派中医"的特定内涵，在我国中医药学的发展历史上占据着重要地位。正如国医大师裘沛然所言："海派是无派之派，即海纳百川，包罗万象，各派均归于'海'，精英高才汇集上海，学术海量不拘一格，吸收众长不断创新，不断发展。"

2. 海派中医学术特点

（1）家学渊源深远：纵观海派中医学术流派的历史沿革和发展，有一个基本的共同点，即流派的形成和发展首先赖于家学渊源，海派中医各流派家学渊源年代均较久远，代代相传。世居青浦的何氏内科流派，历经宋、元、明、清、民国直至现代，至今已传承三十代。医史学界泰斗陈邦贤曾在《上海中医药杂志》撰文《江南何氏二十八世医访问记》谓"江南何氏从南宋初年到现在，800余年间产生了350余位医生，绵延不断、世世相承地热爱自己的专业……这不仅是祖国医学史上最难能可贵的资料，也将是国际医学界上少见少闻的奇迹。"龙华张氏内科流派创始于明代崇祯末年，自张元鼎始，子嗣后世绳其祖武，代有传人，从未断隔。张氏内科流派现代传人张镜人入选为首届国医大师。

青浦朱家角的陈氏医学传至陈莲舫已是第十九代。伤科流派中，石氏伤科由石兰亭创始，传至石仰山医是第四代，魏指薪是魏氏伤科第二十代传人，施氏伤科至施维智经历五代，陆氏伤科陆云响系宁波陆氏第七代传人。妇科流派更具有代表性，如唐氏妇科肇始于宋代上海金山张堰，至今历三十二世。远祖在宋以前为官宦人家，因战乱频频，政权更替，先祖迁移至南方，弃儒从医，从此世代为医，专于女科。大场枸橘篱沈氏妇科，至沈建侯先生已整整历经十七代。江湾蔡氏女科肇始于清乾隆年间，已传世八代。浦东王家世代业医，粗通文墨，迄今已历十余世。虽有家史族谱，因数经战乱，屡次迁徙，几无所存。松江骆氏妇科起源于清代雍正后期，相传至今已有近300年的历史。川沙胡氏妇科至今已传十九代，胡溱魁为胡氏妇科第十八代传人，由于疗效卓著，救治患者无数，故蜚声浦江两岸，老孺皆知"胡家先生"成为胡氏妇科鼎盛时期。

（2）流派间相互交融：流派间的交叉性和包容性是海派中医的一

个鲜明特点，各流派之间在学术上的交流和嫁接非常多见。有同一科之间，如妇科与妇科、儿科与儿科、伤科与伤科；也有不同科之间的，如内科与妇科、内科与儿科、内科与伤科等。尽管在学术上或许有一些成见，但多数医家流派是通过主动拓展，接受与自己流派不同的学术思想和观点。如丁甘仁从学于吴中医派的孟河医家，承袭了孟河医派擅治温病的特长，到上海后，他又向伤寒学家汪莲石求教，接受了舒驰远所注《伤寒论》的学术观点，成为寒温兼容的临床一派。不少医家流派力求破除壁垒沟壑，在弟子门人间进行交叉带教，开展交换培养。如蔡氏妇科蔡香荪在接受家学传承之前，曾到何氏世医接受交叉教育，而何家也曾派何氏子孙到蔡氏门下接受传授。徐氏儿科发源于江南本地，原以用药轻灵见长，儿科名家徐小圃却虚心向川医祝味菊求教，并将其子徐仲才送至祝氏门下为徒，在继承家学的基础上又学习了祝氏善用温热药的临床经验，成为一段佳话，从而使徐氏儿科的医疗特色有了新的发展。王玉润出生于王氏儿科，父亲王超然是民国时期有名的内儿科医生，但是他一方面就读于上海新中国医学院，一方面又跨门派拜徐小圃为师，接受徐氏儿科的经验传承。也有的流派通过联姻相互融通，如沪上伤科八大家中的昆山闵家和苏州殷家结为亲家，两家在学术上相互嫁接，形成了新的闵-殷氏伤科流派。

此外，海派中医各家还通过医学会、研究会等社会团体经常组织学术研讨会进行学术上的交流，相互取长补短。当然，这种不同流派之间的交流嫁接并不会一帆风顺，其间必定也有碰撞和阻隔，但是海派中医的兼容并蓄的特性使得上海中医各流派之间在相互碰撞和交流中，逐渐包容、嫁接，从而突破了原有的经验和学识范围，突破了一家一户闭关自守的狭小门户，孕育出新的流派特色。

（3）开办中医学校，培养中医人才：直到清代以前，我国没有学堂模式的中医教育，中医学术的继承与传播主要靠家传和师承两个途径来实现，自从出现了中医学校，几乎所有上海的医家流派都将自己的子嗣后辈送到中医学校接受正规教育。蔡氏女科五代传人蔡小香创办了上海第一个医学讲习所、上海中医专科训练班、蔡氏医学堂以造就中医人才。此外，还开办蔡氏学堂、师范学堂，在上海设立专科训练班。1916年，由丁甘仁出资建立上海中医专门学校；1927年，由王一仁、秦伯未、许半龙、严苍山等人发起，章太炎先生鼎力赞助并任首任院长的上海中国医学院；1928年，由徐衡之在沪主持创办上海国医学院；1936年，由朱南山斥资创办上海新中国医学院等。据不完全统计，从1914年至1948年，上海地区开办的中医学校共有20所。这些学校培养造就了一大批著名中医，同时对海派中医流派产生了很大影响。

20世纪30—40年代，许多名医将子女送进学校读书，进行系统的学习，接受中医正规教育。如与丁甘仁齐名的夏应堂，其子夏理彬就进了中国医学院。张氏学派有多人就读于中医学校，如张志英就读于上海中医专门学校，张志雄、张存桂、张存庠、张存灏、张寿永先后就读于上海中医学院。蔡氏妇科继承人蔡小荪就读于上海中国医学院。何氏医学的何承志、何时希报考了上海中医学院。顾氏外科传人顾伯华、顾伯康都曾在上海中医学院学习。朱氏妇科传人朱南孙进入新中国医学院。胡氏妇科的胡彭寿也就读于上海中医学院。庞氏妇科庞钰之女庞泮池毕业于中国医学院。浦东王氏妇科传人王辉萍毕业于上海新中国医学院。丁氏针灸的丁仲安、丹阳内科的颜德馨都毕业于中国医学院。陈氏妇科第三代的陈惠林也曾在上海中国医学院接受深造。夏氏外科第五代的夏少农、夏涵从一开始就被送去就学中国医学院。由此可见，家传、师承加上院校教育的模式，是海派中医流派传承培养途径的一大特征。

（4）中西医汇通与结合："海派中医"在发展中最能体现海派风格的，可以说是中西医汇通思想。随着西方医学的传入，在上海逐渐形成"中西医汇通"的学术群体，他们认为中西医学在临证医疗中各有所长，也各有所短，并进行了大量的实践活动。如上海中国医学院在办校之初，就注重对西医知识的学习，开设有生理、病理等多门西医课程。一些名医在课堂为学生讲中医课程时，常常引用西医知识加以说明。

一些中医名家将他们的子女送入学校读书，除了接受系统的中医学理论教育外，更重要的一点是使他们能够系统接受西方医学知识的熏陶，从而为中医临床服务。不少中医名家主张中西医汇通，衷中参西，在临床上善于选择西医的某些薄弱环节，挖掘和发扬中医特色和优势。如张镜人以中医理论为指导，在中西医结合科研方法下用中药治疗消化道疾病疗效显著。朱南孙运用现代科学方法系统地研究验方加味没竭汤（化膜汤）治疗蜕膜痛经的机理，取得可喜的成果。蔡小荪主张中医病因病机与西医病理变化相结合，药物传统效用与现代实验研究相结合，在防治"月堕胎"过程中，充分利用西医中的基础体温和人绒毛膜促性腺激素（HCG）检查，对早早孕漏红做出及时妊娠诊断与治疗，防微杜渐，审察明辨。庞泮池对不同原因造成的不孕症，抓住"通管、促排卵、健黄体"三大环节，疗效明显提高。又如李国衡、石仰山、施杞、石印玉等不仅运用现代科学和现代医学知识对中医基础理论进行研究，而且应用现代科学技术手段进行实验研究，以阐明中医治疗骨伤科疾病的机理，不仅取得较好的治疗效果，而且获得中西医结合的成果，由此表明海派中医特色的内涵得到拓展。

3. 海派中医膏方特色

（1）内科主张以衡为期，以通为补：颜氏内科膏方作为"海派膏方"代表之一，以病机为基，立足"衡法"治则，通过调气活血使人体阴阳臻于平衡，达到扶正祛邪之目的。颜氏内科膏方以"固本清源、以平为期"为冬令进膏原则，强调"气通血活"为贵，针对气血不和的病机，尤其是瘀血的产生，采用活血化瘀药为主，再佐以气药（理气、降气、益气、升提、温阳）、血药（凉血、温经、通络）和祛痰泄浊等药而成的治法。因此，在膏方进补时，其膏方的特点在于"通"字，以通为补。

膏方用药也以"通补相兼，动静结合"为原则。补品为"静药"必须配以辛香走窜之"动药"，如常配伍麦芽、山楂醒脾开胃，配伍行气活血药来疏通气血等。临床针对中老年人常见的心脑血管病，如高血压、高脂血症、冠心病、心肌梗死、糖尿病等，辨证选用"动药"。如取附子温寒解凝，振奋心阳；大黄、决明子通腑排毒，降低血脂；葛根、丹参活血化瘀。

（2）妇科重视冲任等奇经辨证：海派中医妇科历来注重整体的调理，妇人以血为本，经、孕、产、乳的生理易耗血伤气，临床上以虚证较为多见。海派妇科专家早已运用膏方以求整体的阴阳平衡、脏腑安定、经络通畅、气血流通，十分重视冲任等奇经辨证。《素问·上古天真论》曰："女子……五七，阳明脉衰，面始焦，发始堕；六七，三阳脉衰于上，面皆焦，发始白；七七任脉虚，太冲脉衰少，天癸竭，地道不通，故形坏而无子也。"可见冲、任二脉在女子一生的生长、发育、成熟、生殖、衰老过程中起了很大的作用，冲任与人体生理及病理有着密切的关系。《妇人良方》曰："妇人病有三十六种，皆由冲任劳损而致。"具体用药结合临床及古典医籍，认为冲、任、督、带各有主药。清·叶天士《临证指南医案》曰："冲脉为病，用紫石英以为镇逆；任脉为病，用龟甲以为静摄；督脉为病，用鹿角以为温煦，用当归以为宣补……鹿角壮督脉之阳，鹿角霜通督脉之气，鹿角胶补督脉之血。鹿性阳，入督脉；龟性阴，走任脉。"《傅青主女科》记载："山药、芡实补任脉之虚，又能利水。""白果引入任脉中。"《女科要旨》曰："鹿茸入冲、任、督三脉，大能补血，非无情草木所可比也。"

总之，江浙沪自古人杰地灵，地处长三角，经济相对发达。历史上名医辈出，医学流派纷呈，各流派自承其学，底蕴深厚，特色鲜明，尤擅长使用膏方养生保健，并且广泛应用于临床，取得良好疗效。如何充分利用江浙沪名医精粹的膏方经验资源，将江浙沪名医膏方精粹得以传承；如何将江浙沪名医学术思想、治法治则、经验方药转变成数据库软件以提供科技服务，便于青年医师学习掌握；又如何将其某些临床经验效方予以临床评价并加以研究开发，服务于临床医疗而造福于民，是本课题重点讨论的话题。

江浙沪名家膏方医案选介 ◀第三章

一、张聿青膏方医案

张聿青（1844—1905），字莲葆，讳乃修，是清末著名医家。他出生于医学世家，自幼学文，遭遇家庭变故后锐意攻医。他以四大经典为法，博采各家学说，临证处方集各家之长，变化万端；擅长脉诊、舌诊，在遇到疑难症状时，常通过此探得真象，在治疗肝病、湿温病等方面颇有心得。在用药方面很有特色，特别重视药物的炮制、剂型，在这些方面多有发挥。去世后留下《如梦录》，记录了他一生的经历；散落的医案，由其门人整理成《张聿青医案》。

案例1　厥证案

蒋（右）形体苍瘦，阴虚多火之质。春升之令，忽然发厥，当时神情迷愦，顷之乃醒。前诊脉弦微滑。良以相火风木司年，又当仲春升泄之时，阴虚之人不耐升发，遂致肝藏之阳气，一时上冒，故卒然而厥也。

调理之计，惟益其阴气，使之涵养肝木，参鳞介之属，以潜伏阳气。

处方：炙熟地三两，西党参四两，小黑豆三两，煅龙骨三两，炒牛膝二两，炙生地三两，煅牡蛎三两，生鳖甲六两，煅决明四两，泽泻一两五钱，龟甲心（刮去白，炙）八两，白归身（炒）二两，杭白芍（酒炒）一两五钱，粉丹皮一两五钱，女贞子（酒炒）三两，炒於术一两五钱。

上药如法共煎浓汁，滤出，渣入水再煎，去枯渣，独取浓汁，炭火收膏，藏磁器内，每晨服一匙，开水冲挑。

——张聿青《张聿青医案》

案例2 血溢案

王（左）劳伤中气，火载血行，血从上溢，失血成杯而致。治以清理胃气，和营降火，血得循止。然一涉劳勤，又复带红，此络未坚固，中气未复，故一经火动，血即随之。拟益其中气，清其肺脏，补其肾水，中气足则火莫能犯，肺气清则木不妄动，肾水足则火有所制矣。

处方：炙绵芪二两，炙生地五两，茜草炭一两，赤芍八钱，白芍八钱，泽泻二两，西潞党参三两，龟甲心（刮去白，炙）五钱，川石斛四两，炒黑丹皮一两，制西洋参二两，炒牛膝三两，生山药四两，生扁豆衣四两，炒麦冬二两，川贝母二两，茯苓二两，茯神二两，真阿胶二两（溶化冲入）。

上药共煎浓汁收膏，每晨服一调匙。

——张聿青《张聿青医案》

案例3 眩晕案

毕（右）咽中灼热者久，渐至头旋眩晕，甚则人事不省，片时乃复。脉细左弦。此由肝肾并亏，厥阳尽从上逆。宜育阴而息肝镇肝。

处方：生地炭四两，煅龙骨三两，稽豆衣三两，煅牡蛎三两，炒菊花一两，制首乌三两，女贞子二两，煅决明四两，远志肉五钱，煅磁石二两，白归身（炒）一两五钱，粉丹皮一两五钱，炒枣仁一两五钱，朱茯神二两，炒麦冬一两五钱，川贝母一两五钱，沙苑子（盐水炒）二两，炒杞子三两，炒白芍一两五钱，西党参（元米炒）四两，龟甲心（刮去白，炙）八钱，钩钩三两（另煎，冲入）。

上药共煎浓汁，用真阿胶溶化冲入收膏。每日服一调匙，开水冲挑。

——张聿青《张聿青医案》

案例4 身热案

张（右）泄肝木，益肝阴，身热循退。夫肝为刚脏，必得血以濡之，血充则肤泽而发长。特素体湿盛，未便一味滋填耳。

处方：真阿胶二两（溶化，冲入），大生地（重姜汁拌，炙）四两，炒牛膝二两，广皮一两，西党参一两，炒杞子三两，制香附二两，沙苑子三两，炒菊花一两，川楝子一两五钱，川断肉（炒）三两，茯苓一两五钱，茯神一两五钱，厚杜仲三两，白归身一两五钱，生於术一两五钱，炒白芍一两五钱，制半夏一两五钱，木香五钱。

上药共煎浓汁，加白蜜少许收膏。

——张聿青《张聿青医案》

案例5 眩晕案

孙（右）久带不止，液耗阳升，头旋眩晕，肝肾空乏，足膝作酸。带脉者，如带之围绕，为一身之约束。带脉有损，则脾胃之湿由此渗溢，脂液由此俱耗。宜补益中气，兼摄脾肾。

处方：炙绵芪三两，炙熟地五两，菟丝子（盐水炒）三两，破故纸（盐水炒）二两，西党参四两，茯神二两，煅牡蛎四两，野於术（炒）二两，厚杜仲三两，制首乌四两，潼沙苑（盐水炒）三两，稽豆衣三两，炒山药二两，白归身（酒炒）二两，杭白芍（酒炒）二两，金毛脊（去毛，切）四两，炒杞子三两，法半夏二两，川断肉（炒）三两，土炒新会皮一两，炒菊花一两五钱。

共煎浓汁，溶入真阿胶三两收膏。

——张聿青《张聿青医案》

二、贺季衡膏方医案

贺季衡（1866—1934），原名钧，号寄痕，丹阳县城人。幼年在家塾攻读，天资颖悟，10 岁便参读医书，14 岁到孟河随名医马培之学医六载。孜孜不倦，悉心钻研，深得马师器重。后学成回丹，挂牌行医，在医道上精益求精，开创了丹阳贺派一脉，是孟河医派的代表人物之一。起初，病家见其年轻，处方又与众不同，半信半疑。后来，许多医生束手之疾，他连治连愈，不少疑难杂症也能妙手回春，因此名声大振，求医者络绎不绝。江浙一带，慕名而来求医者日益增多。随着贺季衡医术及其声望的提高，慕名前来拜师者亦接踵而至，其门生先后达 36 人，包括其子卓人、胞侄展如、堂侄了公，这盛况竟与当年马培之不相上下。其再传弟子张继泽（张泽生之子）曾撰文称："贺季衡大师为孟河医派之中流砥柱。"昔日马培之衣钵相传的期盼终于如愿以偿。

他熟读医家名著，勇于实践探索，行医 50 余年，活人无数，以治脾胃及疑难杂症著称，常以"学无止境，医学精微深奥，非浅者所易窥""医术微奥，系人生死，不可不慎"等来勉励学生，培养出许多卓有成就的中医人才；所传弟子达 36 人，著名门生有颜亦鲁、张泽生等，在江苏省中医界负有盛名。其医道是：重现实症状，辨证准确，诊治精当；立法处方师古而不泥古，善据实创新，务求中病。遗著《贺季衡医案》经其孙贺桐孙辑释行世。

案例　头痛案

姜某，女。

雷头风已久，头痛左半尤甚，发际额上高突磊磊，两目赤肿，口碎舌红，脉细弦。外风引动内风，法当清降疏泄。

处方：生石决明三钱（先煎），冬桑叶一钱五分，乌玄参四钱，蔓荆子三钱，白蒺藜四钱，羌活一钱，杭菊花二钱，香白芷一钱，大白芍二钱，薄荷炭一钱，苦丁茶二钱，荷蒂四个。

二诊：雷头风减而复剧，发际及额上高突磊磊，两目赤肿，口碎舌红，月事后期，脉弦细。血虚肝旺，风阳上升所致。速效难求。

处方：生石决一两（先煎），冬桑叶一钱五分，杭菊炭一钱五分，白蒺藜四钱，大川芎一钱，京赤芍二钱，香白芷一钱，薄荷炭一钱，粉丹皮一钱五分，大生地五钱，乌玄参四钱，荷蒂四个，苦丁茶二钱。另八味消炎丸一两，四物丸一两和匀，每服三钱，开水下。

三诊：雷头风举发已止，月事未调，白带多，腰痛，口碎，冲带已亏，拟膏方图之。

膏方：大生地五两，当归身三两，大白芍二两，大川芎一两，潼蒺藜三两，白蒺藜三两，女贞子四两，肥玉竹四两，大丹参二两，川断肉二两，杭菊炭二两，甘杞子（盐水炒）二两，煅牡蛎五两，云神四两，乌贼骨（炭）三两，金香附二两。

上味煎汁熬稠，入清阿胶一两五钱烊化，再入白蜜十两收膏。

——许济群等《贺季衡医案》

三、蔡香荪膏方医案

蔡香荪（1888—1943），清末医家。名章，字耀璋，蔡小香之子，是上海蔡氏妇科的第六代传人。早年肄业于同济德文医工学堂（同济大学医学院前身），参加同盟会，追随孙中山先生，为同盟会元老；热心公益，先后创办江湾救火会、江湾暑天医院。"一·二八"淞沪战役中组织救护队，筹办难民救护所及时疫医院，捐资营建十九路军抗战阵亡将士墓，十九路军授予"急公好义"锦匾。八一三抗日战争爆发，在当地筹办难民收容所，成立红十字会急救队，救护伤病员数千人。经常施诊给药，赈衣施食，接济贫病，为乡里所颂。蒋介石对其医道十分敬佩，曾手书"国医手"三字匾额相赠。曾任上海国医公会主席、中国医学院副院长等职。

案例 月经先愆案

陈女士

奇经失养，肝脾失调，此经先愆而带下多也。脉虚弦，舌黄。际此冬令，治以柔肝健脾，并固奇经，木旺之令节力为要。

处方：炒潞党 90g，炙绵芪 90g，大熟地 120g（砂仁末 12g 拌炒松同煎），焦怀药 90g，炙杞子 120g，四制香附 90g，炒杜仲 90g，炒青皮 42g，炒陈皮 42g，焦冬术 60g，焦萎皮 90g，炒归身 90g，焦白芍 90g，炒怀膝 90g，焦丹皮 60g，法半夏 42g，菟丝子（炒）90g，凌天冬 120g，炙知母 90g，安玉竹 120g，白茯苓 120g，白蒺藜（去刺炒）90g，煅牡蛎（打）240g。加：焦车前 90g，原红花 12g，炒女贞 90g，童桑枝 120g，金樱子 90g。自备：龙眼肉 120g，大红枣 180g，湘莲肉（去心）120g，焦米仁 120g，胡桃肉 120g，生老姜一大块，陈阿胶 120g（烊化），冰糖 240g，老红糖 120g。

前药如法收膏，早餐二三匙，开水冲薄蒸热，逢渴代茶。倘天寒不爽时，即将紫苏 9g，生姜 2 片煎服，然后再服新膏，或以生姜汤冲，或以陈皮汤冲，或以砂仁汤冲均可，此宜自酌之。

——蔡淦《近代中医名家膏方评析》

四、颜亦鲁膏方医案

颜亦鲁（1897—1989），是海派中医中"颜氏内科"的创始人，号餐芝老人，出生于丹阳城内北草巷。颜氏自幼体弱多病，遂有志于岐黄之术，早年投帖城内知名中医贺季衡门下，勤学中医，从师10余年。

20世纪三四十年代，颜亦鲁医术高明而颇有声望。1949年前，穷人无钱治病，颜医生能体谅穷苦，以治病救人为本，免收诊金，专心致志为贫苦人治病，实是我城医术、医德俱佳的杏林前辈。

1949年后，颜亦鲁继续中医事业，挂牌北草巷。1953年、1956年两届均被当选为丹阳县人民代表。1956年，颜亦鲁奉调"江苏医学院"，担任中医科主任医师。20世纪70年代初，又兼任"江苏省肿瘤防治研究所中医科主任"。颜亦鲁被选为江苏省第三、四、五届人民代表大会主席团成员。

颜亦鲁擅长中医内、妇、儿科，提出"脾胃既为先天之本，又为诸病之源"之论证。精通"固本清源"治疗法则，擅长发挥中药"茅白术"效用，被我省医药界誉为"术先生"。

颜亦鲁先生从医60余年，对脾胃学说深有造诣，倡导"脾胃既为后天之本，又为百病之源"之说，认为"脾胃为机体枢纽，脾胃冲和则元气充足，五脏充盈，邪难独伤人；反之则正气虚弱，五脏受病，诸病丛生"。临床注重凡病从湿从痰辨证，从脾胃论治。

颜氏积累大量临床资料及课徒教材等数十万言，惜尽毁于抗日战争。新中国成立后，先后发表《脾胃学说的临床应用》《漫谈吐血、衄血和便血》《温病诊治经验》《胎产病宜大补气血》等论文。1980年，其门下为之整理《餐芝轩医集》一书，备有医案、医话、验方三部分，总结了他的主要学术思想，出版之后颇获时誉。

中风先兆案

患某，男，年登耄寿，肝肾两亏，肝阳偏旺，痰热内盛，风痰入络。神疲肢倦，左足麻痹酸楚，筋吊作痛，寐爽口干，痰黏难出。脉弦滑，舌苔黄腻。刻值初冬，最防跌仆。以膏代煎，缓图效果。

处方：别直参须 90g，千年健 60g，宣木瓜 60g，川贝母 60g，茯苓 90g，茯神 90g，生牡蛎 150g，大麦冬 90g，怀牛膝 60g，海蛤粉 90g，南沙参 90g，北沙参 90g，制豨莶草 60g，稆豆衣 90g，潼蒺藜 90g，白蒺藜 90g，橘络 30g，肥玉竹 60g，大熟地黄 90g，桑枝 90g，紫丹参 150g。

上味共煎浓汁，文火熬糊，入白文冰糖 500g 收膏。每晨以沸水冲饮一匙。

——曹振东《孟河医学流派名家膏方评析》

五、秦伯未膏方医案

秦伯未（1901—1970），原名之济，号谦斋，上海市人。我国著名的中医学家、中医教育家。出生于中医世家，自幼诵读医书。1919 年入上海中医专门学校，在名医丁甘仁门下攻读中医；1923 年毕业后，先悬壶沪上，后曾在中国医学院和新中国医学院执教，精研内、难、仲景学说，致力于医教研工作；临床上强调抓主症以明病机，再立法遣方用药，理法方药贯通，辨证精细，治法多变，处方稳重，用药轻巧，疗效卓著，在国内外享有盛誉。1955 年调入北京，历任中央卫生部中医顾问、北京中医学院院务委员会委员、中华医学会副会长、国家科委中药组组长、全国政协委员等职。

秦氏从早年著《内经类证》，编《清代名医医案精华》，到晚年集理论与临床之大成的《谦斋医学讲稿》一书的出版，共著书 60 余部，计1000 余万字。其在中医教学、中医函授教学和普及中医知识方面，亦做了大量的工作，是我国最早开办中医函授教育的创始人之一，在继承与发扬中医科学、发展中医事业、培养中医人才方面，均做出了重要的贡献。

案例1 胃病案

庄夫人 十二月廿八日 重家湾

本有胃病，多食作痛，少纳不饥，更兼血虚头晕耳鸣、心悸难寐，又加脾肾两弱、腰酸白带、烦劳肢肿，再见时邪新邪、咳嗽痰多、形寒神怯。症情复杂，痊治困难，矧染嗜好，脉形细小。惟有扶元以助脏真之气，和胃以壮后天之本。注意远此火者，合用奇之偶之。膏滋代药，方候明正。

处方：吉林参须一两，炒枳熟地三两，潼蒺藜三两，白蒺藜三两，制首乌一两五钱，天生术一两五钱，白归身一两五钱，水炙远志一两五钱，杭白芍（玫瑰花二十朵，同炒）一两五钱，炒枣仁三两，炙鸡金（砂仁八钱，拌）一两五钱，青龙齿四两，真川贝二两，橘叶一两五钱，橘皮一两五钱，煅瓦楞四两，化半夏一两五钱，炙乳香三钱，炙没药三钱，广郁金一两五钱，云茯苓四两，炒川仲三两，炙款冬一两五钱，海螵蛸三两。

驴皮胶四两，枇杷膏四两，冰糖八两。

——秦伯未《秦伯未膏方集》

案例2 易感时邪案

盛君 十二月廿九日

血症之后，易感时邪，喉痰、咳嗽、胸膺掣痛，平日头晕、腰酸、恶寒、食减、劳动气促，晨起痰多，脉象濡滑，舌光绛裂。肺主皮毛，职司治节，气津两耗，内外失调，虚火不潜，暗吸肾阴，煎炼津液，凝为痰浊。病非一朝所成，治非一蹴能几。浅养金水之脏，清化痰热之邓。膏滋代药，毋求近效。

处方：西洋参一两，生地炭三两，北沙参（玄参炒）二两，白归身一两五钱，大麦冬（去心）三两，生白芍一两五钱，光杏仁二两，怀牛膝二两，川贝一两，浙贝一两，金沸草一两五钱，炙款冬一两五钱，代赭石一两五钱，川百合三两，海蛤壳（打）四两，血陈根三两，冬瓜子三两，竹沥夏二两，橘白一两，橘络一两，绵芪皮二两，炒川仲三两，稽豆衣一两五钱，香谷芽三两，生苡米三两，白果肉四两，怀山药三两，云茯苓三两。

驴皮胶四两，枇杷叶膏六两，冰糖八两。

——秦伯未《秦伯未膏方集》

案例3 咳嗽痰多案

胡先生　十二月卅日　八仙桥

素云"胃为生痰之源，肺为贮痰之器"，所以然者，此中阳就衰，则湿浊易聚；宗气不足，则肃化无权也。咳嗽痰多，已经数载，昼日轻稀，夜间较繁，天热则减，寒冷则增。阴阳消长之机，昭此万揭，腰为肾府，肾本阴阳之根，二气不和，失其作强之用，则劳力腰痛亦随之起也。脉滑苔薄。治宜益肾健脾，壮其二天；肃肺和胃，除其标恙。药避滋腻，功求和缓。

处方：炒党参三两，北沙参（玄参炒）一两五钱，清炙芪三两，大麦冬（去心）一两五钱，炒白术三两，炙款冬一两，怀山药三两，苏子霜三两（包），法半夏一两五钱，海浮石三两，新会皮一两五钱，冬瓜子三两，光杏仁三两，海蛤壳四两，浙贝母三两，福泽泻三两，山萸肉一两五钱，白蔻衣八钱，炒川仲三两，炒苡米三两，炒川断三两，云茯苓三两，桑寄生三两，江枳壳一两五钱。

驴皮胶四两，枇杷叶膏四两，冰糖八两。

——秦伯未《秦伯未膏方集》

案例4 便血案

王先生　十二月卅日　新闸路王大源皮箱号

肾为作强之官，脾为统血之脏，肾阴亏乏，脾气衰弱，浮火不敛，营血妄行，今岁肠红再发，均延匝月有余，兼见腰痛齿痛、脉象细小。得之劳顿形伤，忧思神郁，症属内伤，虑其入损，汤仿归脾，佐以滋肾。膏滋代煎，拟方候正。

处方：炒党参三两，生地炭三两，清炙芪三两，山萸肉一两五钱，天生术二两，炒当归一两五钱，云茯苓三两，炒白芍一两五钱，怀山药三两，怀牛膝一两五钱，建莲肉四两，炒川仲三两，地榆炭一两五钱，炒川断三两，槐花炭一两五钱，熟女贞三两，侧柏炭一两五钱，甜桑椹三两，杜赤豆四两，青盐陈皮八钱，炒苡米三两，煅牡蛎四两，清炙草五钱，煨红枣四两。

龟板胶四两，冰糖八两。

——秦伯未《秦伯未膏方集》

六、陈道隆膏方医案

陈道隆（1903—1973），字芝宇，浙江杭州人。早年就读于杭州师范学校，14岁考入浙江中医专门学校，19岁毕业考试荣登榜首。按学校规定，毕业考试第一名者委以学校附属中医院院长，并授予校政监督。1924年在杭州开业，师事名老中医黄香岩，医道大进，声誉日隆，求治者不绝。其早年在杭州行医期间，以擅治伤寒温病而声名远扬。1937年迁居上海，转而以治疗内伤杂病为主，在运用膏方方面尤有独到之处。新中国成立后，被聘为广慈医院（今瑞金医院）、华东医院中医特约顾问。医著有《陈道隆医案》，另有与学生合著的《内科临证录》。陈道隆主张治病不拘一格，要立足于本，对理、法、方、药，辨证论治，运用自如。平素用药以轻灵见长，对垂危患者施以大剂重任，疾病突发时当机立断，蜕变时勇起直追，缓解时因势利导，消退时培元固本，既用时方，又善用古方，以治疗内伤杂病为主。学术思想归纳如下：以简驭繁去芜存菁，研古通今由博返约，内伤外感兼擅其长，顺应四时方中肯綮，升降开阖各得机宜。

案例　中风先兆案

刘先生

丹溪云：手指麻木，十年后须防中风。绎其意义，肝藏血，又主筋。其性刚属木，而内寄风阳。动则夹少阳以施威。风起无形，痰袭空络，互相助势，交为煎薄，则必潜于孙络，逆于边端，引风淫末疾，经有明旨。斯症之关乎肝风，已显然若揭。及其治法，许学士之真珠母丸、缪仲淳之一贯煎，溯上孙真人之茯苓丸与朱丹溪健步虎潜丸，皆为类中立方。指既麻矣，类中之预兆已须防矣，未雨而绸缪。当集先哲垂示，互为参合，先以图治。其滋蔓，其庶有。

处方：真珠母240g，陈胆星45g，嫩桑枝120g，川黄柏60g，吉林人参30g（另煎），煅磁石180g，川楝子90g，甘杞子90g，黑芝麻120g，炒枣仁90g，淡天冬90g，制首乌90g，明天麻45g，橘红60g，橘络30g，杭甘菊90g，女贞子90g，三角胡麻90g，蒸白术45g，大熟地120g，旱莲草90g，生白芍90g，茯苓120g，泽泻90g，干地龙30g，粉丹皮45g，肥知母60g，怀牛膝120g，苍龙齿150g，竹沥半夏90g，虎骨24g，桑寄生90g，炮远志45g，全当归90g，天仙藤120g，夏枯花90g，霞天曲90g，金橘饼240g，红枣240g，冰糖500g。

——蔡淦《近代中医名家膏方评析》

七、裘沛然膏方医案

裘沛然（1913—2010），原名维龙，原籍浙江省慈溪县。上海中医药大学和上海市中医药研究院终身教授。1922～1927年就读于小学和国学专修馆。1928～1930年，在家自学经史百家之书，旁涉新文学和自然科学书籍；1930～1934年入丁甘仁先生所创办的上海中医专门学校学习，并在名医丁济万诊所临床实习，又常请益于谢观、夏应堂、程门雪、秦伯未、章次公诸先生之门，深得海上诸名家的青睐。1934～1958年悬壶于慈溪、宁波、上海，以行医自给，临诊之余勤研中医学和历史、文学、哲学等，家中藏书数万卷。

裘沛然1958年进入上海中医学院（现上海中医药大学），历任针灸、经络、内经、中医基础理论和各家学说诸教研室主任。学院开创伊始，无现成教材，他带头编写各种教材以应教学急需，在短短的四年中主持编写出了《针灸学概要》《经络学说》《针灸学讲义》《刺灸法》《腧穴学》《针灸治疗学》等6部针灸学著作，亦是中国特大型综合性辞典《大辞海》的副主编。裘沛然数次受命于卫生部，参加和主持全国高等中医院校统编教材编审工作，出色完成了10门教材的审改任务。他勤于著述，主编撰写出版中医论著42部。他还创造性地制订了"三基"（基本知识、基本理论、基本技能）训练项目，对中医教学质量提高发挥了巨大的作用，受到了卫生部的表彰。

裘沛然先生1980年担任国家科委中医组成员，1981年任卫生部医学科学委员会委员。1984年任上海中医学院专家委员会主任，并为院学术委员会、职称评定委员会的负责人之一。曾任上海中医药大学暨上海市中医药研究院专家委员会主任、博士生导师、教授，全国首届500名老中医药专家学术经验继承工作的导师，1991年被国务院批准享受突出贡献科技人员的特殊津贴，1995年被评为首届"上海市名中医"，2009年被评为首届国医大师。

裘沛然先生长期从事中医教育和中医理论、临床研究，在中医基础理论、各家学说、经络、伤寒温病、养生诸领域颇多见解；对内科疑难病的治疗亦颇具心得，倡导"伤寒温病一体论"，提出"经络是机体联系的学说"及"疑难病证治疗八法"；对中医学的发展提出"中医特色，时代气息"八字方针，并对"中医可持续发展"战略提出独到见解，为培养中医人才做出了贡献。裘沛然先生精通医道，兼通文史哲，笔耕不辍，获得了几十项奖励和成果。

案例　十二指肠球部溃疡案

林某，男，46岁。2006年11月26日就诊。

患者有十二指肠溃疡史5年，胃痛反复发作。半年前查胃镜示：十二指肠球部见两处溃疡（0.8mm×1.0mm，0.4mm×0.6mm），采用常规西药治疗1个月后疼痛明显减轻。2个月前因饮食不慎、饮酒过量，致胃痛复作，服中药治疗后，症情略有好转。刻下：胃脘痞满胀痛，饥饿时疼痛更甚，进食稍安，得温痛减，摩腹后疼痛胀满暂得缓解；平素嘈杂泛酸，嗳气频作；畏凉喜温，纳食尚可；大便先干后稀，日行两次；不耐劳累，神疲困倦；面色少华，形体消瘦。脉弦细，舌淡红，苔薄白腻。治拟健脾温中，理气降逆，和胃止酸，清化湿热。

处方：高良姜120g，制香附120g，潞党参200g，炒白术150g，云茯苓120g，生甘草120g，川黄连120g，全当归180g，延胡索200g，轻马勃45g（包），煅牡蛎400g，煅海螵蛸180g，荜茇100g，北细辛90g，大蜈蚣20条，香橼皮90g，佛手柑45g，炒枳壳120g，广木香100g，藿香梗120g，紫苏梗120g，川厚朴120g，制苍术120g，麦冬150g，姜竹茹90g，旋覆花120g（包），淡黄芩150g，青皮60g，陈皮60g，生黄芪250g，大砂仁90g，大熟地黄180g，怀山药150g，霍山石斛30g，生晒参 180g，太子参 150g，焦神曲 120g。

上药和匀，共煎 3 次，取浓汁。加阿胶 200g，鹿角胶 200g，冰糖 250g，饴糖 250g，陈黄酒 250g，浓缩取汁，收膏。

——裘世轲《国医大师裘沛然运用膏方经验》

八、朱良春膏方医案

朱良春（1917—2015），江苏丹徒人。早年拜孟河御医世家马惠卿先生为师。继学于苏州国医专科学校，并于 1938 年毕业于上海中国医学院，师从章次公先生，深得其传，从医逾 70 载。1945～1948 年创办南通中医专科学校，任副校长；1952 年参与创办中西医联合会诊所，任所长。1956 年无偿将医院全部设备捐给政府，成立南通市中医院，任首任院长。历任江苏省政协常委暨南通市政协副主席，中国中医药学会 1～2 届理事暨江苏省分会副会长，南通市科学技术协会副主席等职。之后任南通市中医院首席技术顾问、主任中医师，中国癌症研究基金会鲜药研制学术委员会主任委员，南京中医药大学教授，广州中医药大学第二临床医学院及长春中医学院客座教授，国家中医药管理局中西医结合治疗非典（甲型 H1N1）专家组成员，中国中医研究院（现中国中医科学院）基础理论研究所技术顾问，沪港台当代中医技术中心顾问，中国中医药研究促进会常务理事，新加坡中华医学会专家咨询委员，中医教材顾问委员会委员等职。1987 年 12 月，国务院授予"杰出高级专家"，同年卫生部授予"全国卫生文明建设先进工作者"称号。1990 年被国家中医药管理局确认为首批全国继承老中医药专家学术经验导师。1991 年 7 月，国务院颁予"政府特殊津贴"证书。1993 年 10 月，江苏省人民政府授予"中医药系统先进工作者"称号。2003 年 7 月，获中华中医药学会"中医药抗击非典特殊贡献奖"。2009年6月,被授予首届"国医大师"称号。

朱良春教授是全国著名中医内科学家,治学严谨,医术精湛,对内科杂病的诊治具有丰富的经验,尤其擅长应用虫类药,先后研制了"益肾蠲痹丸""复肝丸""痛风冲剂"等中药新药,获部、省级科技奖。主要学术著作有《虫类药的应用》《章次公医案》《医学微言》《朱良春用药经验集》《中国百年百名中医临床家丛书·朱良春》《现代中医临床新选》(日文版,合著)等10余部,发表学术论文180余篇。

朱教授一直关心中医药事业的兴衰,热心学术的继承、弘扬,曾先后应邀赴日本、新加坡、法国、马来西亚等国进行学术演讲。2005年起,与邓铁涛、任继学、路志正等十多位名老中医发起,连续举办"著名中医药学家学术传承高层论坛"。该论坛以"徒讲师评"的形式进行,并主编《名师与高徒》系列丛书,极大地推动了中医药学术的传承与发展,达到"承接岐黄薪火,传承中医衣钵"的目的。

案例1 肺癌术后案

袁某,男,54岁。初诊:2010年12月21日。

患者肺癌手术后,气血耗损,又未能充分休息,神疲乏力,易汗,怯冷。苔薄中裂,脉细软,右寸尤弱。乃术后正虚未复,思虑伤气之证。治宜养血益气,补养心肾,兼以肃清癌毒,以防复发。

处方:党参300g,白术300g,茯苓300g,当归300g,白芍300g,熟地黄400g,丹参250g,枸杞子300g,山药300g,仙鹤草500g,黄芪400g,山茱萸300g,淫羊藿300g,百合300g,龙葵300g,露蜂房300g,壁虎300g,肉苁蓉300g,远志100g,益智仁250g,杜仲300g,薏苡仁400g,陈皮80g,甘草30g。上药煎取3次汁,去渣。加阿胶200g,龟甲胶250g,文冰500g,烊化收膏,每服10mL,每日2次,开水冲服。

患者服用两料，生活质量明显改善，能正常工作。

——潘峰《朱良春膏方运用虫类药经验》

案例2 脑血管畸形术后，血管性痴呆案

林某，男，36 岁。初诊：2009 年 11 月 18 日。

患者半年前因头痛、呕吐到广州某医院住院，诊断为"左侧颞叶脑出血、脑血管畸形"，给予手术治疗。术后继发脑血管痉挛，脑水肿，导致左侧大脑后动脉闭塞，双目失明，无光感，双侧瞳孔对光反射消失；手术损伤优势半球语言中枢，导致混合性失语，理解能力差，仅能不自主发少许单音。行走不稳，需坐轮椅。间断狂躁，大声呼喊，手舞足蹈，经家人劝说可平息。智力下降，吃饭、穿衣、大小便及日常生活均需要家人照顾，小便偶有失禁。舌质淡红，苔薄白，右侧脉滑。西医诊断：脑血管畸形术后，血管性痴呆。中医诊断：痴呆（脑脉瘀阻）。

处方：制马钱子 30g（每次 0.1g，研末冲服），当归 150g，紫河车 150g，地龙 150g，水蛭（粉）100g（每次 0.3g，冲服），桃仁 300g，土鳖虫 150g，红参 300g，全蝎（粉）150g（每次 0.4g，冲服），三七（粉）150g，露蜂房 200g，大黄 100g，石斛 150g，血竭（粉）100g（每次 0.3g，冲服），胆南星 250g。

上方加龟甲胶 300g，鹿角胶 300g，饴糖 500g，文冰 500g 收膏。每日 3 次，每次服 10mL。

治疗 8 个月时，患者理解力恢复，可独立进食、如厕，并恢复了光感。

——潘峰《朱良春膏方运用虫类药经验》

案例3 颈椎、腰椎骨质增生案

杨某，女，40 岁。初诊：2006 年 12 月 2 日。

患者头眩，颈肩疼痛，肢麻，腰酸腿软。舌苔薄白，脉细尺弱。西医诊断：颈椎、腰椎骨质增生。中医诊断：痹证。辨证为肾督亏虚，经脉痹阻。治宜益肾壮督，蠲痹通络。生活规律，适量运动，始可康复。

处方：当归240g，熟地黄480g，淫羊藿360g，白芍360g，丹参480g，姜黄240g，鸡血藤720g，海桐皮360g，葛根720g，川芎240g，党参360g，白术360g，茯苓360g，枸杞子360g，鹿衔草20g，威灵仙360g，露蜂房240g，黄芪720g，土鳖虫240g，豨莶草720g，桑寄生480g，陈皮192，徐长卿360g，甘草96g。

上药煎3次，去渣，取浓汁。加阿胶90g，龟甲胶90g，文冰500g，蜂蜜500g收膏。每次10mL，每日2次，开水冲服。嘱患者如遇感冒或泄泻，需暂停服。

——潘峰《朱良春膏方运用虫类药经验》

九、颜德馨膏方医案

颜德馨（1920—2017），男，生于江苏丹阳，祖籍山东，上海市第十人民医院（原上海铁道中心医院）教授、主任医师，全国著名中医理论家、中医临床家。颜老系先贤亚圣颜渊之后裔。自幼从父（名中医颜亦鲁）学医，1939年毕业于上海中国医学院。毕业后悬壶于沪上，屡起沉疴，不坠家声。新中国成立后，奉调入铁路中心医院主持中医业务。历任上海铁路中心医院中医科主任、中国中医药学会理事、国家中医药管理局科技进步奖评审委员会委员、评委及中医专业组组长等职。1989年，获"全国铁路先进个人"光荣称号。1992年，被聘为上海市中医文献馆馆员。他所主持的"瘀血与衰老"科研项目荣获"国家中医药管理局科技进步二等奖"，根据颜氏学说拍摄的"抗衰老"科教片参加国际生命科学电影展获奖，所著《气血与长寿》等著作多次获上海市卫生系统科技进步奖，所撰《老年性痴呆的治疗》与《肝脾在抗衰老中的临床和实验研究》分别获第六届国际针灸及东方学术会议、第一届世界传统医学优秀论文及研讨会金奖，1994 年获"英国剑桥大学世界名人成就贡献奖"及"美国名人传记学会 20 世纪成就奖"。2009 年被评为首批"国医大师"。

他长期从事疑难病证的研究，学术上推崇气血学说，诊治疑难病证以"气为百病之长""血为百病之胎"为纲，根据疑难病证的缠绵难愈、证候复杂等特点，倡立"久病必有瘀、怪病必有瘀"的理论，并提出"疏其血气，令其条达而致和平"是治疗疑难病证的主要治则，创立"衡法"观点，为诊治疑难病证建立了一套理论和治疗方法。发表学术论文 200 余篇，著有《餐芝轩医集》《活血化瘀疗法临床实践》《活血化瘀疗法新编》《医方囊秘》《气血与长寿》《中国中医抗衰老秘要》《颜德馨医艺荟萃》《颜德馨诊治疑难病秘笈》《中华名中医治病囊秘·颜德馨卷》《中国百年百名中医临床家丛书·颜德馨》《中医外治法》《颜德馨临床经验集》《颜德馨膏方真迹》《四季养生》《中华养生大全》《常见病的中医自诊和调治》《实用膏方》《名医食疗方》等，其所著《衰老合瘀血》一书英文版在全世界发行。曾多次赴美国、法国、加拿大、泰国、印尼及港、台等地讲学，备受欢迎，载誉而归，为中医走向世界做出了卓越贡献。

案例 1　冠心病案

苏某，男。戊寅冬至后来诊。

胸痹有年，心气不足，气滞血瘀，脉道不畅，不通则痛，真心痛频作，夜分少寐。脉沉细结代，舌淡苔薄，唇紫。迭经温寒解凝，症已小可，近将远涉重洋，以膏代煎。探元之本，索其受病之基，固本清源，以冀去病延年。

处方：野山参 30g（另煎冲），淡附片 150g，川桂枝 150g，柴胡

90g，赤芍 90g，白芍 90g，当归 90g，川芎 90g，炒枳壳 90g，玉桔梗 60g，怀牛膝 60g，红花 90g，大生地 300g，生甘草 90g，桃仁 90g，生蒲黄 150g（包），醋灵脂 90g，炙乳香 45g，炙没药 45g，延胡索 90g，苏木 90g，降香 24g，九香虫 24g，黄芪 300g，紫丹参 150g，血竭 30g（研冲收膏），制香附 90g，台乌药 90g，法半夏 90g，小青皮 60g，茯苓 90g，广郁金 90g，百合 90g，炙远志 90g，酸枣仁 150g，活磁石 300g（先煎），全瓜蒌 120g，木香 45g，苍术 90g，白术 90g，煨金铃 90g，薤白 90g。上味共煎浓汁，文火熬糊，入鹿角胶 150g，麦芽糖 500g，熔化收膏。每晨以沸水冲饮一匙。

——邢斌《颜德馨教授妙用膏方治疗冠心病特色探析》

案例 2　冠心病案

某女，62 岁。甲戌小雪前订膏。

冠心病史 8 年。心气不足，胸痛隐隐，营卫不和，动则自汗，心悸怔忡，遇劳则作，胸闷短气，频繁复发。舌质胖紫，脉细而结代。刻值冬藏之时，拟益心化瘀，调和营卫，藉草木之精华，平气血之逆乱，还君健康，以享天年。

处方：吉林参 90g（另煎冲），潞党参 150g，炙黄芪 300g，川桂枝 60g，赤芍 90g，白芍 90g，煅龙骨 300g，煅牡蛎 300g，粉葛根 90g，川芎 90g，紫丹参 150g，生山楂 150g，九节菖蒲 90g，决明子 300g，降香 24g，防风 90g，苍术 90g，白术 90g，茯苓 90g，炙甘草 45g，广陈皮 60g，制半夏 90g，炒枳壳 90g，玉桔梗 60g，生蒲黄 150g（包），醋灵脂 90g，延胡索 90g，煨金铃 90g，全瓜蒌 120g，干薤白 90g，檀香 24g，生麦芽 300g，海藻 90g，莪术 90g，桃仁 90g，红花 90g，灵芝 90g，胎盘 60g，大枣 120g，浮小麦 300g。上味共煎浓汁，文火熬糊，再入鹿角胶 90g，阿胶 90g，麦芽糖 500g，熔化收膏，每晨以沸水冲饮一匙。

——严夏《颜德馨教授膏方治疗冠心病经验撷拾》

案例3　高脂血症案

蔡某，男。己卯冬至订膏。

始则劳其筋骨，继之忘我写作，脾肾两亏，左下肢酸楚。脾胃之运化失司，遂致血脂、血黏度、血压均增高，动辄胸闷气促，目瞀。苔腻，脉弦紧。体重日增，痰瘀内壅，清不升而浊不降，生化无权，亟为健脾益肾、理气化瘀。制膏常服，以期康壮。

处方：吉林人参60g（另煎），川断90g，杜仲90g，灵芝120g，西洋参60g（另煎），金狗脊90g，胎盘100g，苍术90g，白术90g，紫菀90g，炒枳壳90g，炙黄芪300g，鸡血藤150g，云茯苓150g，决明子300g，桑寄生150g，豨莶草150g，生山楂150g，怀牛膝90g，太子参90g，法半夏90g，广郁金90g，清炙甘草45g，青皮45g，陈皮45g，木贼草90g，当归90g，生蒲黄90g（包），生麦芽300g，独活90g，紫丹参150g，檀香15g，红花60g，杏仁90g，桃仁90g，仙茅90g，怀山药90g，川芎90g，菟丝子90g，虎杖150g，炒升麻45g，巴戟天90g，制首乌150g。上味煎取浓汁，文火熬糊，入龟甲胶90g，鹿角胶90g，白文冰500g，熔化收膏，每晨以沸水冲饮一匙。

——杨志敏等《颜德馨膏方治疗高脂血症经验》

案例4　三高症案

冯某，男。初诊：己卯冬至节。

患高血压、糖尿病、高脂血症。肝家气火本旺，高血压有年，胃病泛酸，腑行不实，日二三次，血糖、血黏、血脂均偏高，面部潮红，心烦易怒，头晕胸痞，易于气怯，今岁曾昏倒一次，小溲混浊，夜分少寐，脉弦数，舌苔黄腻。肝旺土弱，痰瘀交搏，心失所养；肾水不足以涵木，生化乏权。证属水亏木旺，痰瘀互结。亟为平肝抑木、化浊健脾、滋肾安神，药饵外还应啖素养性，幸勿等闲视之。

处方：西洋参90g（另煎冲），粉丹皮90g，云茯苓90g，明玳瑁

60g，生山楂 90g，川芎 90g，紫贝齿 90g，柴胡 60g，紫丹参 150g，生石决明 150g，桑叶 90g，桑皮 90g，赤芍 90g，白芍 90g，决明子 300g，薄荷 45g，杏仁 90g，桃仁 90g，大生地 90g（蛤粉拌），黄芩 90g，红花 90g，净萸肉 90g，炒知母 90g，黄柏 90g，白蒺藜 150g，泽泻 90g，莲子心 90g，苍术 90g，白术 90g，双勾 90g，石韦 150g，地锦草 400g，白菊花 90g，生蒲黄 90g（包煎），黄芪 300g，明天麻 90g，小川连 45g，紫草 90g，肥玉竹 150g，水牛角 300g，半夏 90g，陈皮 60g。上味浓煎去渣，文火熬糊，入龟板胶 60g，鳖甲胶 60g，蛋白糖（糖尿病专用）1斤，熔化收膏，每晨以沸水冲饮一匙。

——杨志敏等《颜德馨教授"衡法"在膏方中的应用》

十、朱南孙膏方医案

朱南孙（1921—），女，汉族，江苏省南通人。第三届"国医大师"，上海中医学院（现上海中医药大学）教授、主任医师，系"朱氏妇科"第三代传人。其祖父朱南山、父亲朱小南先生是中国著名的中医妇科学家。朱南孙教授是朱小南的长女，幼小天资聪颖，性格坚毅，她继承和弘扬祖业。在朱氏两代名医的熏陶与教诲下，以其睿智好学、锲而不舍的精神，发奋努力，终成一代妇科大家。朱教授毕业于上海新中国医学院，1942 年毕业前就随父襄诊，初涉医林，即熔身于理论与实践相结合之中，渐渐成为小南先生的得力助手。1952 年，朱南孙随父同入上海市卫生局主办的中医门诊所（上海公费医疗第五门诊部及上海中医学院附属岳阳医院门诊部的前身）。历任上海中医学院妇科教研组副主任、岳阳医院妇科副主任、岳阳医院妇科研究室主任、中华全国中医学会理事、中医妇科委员会委员、上海中医学会副理事长兼妇科学会主任委员、上海计划生育研究会理事、岳阳医院妇科顾问等职。现任上海中医药大学专家委员会委员、上海市中医文献馆馆员。曾获 1983 年"全国'三八'红旗手"及"全国卫生先进工作者"称号,是上海市第八届人民代表。1991 年定为全国首批名老中医。

朱教授学有渊源,临诊圆机活法在握;辨证论治进退有序,至晚年医术更为精湛。平日坐堂及至寓所,求诊者企踵相接,忧戚而至,开颜而去者,不可胜数。诊务倥偬之际潜心于历代经典,兼收并蓄,结合自己的临床经验,总结和发表了不少具有真知灼识的见解,还担任《妇科手册》(星火计划丛书)、《中医妇科临床手册》的主编和副主编。尤其是经她珍藏而幸免于"文革"之难的朱氏妇科集精萃《朱小南妇科经验选》得以付梓,使肇始于南山公、奠基于小南先生的朱南孙妇科最终汇集发展,在医林中独树一帜,因此而享有"三代一传人"之美誉。

案例 1　更年期综合征案

仲某,女,48 岁。初诊:2012 年 11 月。

肾气渐衰,劳累烦心,气血耗损,时感神疲乏力,五心潮热,自汗、动则加重,头晕耳鸣,口干便秘,纳平,夜寐欠安。脉细数,舌红苔黄腻。既往高血压史,1-0-1-1,已绝经。证属肝肾阴虚,治拟补肝益肾、滋阴潜阳。时值冬令,以膏代煎,冀体健正复。

处方:生晒参 100g,何首乌 150g,制黄精 120g,西洋参 100g,枸杞子 120g,淮小麦 150g,糯稻根 150g,碧桃干 150g,合欢皮 120g,紫草根 150g,山茱萸 120g,铁皮石斛 20g,女贞子 120g,菟丝子 120g,北沙参 90g,桑椹子 120g,桑寄生 120g,当归 150g,合欢皮 120g,青皮 60g,陈皮 60g,紫丹参 150g,郁金 90g,八月札 120g,党参 150g,柏子仁 120g,肉苁蓉 120g,炙黄芪 150g,山楂肉 120g,生地黄 90g,熟地黄 90g,瓜蒌仁 120g,杜仲 120g。辅料:陈阿胶 250g,鳖甲胶 250g,小红枣 250g,莲子 150g,核桃肉 150g,桂圆肉 120g,僵蚕

150g，冰糖 500g，黄酒 500mL。二诊：2013 年 11 月。

患者因去年冬至服膏，滋补肝肾，月经已半年未行，头眩耳鸣亦瘥，精力充沛，今又至冬令进补之际，宗原法，以冀来年健康更进一筹。

处方：野山参 20g，枸杞子 120g，山茱萸 120g，西洋参 100g，女贞子 120g，肉苁蓉 120g，铁皮石斛 20g，何首乌 150g，菟丝子 120g，党参 150g，何首乌藤 200g，覆盆子 120g，炙黄芪 150g，续断 120g，北沙参 90g，合欢皮 120g，杜仲 120g，当归 120g，酸枣仁 120g，金狗脊 120g，白芍 120g，巴戟肉 120g，威灵仙 120g，川芎 90g，淫羊藿 120g，陈皮 60g，熟地黄 120g，制黄精 120g，焦白术 90g，丹参 150g，山药 120g，山楂肉 120g。另加辅料：陈阿胶 200g，龟板胶 150g，鳖甲胶 150g，冬虫夏草 20g，小红枣 150g，莲子肉 150g，核桃肉 150g，桂圆肉 120g，冰糖 500g，黄酒 500mL，饴糖 250g。

——李娟等《朱南孙教授膏方治疗更年期综合征》

案例 2　崩漏案

姚某，女，44 岁。初诊：1984 年 12 月 20 日。

素患崩漏，年逾四旬，数载以来，屡发不已。月经淋漓，神疲乏力，头晕耳鸣，腰酸畏寒，胸闷气促。脉弦细舌暗，苔腻有齿印。证属肝肾亏虚，精血不足。冬令之际，投以益肾养肝之剂，以期精血得充，病除康健。

处方：生晒参 50g（另煎，收膏时兑入），潞党参 120g，黄芪 120g，生地黄 90g，熟地黄 90g，杭白芍 90g，制黄精 150g，全当归 90g，焦白术 60g，怀山药 120g，山萸肉 60g，炒川断 120g，狗脊 120g，桑寄生 120g，覆盆子 120g，鹿角片 90g，桑椹子 120g，枸杞子 120g，女贞子 120g，旱莲草 120g，仙鹤草 150g，芡实 90g，莲须 90g，玉米须 200g，五味子 90g，煅龙骨 300g，煅牡蛎 300g，生山楂 90g，制香附 90g，合欢皮 120g，广郁金 90g，新会皮 60g，川楝子 90g。另加：黄明胶 100g，金樱子膏 1 瓶，龙眼肉 90g，胡桃仁 90g，湘莲肉 60g，冰糖 500g，黄酒 250mL。

——朱南孙《朱南孙膏方经验选》

案例 3　月经量多案

林某，女，44 岁，已婚。初诊：1985 年 1 月 8 日。

顺产一胎，产后放环，经转量多如注。症见头晕乏力，腰酸，心慌寐差，少腹隐痛，乳房作胀，大便易溏，记忆力下降。脉细弦带数，舌暗胖，苔薄有齿印。证属肝郁肾亏，心脾两虚。冬令之际投以养肝益肾，调理冲任之剂，以冀来年症除康健，精力充沛。

处方：潞党参 120g，生黄芪 120g，全当归 90g，生地黄 90g，熟地黄 90g，生白芍 90g，枸杞子 120g，女贞子 120g，桑椹子 120g，覆盆子 120g，巴戟天 90g，淫羊藿 120g，怀山药 120g，山萸肉 60g，焦白术 60g，金樱子 120g，川续断 120g，制黄精 120g，桑寄生 120g，制狗脊 120g，芡实 90g，莲须 90g，新会皮 60g，川楝子 90g，制香附 90g，广郁金 90g，合欢皮 120g，朱茯苓 120g，淮小麦 200g，炙甘草 60g，小青皮 60g。另加：生晒参 50g，阿胶 150g，龙眼肉 90g，胡桃仁 90g，莲肉 60g，冰糖 500g，黄酒 350mL。

——朱南孙《朱南孙膏方经验选》

案例 4　月经量少案

唐某，女，2006 年 12 月就诊。

素体肝旺，肾气不足，产后将息失宜，经来量少淋漓，经后腰酸神疲。脉细，舌红苔薄。证属肝旺肾虚，冲任不调。际此冬令宜清肝益肾，调补冲任。

处方：生晒参 60g（另煎，收膏时兑入），西洋参 50g（另煎，收膏时兑入），潞党参 150g，绵黄芪 150g，当归身 150g，杭白芍 120g，大生地 150g，白茯苓 120g，焦白术 90g，怀山药 120g，山萸肉 120g，菟丝子 120g，川杜仲 120g，川续断 120g，桑寄生 120g，女贞子 120g，旱莲草 120g，金樱子 120g，茜草根 150g，大蓟 90g，小蓟 90g，大红藤 150g，肥知母 120g，蒲公英 150g，福泽泻 120g，生米仁 120g，延胡索 60g，川楝子 120g，桑螵蛸 120g，仙鹤草 150g，苎麻根 150g。另加：陈阿胶 250g，龟甲胶 250g，胡桃仁 150g，莲肉 150g，桂圆肉 120g，小红枣 150g，冰糖 500g，黄酒 500mL。

——朱南孙《朱南孙膏方经验选》

案例 5　月经先期案

沈某，女，30 岁，已婚。2007 年 12 月 12 日就诊。

女子二七而天癸至，以血为用，血脉调和，病无由生。患者流刮多次，肾气受损，经事不调，量多先期，甚至崩漏。面色不华，神疲乏力，继发贫血，心悸少寐。脉细软，舌淡苔薄。拟益气养血，调摄肝肾。此冀经调体健，以膏代煎，缓缓图治。

处方：生晒参 100g（另煎，收膏时兑入），西洋参 50g（另煎，收膏时兑入），潞党参 150g，生黄芪 150g，全当归 120g，生白芍 120g，女贞子 120g，枸杞子 120g，桑椹子 120g，何首乌 150g，夜交藤 200g，茯神 150g，合欢皮 120g，酸枣仁 120g，柏子仁 120g，煅瓦楞 120g，海螵蛸 150g，明天麻 120g，菟丝子 120g，金樱子 120g，川杜仲 120g，桑寄生 120g，川续断 120g，威灵仙 120g，桑枝 120g，山萸肉 120g，黄精 120g，生白术 90g，苎麻根 150g，山楂肉 120g。另加：莲肉 150g，红枣 150g，陈阿胶 250g，白蜜 250g，龟甲胶 250g，胡桃仁 150g，桂圆肉 120g，冰糖 500g。

——朱南孙《朱南孙膏方经验选》

十一、张镜人膏方医案

张镜人（1923—2009），上海市第一人民医院主任医师、中医内科专家。出生于名医世家，其曾叔祖张骧云以擅治伤寒而称誉社会，以医德高尚而口碑极佳。先生幼承庭训，立志杏林，为第十二代传人。年未及冠，便学习古典文学，同时攻读《黄帝内经》《伤寒论》《金匮要略》《神农本草经》等中医经典著作。18岁开始单独应诊，初出茅庐，便显露头角。在1946年参加国民党政府考试院举行的中医师考试中，高居榜首。新中国成立初期，先生率先关闭私人诊所，参加上海市卫生局工作，先后任中医科副科长及中医处正、副处长等职。1991年起享受"国务院政府特殊津贴"待遇，1994年荣获"首届上海市医学荣誉奖"，1996年荣获"中央保健委员会优秀保健奖"。1990年，经人事部、卫生部、国家中医药管理局确认为"全国首届继承名老中医药专家学术经验工作指导老师"。1995年，获首届"上海市名中医"称号。2009年6月14日，首届国医大师表彰大会前夕，张老在上海华东医院病逝，享年86岁。

张镜人教授早年筹建上海中医学院（现上海中医药大学）及中医医疗机构，为推动中医事业的发展做出了巨大的贡献。与此同时，先生一直潜心钻研医学，精益求精，中医理论深厚；他不拘门户之见，博采众长，不断吸取新的知识，在发展中医理论上甚有建树。在临床上有着丰富独到的经验与用药特色，颇多创新。先生急患者所急，悉心为患者解除苦痛，博得各界人士及广大患者的信任与称赞，在海内外享有盛誉，深受中医同道的爱戴与尊重，被香港报刊誉为"沪上中医第一人"。

张镜人一直潜心钻研医术，精益求精，兢兢业业，谨遵竭诚为人民服务的行为规范，在学术上恪守"茹古涵今，兼收兼蓄，立足临床，重在创新"的治学思想。对内科杂病，颇崇景岳；外感热病则服膺叶、吴。临床治疗提倡遵经而不泥古，师法而不拘方，尝谓："用药如用兵，有攻有守，知常达变，贵在灵活，化裁在我，唯求取胜。"发表科研论文 108 篇，主编及参编著作有《中华名中医治病囊秘·张镜人卷》及《辞海·中医学科》等 20 部著作，曾获多项国家级重大科研成果奖。

案例 1　胃病案

纪某，男。1985 年 12 月 23 日就诊。

夙有胃恙，脾失健运，迭经调治，中脘当舒，但矢气较多，便行不实，时或头晕面浮。肾为水火之窟，水亏于下则为溲溺余沥。脉细，舌苔黄腻，质红。脾胃之健，半属命门火之温养；肾脏之精，亦赖后天之生化，盈亏互伏，消长相关，封蛰之令。治当健脾补肾，膏滋代煎，以冀却病延年。

处方：炒党参 90g，炒白术 60g，茯苓 60g，炙甘草 20g，炒山药 60g，香扁豆 60g，建莲肉（去莲心）60g，炒白芍 60g，制半夏 60g，炒陈皮 60g，炒枳壳 60g，制香附 60g，佛手片 60g，八月札 60g，白杏仁 60g，白豆蔻 30g，川石斛 60g，枸杞子 60g，炒滁菊 60g，炒知母 60g，炒黄柏 30g，山萸肉 60g，泽泻 60g，生石决 60g（先煎），白蒺藜 60g，女贞子 60g，旱莲草 60g，菟丝子 60g，制狗脊 60g，炒川断 60g，炒杜仲 60g，川萆薢 60g，炒当归 60g，丹参 60g，炙远志 20g，炒山楂 60g，炒神曲 60g，香谷芽 60g。

上药浸一宿，武火煎取三汁，沉淀沥清。文火收膏时，加入清阿胶 200g，白冰糖 400g，熬至滴水成珠为度。每服一汤匙，温开水调送，清晨最宜。如遇感冒食滞，需暂停数天。

——朱凌云《张镜人膏方经验撷拾》

第三章　江浙沪名家膏方医案选介

案例2 咳喘案

胡某，女，40岁。

夙有咳喘及咳血病史，发则咳嗽气急，痰中带血，咽喉干燥，齿龈疼痛，胃脘胀满，嘈杂泛酸。舌红，苔薄黄，脉细弦。证属肝肾两亏，木火偏旺，凌肺犯胃。治拟平肝清肺和胃。

处方：南沙参60g，北沙参60g，天冬30g，麦冬30g，赤芍60g，白芍60g，炙甘草20g，肥玉竹30g，水炙桑白皮60g，甜杏仁60g，野百合60g，川贝30g，象贝30g，竹沥半夏60g，炙百部60g，炙款冬60g，生山药60g，八月札60g，制香附60g，旋覆花60g（包），海浮石60g，生石决明30g（先煎），海蛤壳60g，炒牛膝60g，炒牡丹皮30g，炒黄芩60g，白及片60g，仙鹤草60g，旱莲草60g，侧柏叶60g，炒藕节60g，五味子20g，大地龙30g，炙苏子60g，香谷芽60g，炒六曲30g，炒川断60g，香扁豆60g，佛手片60g，砂仁15g（后下）。

上药浸一宿，武火煎取三汁，沉淀沥清。文火收膏时，加入清阿胶180g，枇杷叶膏120g，白冰糖400g，熬至滴水成珠为度。每服1汤匙，温开水调送，临睡前服。如遇感冒等病，则暂缓服用。

——秦嫣《张镜人膏方调治肺系疾病精要》

案例3 支气管扩张伴咯血案

展某，男，45岁。

有支气管扩张病史，曾多次咯血。近年来，症情渐见减轻，稠痰亦少，但仍感口干，口唇常发热疮，胸膺灼热；阳痿早泄，婚后两年不育。舌红，苔薄，脉细弦而滑。肺阴虚则热盛，肾气虚则精亏。治拟培养肺肾。

处方：生地60g，熟地60g，南沙参60g，北沙参60g，天冬30g，麦冬30g，赤芍药60g，白芍药60g，炙甘草20g，肥玉竹60g，野百合60g，制黄精60g，海蛤壳60g，炒黄芩60g，炙百部60g，仙鹤草60g，白及片60g，生石决明60g（先煎），砂仁20g（后下），炒滁菊60g，女贞子 60g，旱莲草 60g，山萸肉 60g，炒山药 60g，炒牡丹皮 60g，泽泻 60g，枸杞子 60g，覆盆子 60g，制何首乌 60g，炒川断 60g，桑寄生 60g，炒山楂 60g，炒神曲 60g，淫羊藿 60g，巴戟肉 60g，仙茅 60g，菟丝子 60g，孩儿参 60g，建莲肉 60g，生牡蛎 60g（先煎），金樱子 60g，芡实 60g，香扁豆 60g，莲须 20g，香谷芽 60g。

上药浸一宿，武火煎取三汁，沉淀沥清。文火收膏时，加入清阿胶 250g，枇杷叶膏 120g，白冰糖 400g，熬至滴水成珠为度。每服 1 汤匙，温开水调送，清晨服。如遇伤风停滞等症，则暂缓服用。

——秦嫣《张镜人膏方调治肺系疾病精要》

案例 4　风湿性心脏病案

徐某，男，26 岁。

既往有风湿性心脏病史，胸闷心悸不宁，咽红气急，喉间痰稠，腰酸，大便带溏。舌苔薄，边有齿印，脉濡滑，时见结代脉。证属肺脾两虚，心气亏损。治拟养心健脾，兼佐益肺。

处方：丹参 60g，炒党参 60g，孩儿参 60g，赤芍药 60g，白芍药 60g，水炙甘草 20g，南沙参 30g，北沙参 30g，苦参片 30g，炒酸枣仁 60g，水炙远志 20g，淮小麦 60g，广郁金 60g，炒当归身 60g，大麦冬 30g，生香附 60g，紫石英 30g，茶树根 60g，北五味 15g，香扁豆 60g，炒山药 60g，建莲肉（去衣心）60g，炒山楂 60g，炒神曲 60g，香谷芽 60g，生地黄 30g，熟地黄 30g，砂仁 15g，枸杞子 60g，炒川续断 60g，桑寄生 60g，炒杜仲 60g，旱莲草 60g，制何首乌 60g，水炙桑白皮 60g，甜杏仁 60g，炙百部 60g，旋覆花 60g，海浮石 60g。

上药浸一宿，武火煎取三汁，沉淀沥清。文火收膏时，加入清阿胶 240g，白冰糖 500g，大红枣 30 枚，熬至滴水成珠为度。每服 1 汤匙，早晚各服 1 次。如遇伤风、食滞等症，则暂缓服用。

——秦嫣《张镜人膏方调治心血管疾病精要》

第三章

江浙沪名家膏方医案选介

案例 5 冠心病案

张某，男，62 岁。初诊：1985 年 11 月 21 日。

患者素有心肌梗死病史，心气不足，气滞血瘀，痰浊困阻，脉道不畅，不通则痛，常感胸闷隐痛、心慌，动则气急，嗳气时作，大便不实；舌质暗红、微胖，边有齿痕，苔薄腻，脉细滑。刻值冬藏之时，治拟养心益气、祛痰化瘀。

处方：生晒参 30g，丹参 90g，炙黄芪 30g，桃仁 60g，赤芍 60g，白芍 60g，水炙甘草 30g，制苍术 30g，制黄精 60g，生香附 60g，广郁金 60g，全瓜蒌 60g，薤白头 30g，制半夏 60g，炒陈皮 60g，大地龙 60g，砂仁 20g（后下），佛手片 30g，水炙远志 20g，淮小麦 60g，菖蒲 30g，旋覆花 60g（包煎），代赭石 60g，香谷芽 60g，炒六曲 60g，炒川断 60g，炒酸枣仁 60g，香扁豆 60g，建莲肉 60g，泽泻 60g，炙延胡 60g，川石斛 30g，炒川芎 30g。

上药浸一宿，武火煎取三汁，沉淀沥清。文火收膏时，加入清阿胶（陈酒烊化）240g，白冰糖 500g，最后冲入参汤，熬至滴水成珠为度。每服 1 汤匙，温开水调送，清晨最宜。如遇感冒、食滞，需暂停数天。

——朱凌云等《中州之土，生化之源——张镜人教授重视脾胃思想在膏方中的体现》

十二、徐景藩膏方医案

徐景藩（1927—2015），男，江苏省吴江市人。主任中医师，南京中医药大学教授，全国著名中医药学家。徐老出生于中医世家，自幼秉承家学，13 岁随父学习中医，涉猎经典，博学广记。后师从江浙名医朱春庐，掌握临证要旨，坚实中医基础，1946 年即开业行医，独立诊病。

通过刻苦自学，1952年7月考入北京医学院"中医研究班"学习五年，获大学本科学历，是我国最早的中学西专门人才。1957年至江苏省中医院工作，曾担任内科主任中医师、教授和内科副主任，是附属医院最早参加本科临床教学人员之一。1983年12月至1987年12月任江苏省中医院院长兼江苏省中医研究所所长，1984年5月加入中国共产党。1990年遴选为"全国首批名老中医药专家学术经验继承指导老师"；1991年担任江苏省中医学会副会长、名誉会长；1994年被评为首批"江苏省名中医"；1995年被评为"全国卫生系统先进工作者"；1996年获全国卫生系统"白求恩奖章"，受到党和国家领导人的亲切接见；1998年人事部特批为"杰出高级专家"；2005年担任全国优秀中医临床人才研修项目专家指导委员会副主任委员；2009年6月获首届"国医大师"称号；2009年8月成为江苏省卫生系统唯一入选的"50位新中国成立以来感动江苏人物"，受到社会广泛称颂。

曾任中华全国中医学会理事、内科脾胃病学组副组长、专业委员会顾问，江苏省中医医学会理事、副会长，江苏省委"333"工程选培专家组成员，江苏省药品审评委员兼中医药组组长，江苏省卫技高级职称审评委员会委员、主任委员，南京市中医学会副会长，《中医杂志》特约编审，《江苏中医药》杂志常务编委，《南京中医药大学学报》编委等职。著有《脾胃病诊疗经验集》等2部。参加编写《中医内科学》《现代中医内科学》等4种教材。有4项科研成果分别获国家中医药管理局、江苏省中医药管理局、江苏省卫生厅科技进步一、二等奖和甲级奖。

徐景藩教授潜心脾胃病诊治研究70年，对食管、胃肠、肝、胆、胰腺等脏腑病证形成自己独特见解和辨证方法，创"藕粉糊剂方"卧位服药法，创"连脂清肠汤"内服和"菖榆煎"保留灌肠法，创"残胃饮"治疗残胃炎症。他引领学科建设，使江苏省中医院中医消化科成为全国唯一的中医脾胃病研究基地；培养了一支结构合理的高水平中医人才队伍，使中医药事业生生不息，薪火相传。

案例 三高症案

赵某，男，57岁。2009年11月18日初诊。

患者烦劳伤神，阴阳平秘失常，代谢失调，血查属"三高"。舌淡苔薄，脉细弦小数。乃胃中气滞，肝胆湿热。治拟养心神，调节代谢，和胃利胆。

处方：炒当归100g，杭白芍100g，紫丹参100g，黄精150g，玉竹150g，百合200g，冬桑叶150g，杭菊80g，白蒺藜100g，天麻100g，麦冬200g，僵蚕100g，陈皮150g，法半夏100g，炙鸡金100g，神曲200g，制香附100g，海金沙150g，广郁金100g，仙茅100g，菟丝子100g，潼沙苑100g，莲须40g，炒苡仁300g，伸筋草150g，阿胶150g，三七粉40g。另：木糖醇150g，莲子250g，生晒参50g，虫草30g，生梨700g。用法：依法制膏。每日晨起服1汤匙，温开水调送。

——朱佳《徐景藩膏方经验谈》

十三、周仲瑛膏方医案

周仲瑛（1928—），男，汉族，1928年6月出生，南京中医药大学教授、主任医师、博士研究生导师、首届国医大师。世代中医，幼承庭训，随父周筱斋教授学习中医。1948年开始从事中医临床工作；1956年进入南京中医学院（现南京中医药大学）附属医院（江苏省中医院）工作，先后任住院医师、讲师、主治医师、副教授、副主任医师、主任医师、副院长等职；1983年调南京中医学院任院长。目前担任中国中医科学院学术委员、江苏省中医药学会终身名誉会长等职。

2019 年 9 月 29 日，获"全国中医药杰出贡献奖"称号。主编或编著《中医内科急症学》《中医内科急症学精要》《中医内科学》《瘀热论》《中医病机辨证学》《凉血化瘀四方急难症病案选》《中医古籍珍本集成》等。

周仲瑛教授始终坚持以提高疗效为首要目标，临床辨证注重病机分析，强调以脏腑病机为临床辨证的核心，独创审证求机、知常达变、辨证五性、复合施治诸论，首创"第二病因""瘀热论""癌毒论""伏毒论""复合病机"等多种学说，擅长从"风痰瘀热毒虚"入手，采用"复法大方"治疗急难重症，特别是在急难病证方面的学术观点和辨治经验得到国内外中医界的认同和广泛应用。

案例 1　甲状腺腺瘤、肝损案

曹某，男，43 岁。2013 年 12 月 6 日就诊。

今年 7 月体检出甲状腺腺瘤，转肽酶偏高，脂肪肝，前列腺钙化。夜寐不酣，腰酸，夜尿频（3～4 次）不畅，口干。有高血压病史。苔黄薄腻，质暗红，中部稍有抽芯，脉细滑。肾虚肝旺，肝郁伤神。

处方：大生地 450g，山萸肉 300g，丹皮 300g，茯苓 300g，泽兰 300g，泽泻 300g，怀山药 300g，川百合 450g，知母 300g，熟枣仁 450g，制首乌 300g，夏枯草 450g，合欢花 360g，野菊花 450g，生楂肉 360g，桑寄生 450g，三七粉 100g（兑入），丹参 450g，炙僵蚕 300g，决明子 300g，生蒲黄 300g(包)，炒麦芽 300g，西洋参 30g，阿胶 300g(烊化)，兑入蜂蜜 800g。如法制膏。

案例 2　类风湿关节炎、干燥综合征案

陈某，女，58 岁。2012 年 11 月 15 日就诊。

查有类风湿关节炎、干燥综合征 3 年，常服多种西药，曾经出现肝损 2 次，最近曾经上感发烧，挂水消炎又见肝损。常有咳嗽，秋冬易发，最近咳嗽不尽，痰少色白不多，口唇干燥，关节有时疼痛，二便正常。血糖临界。有慢性胆囊炎病史。苔黄薄腻，质红，中部稍有剥脱隐紫，脉细。肝肾亏虚，风湿久痹，气阴两伤，肺热津伤。

处方：南沙参360g，北沙参360g，大麦冬300g，大生地360g，川石斛300g，知母300g，地骨皮360g，炙桑白皮360g，玄参300g，炙僵蚕300g，鬼箭羽450g，鸡血藤450g，石楠藤450g，生黄芪360g，炙女贞300g，旱莲草300g，炙甘草100g，苍耳草450g，老鹳草360g，土茯苓450g，炙鸡金300g，炒六曲300g，炒谷芽300g，炒麦芽300g，广郁金300g，田基黄450g，生苡仁360。如法制膏，早晚一匙，开水化服。

案例3 颈椎病、高血压案

董某，女，70岁。2008年9月24日就诊。

2002年起头皮麻木，部位不定，查有颈椎病。夜晚有时手麻，心慌多汗，易疲劳乏力。既往曾有高血压，现尚平。苔黄薄腻质暗，脉细。肾虚肝旺，内风上扰，痰瘀阻络。

处方：天麻300g，川芎300g，白蒺藜300g，豨莶草450g，葛根450g，丹参450g，炙僵蚕300g，桑寄生450g，鸡血藤450g，枸杞子300g，制首乌450g，菊花300g，大生地450g，广地龙300g，片姜黄300g，生楂肉360g，炙水蛭90g，三七粉100g（兑入），鬼箭羽360g，生蒲黄300g（包），山萸肉300g，川石斛300g，生芪360g，决明子300g，陈皮180g，炒谷芽300g，炒麦芽300g，阿胶300g，蜂蜜750g，怀山药300g。如法制膏，每日2次，每次1勺，感冒腹泻暂停。

水药方：天麻10g，白蒺藜10g，川芎10g，葛根15g，蝉蜕5g，炙水蛭3g，炙僵蚕10g，豨莶草15g，广地龙10g，枸杞子10g，菊花10g，川石斛10g。7剂。建议服用血塞通或银杏叶片。

2010年1月20日膏方：2008年9月24日膏方去川石斛、决明子。

案例 4　血小板减少性紫癜案

董某，男，67 岁。2010 年 11 月 26 日就诊。

2004 年以来，每逢夏秋季节查血小板减少严重，两下肢散发紫癜瘀斑，由小至大连合成片，不痒；腹不痛，齿龈渗血，颊黏膜出现紫疱，稍有疲劳，口干燥热，大便正常，汗不多，口唇暗红。近查血常规：血小板 40×10⁹/L。苔黄薄腻，质暗，脉细滑。肝肾阴虚，络热血瘀证。

处方：大生地 450g，山萸肉 300g，牡丹皮 300g，怀山药 360g，茯苓 300g，泽泻 300g，地锦草 450g，旱莲草 450g，肿节风 450g，制首乌 450g，炙女贞子 300g，赤芍 360g，炙鳖甲 450g（先煎），炙甘草 100g，水牛角片 450g（先煎），三七粉 100g（兑入），黑木耳 100g，鸡血藤 450g，仙鹤草 450g，制黄精 300g，紫珠草 450g，大蓟 450g，炒谷芽 300g，炒麦芽 300g，焦山楂 300g，焦神曲 300g，红枣 60g，阿胶 300g，蜂蜜 1000g。如法制膏。

案例 5　脂肪肝、甲状腺结节案

何某，男，40 岁。2012 年 12 月 6 日就诊。

劳累后心前区刺痛，晨起咯痰色灰。苔黄薄腻，质暗红，脉细滑。体检：体形肥胖；甲状腺肿大，双侧有结节；总胆固醇、甘油三脂、GGT、尿酸均偏高，重度脂肪肝。湿热偏盛，痰瘀阻络，心营不畅。

处方：茵陈 300g，夏枯草 450g，广郁金 300g，生楂肉 360g，泽泻 300g，海藻 300g，土茯苓 450g，制首乌 360g，炙僵蚕 300g，制黄精 300g，丹参 450g，山慈菇 300g，荷叶 450g，桑寄生 450g，太子参 360g，大麦冬 300g，大生地 300g，生蒲黄 300g（包），炒谷芽 300g，炒麦芽 300g，炒六曲 300g，砂仁 100g，银杏叶 360g，黑木耳 50g，三七粉 100g（兑入），西洋参 30g。如法制膏，早晚 1 匙，开水化服。

复诊：2013 年 12 月 20 日。

今年 8 月体检：体重超标，甲状腺小结节，甘油三脂 4.5 mmol/L，尿酸 470.4μmol/L，肝功 GGT 71U/L，两肺纹增多，中度脂肪肝。自觉左胸前区时有闷痛，心情抑郁加重，视物飞蚊，入夜盗汗，体形超重。苔黄薄腻，舌质暗红，脉小弦滑。湿热偏盛，痰瘀阻络，心营不畅，肝肾暗损证。

处方：茵陈 300g，夏枯草 450g，广郁金 300g，生楂肉 360g，泽泻 300g，海藻 300g，土茯苓 600g，制首乌 360g，炙僵蚕 300g，制黄精 300g，丹参 450g，荷叶 450g，桑寄生 450g，太子参 360g，大麦冬 300g，大生地 360g，银杏叶 450g，生蒲黄（包）300g，川百合 360g，知母 180g，北沙参 360g，决明子 300g，炙女贞子 300g，旱莲草 300g，三七粉 100g（兑入），黑木耳 50g。如法制膏，早晚 1 匙，开水化服。

十四、葛琳仪膏方医案

葛琳仪（1933—），女，江苏吴县人。1962 年毕业于上海中医学院（现上海中医药大学），求学期间，深得学院良师程门雪、王文东、乔仰先等先生器重，受其真传。曾任浙江中医学院（现浙江中医药大学）院长、浙江省中医院院长，兼任中华中医药学会理事、内科分会理事、浙江中医药学会副会长等职。国家人事部、卫生部、国家中医药管理局审定的第二批"全国老中医药专家学术经验继承工作指导老师"。1994 年获"国务院政府特殊津贴"，1996 年荣获"国家级名中医"，2017 年获第三届"国医大师"称号。

葛琳仪从医 50 余年，以擅长呼吸系统和消化系统疾病著名。临证中，强调同病异治、异病同治的辨证观，擅长运用中医四诊八纲，因人、因时、因地辨证论治，中医学功底扎实，精通现代医学知识，主张衷中参西；以用药简练、轻重有度为特点，力求法捷效速。葛教授临证立法可概以扶正、祛邪、调理三方面，并强调应辨证地看待和运用攻补二法；治病提出标本缓急应用原则为：先病为本，后病为标；主病为本，并发症为标；遣方选药，灵心巧思，衷中参西。

葛教授自1971年起主持"浙江省防治慢性支气管炎协作组"的临床研究工作，先后筛选出七叶一枝花、侧柏叶、山苍子油等52种防治慢性支气管炎的有效单味中草药及药对，开展了大量的临床验证工作，研究制订出慢性支气管炎、阻塞性肺气肿、慢性肺源性心脏病的中西医结合分型辨治标准及方法，制成了多种不同剂型应用于临床，积有丰富的临床经验。在中医急症研究方面，于1982年率先在省内开展并组建中医急诊协作组，出任浙江省中医急诊协作组临床组组长，研制了"止血一号"等7种治疗出血、高热、疼痛及急性菌痢等急诊有效药物；其中"止血一号"获浙江省医药科技进步三等奖。著有《慢性气管炎中西医结合诊断分型》《心力衰竭的中医治疗》《慢性气管炎中西医结合科研资料汇编专辑》《中医临床内科学》等论文、论著。

案例1　腹泻案

患者，男，42岁。2005年就诊。

腹泻1年多，大便每天2～3次，无黏液脓血、无腹痛，便质稀烂。有高脂血症、慢性乙肝、慢性胆囊炎病史。平素嗜食酒及肥甘厚味，工作应酬多。近来盗汗，口苦，夜寐不安。舌淡，苔黄厚腻，脉滑。

病因：酒湿停滞化为痰，脾运不足，水湿不化，湿热中阻。

治疗：健脾化痰，清热燥湿，行气止泻。

选药：川朴9g，苍术9g，草果9g，淡芩9g，陈皮9g，姜半夏9g，秦皮9g，川连3g，广木香6g，炒米仁15g，蒲公英15g，马齿苋15g。

服用几周后，诸症好转，但湿性缠绵，久泄伤阴，患者体内多痰湿，难以遽去，故当缓图。

再用党参200g，炒白术200g，炒茯苓200g，炒扁豆200g，怀山药200g，炒米仁200g，焦六曲200g，姜半夏150g，稽豆衣150g，垂盆草150g，瘪桃干150g，虎杖150g，陈皮60g，枳壳90g，鲜石斛250g，龟板胶 250g，黄酒 250mL，冰糖 250g，制成膏方加以巩固。

——杨敏春等《葛琳仪膏方辨治高脂血症经验撷菁》

案例 2　高脂血症案

患者，男，55 岁。2006 年就诊。

患者形体肥胖，近半月来时有脘腹胀满感，嗳气，偶有恶心，胃纳欠佳，双腿酸沉无力，大便溏、日 4 次。既往吸烟饮酒史 30 余年。多次体检发现总胆固醇、甘油三酯、低密度脂蛋白偏高，平素嗜食肥甘厚味、辛辣刺激之品。测血压 150/90mmHg。舌苔白腻，舌根黄，脉细滑。

患者脾虚失于健运，痰浊壅盛内停。予以健脾燥湿，行气和胃之法。选用藿香 9g，陈皮 9g，苍术 9g，佩兰 9g，厚朴 9g，郁金 9g，白芍 9g，姜半夏 9g，茯苓 12g，焦麦芽 12g，焦山楂 12g，焦六曲 12g，川芎 12g，川黄连 6g，木香 5g，砂仁 3g。

调理 1 个月以后，诸症渐消，但患者脾胃虚弱，脾虚易致水湿内停，日久易生痰化湿。湿邪较重，湿性缠绵，故当以膏方调理脾胃功能。

再用黄连 30g，红花 60g，陈皮 60g，砂仁 60g，木香 60g，鬼箭羽 100g，炒山楂 100g，丹参 150g，牛膝 150g，玉米须 150g，荷叶 90g，佩兰 90g，牡丹皮 90g，藿香 90g，薏苡仁 300g，葛根 200g，山药 200g，茯苓 200g，泽泻 120g，苍术 120g，枳壳 120g，黄酒 250mL，冰糖 250g，制成膏方加以巩固。

——杨敏春等《葛琳仪膏方辨治高脂血症经验撷菁》

十五、邹燕勤膏方医案

邹燕勤（1933—），女，江苏无锡人。南京中医药大学教授、主任医师、博士生导师。1957 年及 1968 年分别毕业于南京师范大学生物系及南京中医学院（现南京中医药大学）中医系，获双学士学位，其间曾任植物学及药用植物学助教 5 年。20 世纪 70 年代初期参加名老中医学术继承班在职学习，师承其父——著名中医学家，中医肾病、老年病专家邹云翔教授，继承、协助父亲医、教、研工作 20 余年，尽得其传，是"孟河医派"名医费伯雄之第四代传人。曾任南京中医学院中医系副主任以及江苏省中医院副院长、党委副书记（主持工作），江苏省第六、七届政协委员，中华中医药学会第二届理事，江苏省中医药学会第五、六、七届理事，江苏省中医肾病专业委员会首届主任委员，全国中医肾病专业委员会副主任委员，国家及省食品药品监督管理局药品审评专家。江苏省首批名中医，1993 年享受"国务院政府特殊津贴"。2017 年 6 月，被授予第三届"国医大师"荣誉称号。现任中华中医药学会肾病分会、世界中医药学会联合会肾病专业委员会、华东地区中医肾病专业委员会、江苏省中医肾病专业委员会顾问。江苏省中医院全国中医肾病医疗中心暨中医肾病学重点学科学术带头人，南京博大肾科医院名誉院长。全国老中医药专家学术经验继承工作第二、三、四、五批带教老师，全国中医优秀临床人才第一、二、三批指导老师，国家中医药管理局名老中医专家学术传承邹燕勤工作室专家。

邹燕勤教授师承家传，长期从事肾脏病的理论和临床研究，是国家中医药管理局全国中医肾脏病诊疗中心——江苏省中医院肾科学术带头人；擅治各种肾脏疾病，如急慢性肾炎、急慢性尿路感染、糖尿病肾病、高血压肾损害、尿酸性肾病、狼疮性肾病、过敏性紫癜性肾病、多囊肾、慢性肾功能衰竭、肾系肿瘤等。对内科疑难杂症、老年性疾病的诊治、膏滋的调治都有很好的疗效。

20 世纪 80 年代初期开始主持或以主要科研人员参加卫生部及省级科研项目多项，获"江苏省人民政府科技进步"二等奖两项、三等奖两项、四等奖两项。获"南京中医学院科技先进工作者奖"及江苏省卫生厅、江苏省中医药管理局授予的"江苏中医药科技、教育先进工作者奖"。科技成果由单位转让厂家，已获 2 个国家新药证书，即治疗慢性肾炎的黄蛭益肾胶囊（国药准字 Z20020086）、治疗慢性肾功能不全的参乌益肾片（国药准字 Z20100051）。发表学术论文 50 篇，出版学术专著《邹云翔医案选》《邹云翔学术思想研究选集》《中国百年百名中医临床家·邹云翔》《中华中医昆仑·邹云翔卷》《现代中医肾脏病学》《中国现代百名中医临床家·邹燕勤》等 9 部，参编著作 3 部。

案例 1 慢性肾炎案

傅某，男，52 岁。初诊：2007 年 12 月 6 日。

有蛋白尿伴红细胞尿史近 2 年，服汤剂治疗，尿检尿蛋白（＋），红细胞 67.0/μL，多形型。血压、血脂、血糖正常，纳谷尚可，大便调，寐差，或有盗汗。舌红，苔薄黄，脉细。证属气阴两虚夹湿。治当益气养阴，兼以清利为法。

拟方：太子参 300g，生黄芪 300g，党参 300g，怀山药 300g，炒白术 60g，生苡仁 200g，茯苓 200g，芡实 200g，扁豆 200g，南沙参 150g，麦冬 150g，石斛 200g，玄参 100g，首乌 200g，生地黄 100g，熟地黄 100g，制黄精 150g，肥玉竹 200g，女贞子 200g，桑椹子 200g，当归 150g，赤芍 100g，白芍 100g，枸杞子 100g，谷精草 150g，续断 150g，桑寄生 150g，狗脊 150g，杜仲 150g，巴戟天 100g，肉苁蓉 100g，淫羊藿 150g，蛇床子 150g，韭菜子 150g，菟丝子 150g，鹿角片 100g，紫河车 100g，功劳叶 100g，仙鹤草 300g，荠菜花 300g，生槐花 150g，泽兰 150g，泽泻 150g，车前子 150g（包），石韦 150g，大蓟 150g，小蓟 150g，茜草根 150g，白茅根 300g，丹参 200g，川芎 100g，青风藤 100g，制僵蚕 100g，射干 100g，糯根须 300g，瘪桃干 300g，枳壳 100g，佛手 100g，焦谷芽 200g，焦麦芽 200g，荷叶 200g，炙甘草 30g，西洋参 150g，冬虫夏草 40g，红枣 150g，桂圆肉 150g，核桃仁

200g，银耳100g，莲子200g，百合150g，龟板胶150g，阿胶250g，冰糖500g。按院内制膏法制作，早晚各1汤匙，空腹开水冲服，通常在2个月左右服完。

2008年12月5日复诊：服上述膏方后，精神佳，纳谷可，病情稳定。脉细，苔根黄腻。在前方基础上加青葙子150g（包），杭菊花60g，制苍术100g，炒白术加量至100g，法半夏60g，陈皮100g，水牛角片150g（包），收膏药龟板胶减为100g。

——周恩超《邹燕勤教授"膏方"治疗肾病评析》

案例2　高血压案

曹某，男，78岁。初诊：2008年12月12日。

有高血压史近20年，最高时达200/100mmHg，2015年前患脑梗死，便秘10余年，有白癜风，平素易感冒，血脂正常。苔薄黄，脉细。辨证心肺肾虚，脉络瘀阻。治拟养心和络，补益肾元。

处方：太子参300g，生黄芪300g，党参300g，炒白术100g，生苡仁200g，茯苓300g，南沙参150g，北沙参150g，五味子60g，麦冬150g，制首乌300g，女贞子200g，桑椹子200g，制黄精200g，玉竹200g，生地黄60g，熟地黄60g，菟丝子150g，肉苁蓉150g，锁阳150g，续断150g，桑寄生150g，杜仲200g，怀牛膝150g，淫羊藿150g，仙茅100g，巴戟天100g，紫河车100g，丹参200g，川芎100g，炙远志100g，全瓜蒌150g，薤白100g，桃仁60g，红花60g，白果100g，防风50g，火麻仁150g，枳壳100g，佛手100g，香橼皮60g，砂仁15g（包，后下），炙甘草30g，西洋参120g，红枣200g，桂圆肉150g，核桃仁150g，莲子200g，银耳100g，百合250g，阿胶250g，鹿角胶50g，龟板胶100g，蜂蜜250g，冰糖350g。按院内制膏法制作，早晚各1汤匙，空腹开水冲服。

——周恩超《邹燕勤教授"膏方"治疗肾病评析》

案例3 糖尿病案

龚某，男，57岁。初诊：2008年12月5日。

糖尿病5年，服二甲双胍，血糖略偏高，现时有乏力，易疲劳，形偏瘦，二便尚调，口渴饮不多，纳谷可，寐安。舌质红，舌边略有齿印，苔薄黄，脉缓。咽红，有慢性咽炎史，血压、肝肾功能、血脂、血尿常规均正常。从气阴两虚证辨治，治当益气养阴为主。

处方：太子参300g，生黄芪300g，党参300g，怀山药200g，山萸肉120g，制黄精200g，制首乌200g，女贞子150g，桑椹子100g，南沙参150g，北沙参150g，天冬150g，麦冬150g，石斛200g，玄参100g，生地黄80g，熟地黄80g，天花粉100g，生石膏150g，鬼箭羽200g，地骨皮200g，地锦草200g，虎杖150g，丹参200g，川芎100g，赤芍200g，红花100g，桃仁60g，怀牛膝150g，续断150g，桑寄生150g，狗脊150g，功劳叶150g，淫羊藿100g，仙茅60g，蛇床子200g，韭菜子250g，巴戟天60g，紫河车100g，鹿角片50g，白果100g，射干100g，银花60g，辛夷花100g，白芷100g，车前草200g，枳壳100g，佛手100g，香橼皮60g，砂仁15g（包，后下），核桃仁150g，莲子200g，银耳150g，百合250g，阿胶250g，龟板胶100g，木糖醇300g。按院内制膏法制作，早晚各1汤匙，空腹开水冲服。

——周恩超《邹燕勤教授"膏方"治疗肾病评析》

案例4 慢性肾炎案

赵某，女，62岁。初诊：2006年11月22日。

慢性肾炎病史8年，尿检以血尿为主，伴少量蛋白，肾功能正常。2000年造影检查发现右肾畸形。平时服用中药治疗，入冬后进服膏方。刻诊：自觉乏力，腰部酸胀，右侧为甚，时感双下肢肿胀，怕冷，自汗，纳食可，夜寐欠安，夜尿1～2次，大便1～2日一行。舌苔薄黄，舌质淡红，脉细。近4月加用雷公藤多苷片，近期复查：尿红细胞 300/μL，多形型。从肾虚湿热证辨治，益肾健脾，清热利湿。

药用：川断 150g，桑寄生 150g，制狗脊 150g，厚杜仲 200g，怀牛膝 150g，淫羊藿 150g，仙茅 150g，肉苁蓉 60g，巴戟天 120g，菟丝子 180g，生地黄 80g，熟地黄 80g，桑椹子 200g，女贞子 200g，墨旱莲 200g，制黄精 150g，制首乌藤 200g，青龙齿 200g，熟枣仁 100g，糯根须 300g，瘪桃干 300g，煅龙骨 300g，煅牡蛎 300g，浮小麦 300g，太子参 300g，生黄芪 300g，潞党参 300g，生薏苡仁 200g，茯苓 300g，怀山药 300g，芡实 300g，川石斛 200g，北沙参 150g，当归 150g，赤芍 150g，白芍 150g，枸杞子 200g，制僵蚕 120g，全蝎 30g，蝉蜕 60g，石韦 150g，白茅根 300g，仙鹤草 300g，大蓟 200g，小蓟 200g，水牛角片 120g（包），生地榆 150g，槐花 200g，荠菜花 200g，白果 120g，丹参 100g，青风藤 200g，蒲公英 200g，白花蛇舌草 200g，枳壳 100g，佛手片 120g，车前子 200g（包），阿胶 200g，鹿角胶 150g，龟板胶 100g，收膏；并入冬虫夏草 20g，参三七粉 30g，以及红枣 150g，桂圆肉 100g，冰糖 500g，银耳 150g，核桃仁 150g，莲子 200g 等。药食两用药一同入膏。按本院常规法煎制。

服法：每日早晚各一汤匙，温开水冲服。

2007 年 11 月 22 日二诊：腰酸，易疲劳，纳可，夜寐安和，偶感胸闷、头晕，血压时有升高，脉细，舌苔薄黄，舌质红。

原方去首乌藤、青龙齿、熟枣仁；加入潼蒺藜 100g，白蒺藜 100g，灵磁石 300g，川芎 100g，全瓜蒌 150g，炙远志 100g，荔枝草 200g，谷芽 200g，麦芽 200g。收膏药同前。

2008 年 11 月 28 日三诊：腰部酸痛，易疲乏，口干欲饮，夜尿 1～2 次，纳可，寐安，脉细，舌苔根部薄黄，舌质红。查空腹及餐后血糖升高，糖化血红蛋白正常。

原方去青龙齿、熟枣仁；加入桑椹子 200g，鬼箭羽 200g，地骨皮 200g，虎杖 150g，天花粉 100g，生石膏 150g，南沙参 150g，天冬 150g，麦冬 150g，百合 200g，制大黄 30g，积雪草 200g，土茯苓 200g。细料药入西洋参 100g，辅料去冰糖，入木糖醇 300g，药食两用药中去红枣、桂圆肉。

——易岚《邹燕勤运用膏方治疗肾病的经验》

案例5 蛋白尿案

张某，女，32岁。初诊：2009年1月7日。

怀孕时发现蛋白尿，2004年9月曾行肾穿刺活检，病理提示：局灶节段性肾小球硬化症（9/24硬化），中重度间质性病变。长期服中药治疗，曾口服强的松，现已停用，服火把花根片4片，3次/日，尿蛋白（－）～（±），血肌酐100～110μmol/L，甘油三酯1.95mmol/L，高密度脂蛋白胆固醇1.86mmol/L，血压100～120/60～80mmHg。刻诊：自觉胃脘不适，偶有嗳气，易感冒，晨起咽痛，时觉心慌，寐安，二便调。脉细，舌苔黄，舌质淡红。病在肺脾肾，涉于心，气虚卫表不固，脾胃失和，心神失养，兼有热结咽喉。治拟益气固表，健脾和胃，补肾养心，清利咽喉。

药用：太子参350g，生黄芪350g，潞党参350g，制黄精200g，防风50g，炒白术120g，茯苓300g，生薏苡仁300g，怀山药200g，芡实200g，制香附100g，广郁金100g，枳壳120g，佛手120g，玄参100g，麦冬150g，桔梗60g，射干100g，金银花100g，黄芩60g，紫丹参200g，川芎100g，炙远志100g，五味子60g，当归200g，赤芍150g，白芍100g，枸杞子200g，紫河车100g，桃仁60g，红花50g，生地黄80g，熟地黄80g，砂仁15g（后下），山萸肉100g，女贞子200g，桑椹子200g，墨旱莲200g，肥玉竹200g，制首乌200g，川断150g，桑寄生150g，制狗脊150g，菟丝子200g，巴戟天100g，肉苁蓉150g，百合200g，白果50g，焦谷芽200g，麦芽200g，制僵蚕100g，蝉蜕60g，小红枣200g，炙甘草30g，阿胶200g，鹿角胶100g，龟板胶100g，收膏。同时加入冰糖500g，蜂蜜150g，龙眼肉150g，核桃仁150g，莲子200g，银耳150g。按本院常规法煎制，服法同前。

——易岚《邹燕勤运用膏方治疗肾病的经验》

各科专病膏方医案选介 ◀第四章

一、内科膏方医案

1. 反复感冒案

张某，女，52岁。初诊：2010年12月15日。

冬日易感冒，平素头晕，脑鸣，腰酸痛，肢软乏力，脘痞，口干少饮，咽有异物感，胃纳一般，排尿不爽，夜寐欠宁。舌红，苔白腻，脉细。有高血压、慢性胃炎、胆石症、心律失常病史。治以益肾健脾，培补气血，扶正清利。予膏滋缓图。

处方：党参150g，生白术100g，茯苓100g，炙甘草30g，柴胡100g，生白芍100g，枳壳100g，生鸡内金100g，陈皮100g，制半夏100g，炒楂曲100g，杭菊花100g，枸杞子100g，生地黄150g，炒丹皮100g，山茱萸100g，桑寄生150g，杜仲100g，生龙骨300g，生牡蛎300g，炒枣仁300g，白花蛇舌草300g，珍珠草300g，凤尾草300g，丹参150g，降香片100g，毛冬青300g，紫草150g，淫羊藿300g，淡苁蓉150g，炙黄芪300g，豨莶草300g，炙升麻100g，生晒参150g，鹿角胶200g，阿胶200g。上药常规收膏，每日调服。共服用2个月，诸症消退，冬天未见有感冒。

——赵敏《张志坚老中医应用膏方经验总结》

2. 过敏性咳嗽案

李某，男，66岁。初诊：2015年4月26日。

患者于2015年3月感冒后咳嗽不止，已排除哮喘、肿瘤、结核等其余疾病。咳嗽为阵发性，夜间明显加重，咳嗽有痰，难以咳出，咽痒口干，喝水后症状未得以缓解。胃纳夜寐可，大便偏干，小便正常。舌质红，苔薄，脉沉细。患者自诉近5年来每次咳嗽都需4周左右才痊愈。有"酮替酚""舒利迭""顺尔宁"等服药史近1年，但效果不佳。患者形体消瘦，平素体质可，换季时易感冒。金师认为，肾为五脏阴阳之本，先天禀赋不足，肾虚无以制上，累及肺、脾二脏。肺卫不固，易感外邪。外邪入侵，首先犯肺，肺失清肃，气逆上咳。咳嗽日久，肺阴不足，累及肾阴，导致肾阴不足。辨其肺肾不足证。治以补益肺肾，降气止咳。予沙参麦冬汤合六味地黄丸加减：南沙参12g，北沙参12g，炒枇杷叶9g，麦冬9g，鲜芦根15g，甘草3g，桔梗12g，蝉蜕6g，炙苏子12g，莱菔子30g，茯苓12g，熟地黄12g，山药15g，山茱萸6g，泽泻12g，丹皮12g，服7剂。

复诊：1周后。患者咳嗽好转，夜间仍有咳嗽，咳嗽少痰，胃纳、夜寐、二便可，故以原方去莱菔子，加玉竹9g，再服7剂。

三诊：两周后。患者基本痊愈，遇冷及活动后夜间仍有少许咳嗽，余无殊。建议患者膏方治疗，以改善体质，并预防感冒。予滋肾补肺，调补气血，祛风化痰之膏方治疗。

处方：大青叶300g，川芎120g，当归120g，熟地黄120g，茯苓120g，泽泻120g，红芪100g，羚羊角100g，蝉蜕100g，密蒙花100g，炙苏子100g，铁皮石斛100g，蕲蛇100g，枇杷叶150g，南沙参120g，北沙参120g，地肤子300g，炒黄芩150g，煅龙骨300g，煅牡蛎300g，虫草2g，泽泻100g，荆芥100g，防风100g。另加鳖甲胶250g，黄明胶250g，木糖醇150g收膏。早晚各1次，饭后半小时服用，感冒时停用。3个月为1个疗程，至2015年9月20日复诊，咳嗽已治愈，咽痒情况好转。服药期间未有感冒。

——戚赟捷等《金涛运用膏方治疗过敏性咳嗽经验》

3. 支气管哮喘案

案例 1 某男，38 岁。初诊：2012 年 11 月。

哮喘病史 10 余年，每逢秋冬季节交替及气温骤变时发作，平时予支气管扩张剂、白三烯受体拮抗剂、糖皮质激素治疗，控制尚可。但稍有不慎便出现咳嗽，咳白色泡沫痰，呼吸困难。治法：补益肺肾。

处方：生地黄 150g，熟地黄 150g，山茱萸 120g，茯苓 150g，山药 150g，牡丹皮 120g，炒泽泻 120g，炒当归 120g，炒白术 150g，生黄芪 300g，炒党参 150g，炒川芎 120g，炒陈皮 100g，木香 100g，枸杞子 150g，黄精 150g，阿胶（东阿）375g，核桃仁 120g，黑芝麻 120g，炒知母 100g，炒黄柏 90g，紫河车粉 120g，肉苁蓉 120g，酸枣仁 150g，生晒参 120g，西洋参片 120g，高山红景天 100g，川石斛 150g，炙龟甲 120g，炙鳖甲 120g，淫羊藿 120g。再加冰糖 300g，黄酒 300mL，熬制收膏，储净器备用。每次 1 匙，早晚饭前 30 分钟用温开水调服，自冬至起服用约 40 天。如遇感冒、哮喘急性发作，则暂停数日。

二诊：2013 年 11 月。患者咳嗽、呼吸困难、怕冷等症状明显好转，病情一直稳定，无咳嗽、咳痰、气短，眠可，二便调，感冒次数明显减少，继续予上方调服。

——马旭辉等《蔡宛如运用膏方治疗哮喘缓解期经验》

案例 2 韩某，男，58 岁。初诊：1999 年 5 月 10 日。

诉自幼哮喘，时发时止，每年发作 5 ~ 6 次，近 3 年呈持续状态，咳嗽入夜加剧，夜间不能平卧，喉间痰鸣，晨起痰多、黄白相间，鼻塞涕浓，头胀颈板，背寒腰酸，胸闷气急，动则加剧，大便时干。查体：面色黧黑，唇绀指青，桶状胸，肋间隙增宽，两肺呼吸音明显降低，偶闻及哮鸣音。舌质紫暗，苔厚白，脉弦滑小数。动脉血气分析示：pH 7.34、PaO_2 8.3kPa、$PaCO_2$ 6.4kPa、$SO_2\%$ 92%。肺功能示：重度混合性呼吸功能障碍，肺气肿，轻度弥散功能减弱。予汤药辨证论治数月，患者支气管哮喘缓解，于 1999 年 12 月 22 日给予膏方调治。患者自幼哮喘，三脏俱虚，各失其功能，已成宿根，肺脾肾日久瘀阻肺络。按急则治其标原则，治疗已半年，得以缓解，但步入花甲，肝叶已薄，肝气已衰，藏血亏乏，肝肾失调，虽然目前无明显症状，仍有气急，或有胸闷，咽喉部有痰，表明风热之邪仍缠于肺之门窍，卫外失固，五脏失调，气血失和，气虚血瘀存在。舌质紫红，苔薄白，脉弦缓。治当益气固表，清肺利咽，祛风通窍，健脾化痰，平补肝肾。冬令正值，按秋冬养阴原则，制成膏方调治。

处方：生黄芪 200g，生白术 120g，防风 90g，炙麻黄 90g，野荞麦根 300g，炒黄芩 200g，老鹳草 150g，苍耳子 120g，白芷 120g，桔梗 120g，桑白皮 120g，浙贝母 200g，生米仁 150g，炒米仁 150g，怀山药 300g，丹皮 120g，泽泻 100g，茯苓 120g，生地 120g，熟地 120g，菟丝子 120g，桑椹子 300g，淫羊藿 200g，桃仁 120g，浮萍 120g，紫草 150g，天竺黄 120g，浮海石 120g，海蛤壳 120g，炙紫菀 150g，皂荚刺 90g，紫石英 150g，女贞子 100g，潼蒺藜 120g，白蒺藜 120g，化橘红 120g。上方 1 剂，以龟板胶 400g，鹿角胶 100g，冰糖 500g，黄酒 250g 收膏。早晚各 1 匙，开水冲服，外感或腹泻时停服。

膏方服后患者体质明显好转，基本未见咳嗽，咽喉部也无明显不适，一般活动无气急。经 2 年膏方调治，患者病情稳定，哮喘、支气管炎均未发作，遂于 2001 年 6 月 20 日按"春夏养阳"原则给予膏方制成胶囊调治。

处方：党参 200g，五味子 90g，麦冬 120g，枸杞子 300g，生黄芪 200g，生米仁 120g，炒米仁 120g，生白术 100g，防风 90g，皂荚刺 90g，怀山药 300g，泽泻 100g，桔梗 120g，桑白皮 120g，浙贝母 200g，炒杜仲 120g，川续断 120g，灵芝 120g，菟丝子 120g，丹参 200g，炒当归 120g，川芎 120g，炒白芍 120g，制首乌 300g，补骨脂 120g，覆盆子 120g，生地黄 120g，熟地黄 120g，淡竹叶 90g，淫羊藿 300g，肉苁蓉

120g，潼蒺藜 100g，白蒺藜 100g，女贞子 100g，陈皮 90g。上方 1 剂浸膏。别直参 20g，冬虫夏草 40g，西洋参 120g，川贝母粉 150g，枫斗 120g，桑椹子 200g，参三七 150g，移山参 10g，蛤蚧 2 对。上方 1 剂，研粉。以上浸膏和粉末均匀混合制成胶囊，每日 3 次，每次 5 粒。若遇外感、腹泻及其他疾病即停服，请医师改方，病愈后再服。此后患者坚持每年秋冬服用膏方，春夏服用膏方制成胶囊调治，体质明显增强，抗邪能力也增强，近 5 年来未出现感冒症状，哮喘当属临床痊愈。2007 年 5 月 30 日进行肺功能检查，已基本正常。

——许海舰《徐志瑛应用膏方治疗支气管哮喘经验浅析》

案例 3 刘某，女，37 岁。初诊：2003 年 12 月 4 日。

该患者有哮喘病史 8 年，每年 4 月左右哮喘发作甚剧。既往有过敏性鼻炎史，常于寒热交替时节发作，尤以秋冬季节交替时为多。诊时症见：自觉胸闷喘息，咯白色泡沫痰，时可闻及哮鸣声，伴有鼻塞、流清涕、喷嚏；平素易感冒，经常自觉手足冷、背寒。舌淡，苔薄白，脉细缓。平时使用布地奈德气雾剂（英福美），每日 1 吸（200μg）维持治疗。中医辨证：肺肾两虚，痰瘀阻络。治法：温补肺肾，补肾纳气，化痰通瘀。

处方：淡附片 100g，桂枝 150g，炒白芍 300g，蒲公英 300g，紫花地丁 300g，蜈蚣 30g，全蝎 30g，紫菀 150g，款冬花 150g，川芎 100g，法半夏 150g，党参 300g，黄芪 300g，白术 100g，防风 60g，熟地黄 300g，山茱萸 60g，怀山药 150g，淫羊藿 300g，菟丝子 300g，补骨脂 300g，当归 150g，紫苏子 300g，何首乌 150g，黄精 300g，天冬 300g，苍耳子 150g，辛夷 150g，生甘草 50g。另用阿胶 300g，龟甲胶 50g，白参 100g，蛤蚧 2 对，胎盘粉 60g，饴糖 250g，冰糖 500g 收膏。

二诊：2004 年 11 月 15 日。患者当年感冒次数明显减少，手足背部怕冷明显好转；近半年来布地奈德气雾剂用量已减为隔日 1 吸，哮喘症状控制良好，未发生大发作。7月底曾因用青霉素导致哮喘诱发，未用药物治疗，1天后自行缓解。舌淡红，苔薄白，脉和缓。以调补肺肾，固本培源为大法。

处方：淡附片100g，桂枝150g，炒白芍300g，蒲公英300g，紫花地丁300g，蜈蚣30g，全蝎30g，党参300g，黄芪200g，白术100g，淫羊藿300g，菟丝子300g，补骨脂300g，巴戟天100g，当归150g，何首乌150g，黄精300g，桑椹300g，女贞子300g，熟地黄300g，山茱萸100g，怀山药150g，胡颓叶150g，胡芦巴300g，黄荆子300g，苍耳子150g，辛夷150g，白芷150g，甘草50g，丹参300g。另用阿胶300g，龟甲胶50g，白参100g，蛤蚧2对，胎盘粉60g，饴糖250g，冰糖500g收膏。嘱布地奈德气雾剂撤减为每周2吸，若3个月无明显症状，再逐渐撤减至停药，并嘱其呼吸科门诊定期随访。

此后，患者每年坚持服用膏方，至今已近8年，体质明显好转，感冒次数亦明显减少；布地奈德气雾剂已停用，近3年来，患者哮喘未发作，达到了完全控制。

——赵霞等《吴银根运用膏方治疗支气管哮喘经验》

案例4 俞某，女，30岁。初诊：2000年12月18日。

既往有支气管哮喘、过敏性鼻炎史10余年，平素极易感冒，每于季节变化因感冒诱发哮喘，经中西医治疗后可缓解，但每年至少发作3次以上。2个月前因感冒复发，现仍咳嗽有痰，量少，色白，动则易气短；伴鼻塞，流涕，口干，寐差，腰酸乏力，夜尿频多。脉细滑，苔薄。证属肺虚痰滞，脾虚失运，肾虚失纳，兼肺气未清。治拟益气健脾补肾，佐以清肺化痰。

处方：生黄芪150g，防风60g，炒白术100g，炒党参150g，干芦根100g，冬瓜子100g，半夏60g，茯苓150g，陈皮60g，炙甘草50g，桔梗30g，白前100g，桑白皮100g，南沙参150g，北沙参150g，麦冬

100g，熟地 150g，怀山药 150g，山茱萸 60g，生薏苡仁 300g，炙款冬花 100g，炙枇杷叶 150g，前胡 60g，苍耳子 15g，辛夷 15g，杏仁 60g，炒杜仲 150g，炒谷芽 150g，炒麦芽 150g，佛手片 60g，川石斛 100g，绿梅花 100g，玫瑰花 30g，淮小麦 300g，川朴花 100g。另：阿胶 250g，龟板胶 250g，红枣 250g，冰糖 500g 收膏。

二诊：2001 年 12 月 10 日。自诉去年服用膏方 1 个月后，今年哮喘未发作，感冒次数也明显减少，且 1～2 天即可自行缓解，晨起时有鼻塞、流清涕，咳嗽已除，动则易气急、夜尿频多情况仍存，脉苔同前。

再拟处方：生黄芪 200g，防风 60g，炒白术 100g，炒党参 200g，麦冬 100g，五味子 60g，炙甘草 50g，姜半夏 60g，茯苓 150g，陈皮 60g，熟地黄 200g，怀山药 150g，山茱萸 60g，生薏苡仁 300g，炒杜仲 300g，桑白皮 100g，炙款冬花 100g，南沙参 150g，北沙参 150g，川石斛 150g，枸杞子 300g，菟丝子 150g，沙菀子 150g，炙枇杷叶 150g，苍耳子 15g，辛夷 15g，白前 100g，炒狗脊 150g，炒谷芽 150g，炒麦芽 150g，佛手片 60g，绿梅花 100g，玫瑰花 30g，淮小麦 300g，川朴花 100g。另：阿胶 250g，龟板胶 250g，胡桃肉 250g，红枣 250g，冰糖 500g 收膏。

次年复诊，诉 1 年来感冒未发，哮喘亦未作，鼻塞、流涕、气急症状大减，前方加减续服至今（2007 年），哮喘一直未复发。

——李航《杨少山临证诊治经验探析——膏方调治呼吸系统疾病验案举隅》

4. 慢性支气管炎案

案例 1 王某，女，62 岁。初诊：2006 年 10 月 15 日。

既往有慢性支气管炎、慢性咽喉炎病史。平素极易感冒，常经久不愈而引起慢性支气管炎发作或加重。1 个月前因感风寒，引动伏痰，引发咳嗽、咳痰、气急、胸闷等症，经中西医综合治疗后缓解，现仍频发咳嗽，痰少而黏、色白，常有气急、咽痒；伴面色少华，平素常感乏力，时有夜间盗汗，恶风，纳少，口干，脘腹不适，大便不调，动则气喘，头晕，腰酸耳鸣。舌偏红，苔少，脉细。索膏方调理。证属肺肾阴虚，脾失健运，兼余邪恋肺。治宜养阴润肺，益气健脾，滋阴补肾，佐以清热化痰祛风。

处方：南沙参150g，北沙参150g，瓜蒌皮150g，太子参120g，山茱萸120g，山药120g，炒白术120g，党参120g，佛手120g，白豆蔻120g（后下），法半夏120g，杜仲120g，五味子60g，桔梗60g，沉香60g（后下），麦冬90g，茯苓90g，泽泻90g，牡丹皮90g，炙甘草90g，苍术90g，防风90g，荆芥90g，陈皮90g，补骨脂90g，熟地黄240g，生米仁300g，海浮石300g，野荞麦根250g，金银花250g，鱼腥草250g。辅料：芝麻250g，核桃250g，鹿角胶120g，龟板胶120g，黄酒500mL，冰糖500g。由医院药房制作成膏方。每服1汤匙，温开水调送，每日2次，分别于晨起、临睡前各1次。如遇感冒等病，则暂缓服用。

二诊：2007年11月5日。自诉去年服膏方后感冒次数明显减少，偶感外邪，病亦较前轻，余诸症均减，慢性支气管炎未发作。现时有夜寐不安，心悸。舌淡，苔薄白，脉弦。心电图检查无明显异常。病情平稳，守法再进。治拟扶正祛邪，兼以补血安神。

处方：南沙参150g，北沙参150g，党参150g，瓜蒌皮150g，菟丝子150g，五味子60g，桔梗60g，沉香60g（后下），麦冬90g，茯苓90g，泽泻90g，牡丹皮90g，炙甘草90g，苍术90g，补骨脂90g，当归90g，熟地黄240g，山茱萸120g，山药120g，炒白术120g，黄芩120g，佛手120g，白豆蔻120g（后下），法半夏120g，杜仲120g，制首乌120g，酸枣仁120g，合欢皮120g，生米仁300g，夜交藤300g。辅料：芝麻250g，核桃250g，鹿角胶120g，龟板胶120g，阿胶120g，黄酒 500mL，冰糖 500g。服法如前。

三诊：2008 年 10 月 30 日。述近 1 年来未及感冒，慢性支气管亦未见发作，余症均明显好转。患者满意，欲求方再进，以求巩固。

——叶忠伟《郑小伟运用膏方治疗肺系疾病经验浅析》

案例2 某男，84 岁。初诊：2005 年 12 月 13 日。

有高血压病及慢性支气管炎病史 10 余年，前列腺手术史 2 年。肾藏精，寓阴阳，耄耋之年，肾精不足，阴阳失调，正气虚弱，遇冷咳喘，动则气急，纳可，便调。苔薄白，质淡红，脉弦细。此乃阴阳两虚体质，肝肾精亏，阴阳两虚之证。治拟：益肾精，调阴阳。

药用：生晒参 90g，生地 120g，熟地 120g，山萸肉 120g，白茯苓 120g，建泽泻 100g，粉丹皮 100g，怀山药 200g，枸杞子 120g，白菊花 120g，肥知母 100g，黄柏 100g，巴戟肉 150g，甜苁蓉 150g，广陈皮 100g，制半夏 100g，炙麻黄 50g，苦杏仁 100g，炙苏子 120g，白芥子 100g，莱菔子 300g，葶苈子 100g（包），炙紫菀 100g，紫丹参 200g，桃仁 100g，炒谷芽 300g，炒麦芽 300g，六神曲 120g，生甘草 60g，大枣 300g。上药除生晒参外，余药水浸泡一宿，浓煎三次取汁，纳鹿角胶 150g，龟板胶 150g，用黄酒 250mL 炖烊，白冰糖 500g，于收膏时另将生晒参煎浓取汁冲入膏中，缓缓调匀收膏，早晚各服 1 匙，开水冲服。服膏时注意调冷暖，忌饮食，如遇外感、纳呆、腹泻等则停服，待上症罢，续服之。

上方制膏连服 3 年，诸症缓解，阴阳趋衡，五脏安和，体质有增。继予原意滋膏调体。

——叶蓉《王晖老师膏方调体治病经验》

5. 慢性阻塞性肺疾病案

案例1 邱某，男，51岁。初诊：2009年11月21日。

反复咳痰10年，近感腰背发凉，酸痛，少量咳痰不爽，色黄，心悸气短，大便干结不畅。苔少，舌偏胖。病机：久咳耗伤肺气，反复咯痰，耗伤阴液，肺肾不足，气阴两虚，内有郁热，肺失清肃。治法：补肺益气纳肾，养心健脾，佐以清肺化痰。

处方：炙黄芪300g，太子参300g，生地黄150g，熟地黄150g，南沙参150g，北沙参150g，山药150g，女贞子150g，制黄精100g，枸杞子150g，功劳叶150g，淫羊藿150g，巴戟天100g，益智仁100g，制何首乌150g，肉苁蓉100g，桑寄生150g，五味子90g，沉香100g（后下），当归150g，丹参300g，广郁金150g，鸡血藤300g，木瓜100g，制半夏150g，陈皮100g，茯苓150g，莪术150g，白术150g，穿山甲60g，川牛膝150g，怀牛膝150g，白芍150g，射干150g，炙麻黄50g，麻黄根120g，炙苏子150g，鹅管石300g，炙紫菀150g，款冬花150g，防风100g，前胡100g，黄芩150g，柴胡150g，大枣200g，炙甘草90g，生晒参粉100g（兑入），冬虫夏草粉10g（兑入），鹿角胶350g（烊化），龟甲胶150g（烊化），冰糖500g。上药1料，如法收膏。早晚各1匙，温开水调服。连续冬季服膏方（补肾益气、化痰定喘为主）4年，患者发作显著减轻，特别是感冒明显减少。

——王余民等《黄吉赓应用膏方治疗肺系病经验举要》

案例2 于某，男，60岁。初诊：2003年12月3日。

患者有慢性支气管炎30年，慢性阻塞性肺气肿20年史。3年前曾在杨师处服用膏方治疗后，咳嗽、咯痰、气急症状减轻，急性发作次数也明显减少。近1年来一直服用长效"茶碱类"药物，自诉咳嗽、咯痰加重，稍动即感气急明显；伴神疲，肢冷，腰酸，夜尿频多，小便

第四章

各科专病膏方医案选介

119

清长，尿后余沥，大便稀溏，睡眠正常，性功能减退。舌质淡胖有齿痕，脉细滑。证属肺肾气虚，脾虚失运。治拟益气健脾补肾，佐以降气化痰。

处方：生黄芪 250g，炒党参 250g，防风 60g，炒冬术 150g，姜半夏 100g，茯苓 150g，陈皮 60g，炙甘草 50g，杏仁 100g，炒苏子 100g，熟地黄 150g，怀山药 150g，山茱萸 60g，炒杜仲 300g，炒川断 150g，菟丝子 200g，沙苑子 200g，淫羊藿 100g，巴戟天 100g，炙款冬 100g，炙枇杷叶 150g，枸杞子 300g，炒狗脊 150g，白前 100g，桑白皮 150g，川石斛 150g，五味子 60g，川朴花 100g，炒谷芽 150g，炒麦芽 150g，佛手片 60g，玫瑰花 30g，绿梅花 100g，淮小麦 300g。另：阿胶 250g，胡桃肉 250g，鹿角胶 250g，红枣 250g，冰糖 500g。

次年底复诊时，主诉去年服用膏方 1 个月后，今年咳嗽、咯痰、气急较前明显减轻，急性发作次数也明显减少，且腰酸、夜尿频多、性功能减退等诸症均好转。予前方续服 2 年，病情一直稳定，现已停用"茶碱类"药物 1 年。

——李航《杨少山临证诊治经验探析——膏方调治呼吸系统疾病验案举隅》

6. 间质性肺病案

顾某，女，42 岁。初诊：2007 年 12 月 31 日。

主诉：反复咳嗽气短 1 年半。患者咳嗽反复，经抗感染治疗，效果不显；且出现气促、气短，行走或活动时明显，偶有胸痛；11 月 4 日胸部 CT 检查提示间质性肺纤维化，胸腔镜活检病理示普通型间质性肺炎（UIP），病情进展较快；已使用糖皮质激素 1 年 4 个月（甲基强的松龙 80mg/d，使用 1 个月后渐减，目前口服强的松 10mg/d，已维持 5 个月），症状控制不理想。诊时症见：气短促，胸痛，咳嗽，痰多而黏，咽部有黏滞感；平时有惊悸感，足冷，情绪易波动。舌苔薄，脉细弦。近期胸部CT示：两肺弥漫性肺纤维化，伴部分支气管扩张。西医诊断：特发性肺纤维化（IPF）；中医诊断：喘证。辨证：肺络痹阻，肾气失纳。治法：通补肺络，补肾填精。

处方：三棱150g，莪术150g，法半夏150g，制南星150g，柴胡150g，广郁金150g，生地黄200g，女贞子300g，茯苓300g，片姜黄90g，丹参300g，川芎90g，附片120g，鹿角片120g，熟地黄200g，山茱萸100g，怀山药150g，杜仲150g，枸杞子150g，淫羊藿150g，巴戟天150g，菟丝子300g，补骨脂300g，肉苁蓉300g，紫花地丁300g，蒲公英300g，胡颓叶15g。另用阿胶300g，鳖甲胶150g，西洋参100g，白参150g，蛤蚧2对，胎盘粉60g，饴糖250g，冰糖250g收膏。

二诊：2008年11月3日。强的松减量至5mg/d。病情较前好转，咳嗽间断发作，行走时气促好转，时有疲乏感，背部疼痛。舌红，苔薄，脉弦细。调理宜补肺肾，通络脉。

处方：三棱150g，莪术150g，法半夏150g，制南星150g，紫草300g，紫花地丁300g，紫菀150g，款冬花150g，蜈蚣30g，全蝎30g，胡颓叶300g，野荞麦根300g，黄荆子300g，麻黄90g，细辛60g，五味子90g，干姜30g，杏仁120g，党参300g，黄芪240g，苍术150g，白术150g，防风90g，生地黄240g，女贞子300g，桑椹子300g，淫羊藿150g，巴戟天150g，菟丝子300g，补骨脂300g，旋覆花150g。另用阿胶200g，龟甲胶150g，鳖甲胶150g，西洋参80g，白参150g，蛤蚧2对，胎盘粉80g，饴糖250g，冰糖250g收膏。

患者经膏方调理3年，精神体力颇健，可参加工作；激素撤减顺利，现以强的松5mg/d维持；半年后CT复查，提示病灶部分吸收。

——穆颖《吴银根膏方治疗间质性肺病经验》

第四章

各科专病膏方医案选介

7. 支气管扩张案

案例 1 胡某，女，55 岁。初诊：2010 年 12 月 9 日。

患者有支气管扩张史 20 年，反复咯血，咯大量黄脓痰，长期使用抗生素治疗。刻下：血丝痰、量多，痰色黏白，咯吐欠畅，胸前区隐痛，容易疲乏、头痛、易怒，面部烘热。舌苔薄白、中裂，脉弦细。辨证属肺阴亏虚，痰火灼肺。治拟养肺和营，清肺泻火。

处方：南沙参 300g，北沙参 300g，生地黄 240g，熟地黄 240g，山茱萸 120g，龙胆草 90g，炒山栀 90g，泽泻 150g，当归 150g，生蒲黄 150g，紫草 300g，紫花地丁 300g，青黛 90g（包），白芷 150g，蔓荆子 300g，黄芩 90g，柴胡 150g，半夏 150g，茵陈 150g，胡颓叶 150g，野荞麦根 300g，蜈蚣 30g，全蝎 30g，茜草 150g，五灵脂 150g，黄芪 240g，川石斛 300g，石菖蒲 150g，广郁金 150g，百合 240g，陈皮 90g，甘草 60g，神曲 300g。另：阿胶 150g，龟板胶 150g，鳖甲胶 200g，西洋参 100g，蛤蚧 2 对，山楂精 1 支，饴糖 250g，冰糖 250g 收膏。

患者经膏方调理，配合体位引流，于 2012 年 9 月门诊复诊时，诉咯血、咳痰明显减轻，急性发作次数减少，门诊口服抗生素及云南白药 3 日即止。11 月 10 日再次来诊，诉咳嗽、咯血控制，痰已不多，疲乏、胸痛明显好转，继以养阴清肺膏方调理善后。

——穆颖等《吴银根运用膏方治疗支气管扩张咯血的经验》

案例 2 董某，男，72 岁。初诊：2006 年 11 月 10 日。

患者结核性支扩史 40 余年，反复咯血，但量不多。平素晨起痰多，偶少量痰血。刻下：头痛头晕，胸闷背痛，记忆力下降，夜寐欠安。舌苔薄，脉细弦。辨证属肝肾阴亏，痰火伏肺。治拟补益肺肾，佐清火化痰。

处方：太子参 300g，黄芪 240g，半夏 150g，炒白术 150g，龟板 150g，鳖甲 150g，桑椹子 300g，女贞子 150g，杜仲 150g，枸杞子 150g，柴胡 150g，炒白芍 300g，明天麻 210g，龙骨 300g，牡蛎 300g，白芷 150g，蔓荆子 300g，胡颓叶 150g，野荞麦根 300g，黄荆子 300g（包），全瓜蒌 150g，薤白 150g，甘草 90g，陈皮 90g，鸡内金 90g。另：阿胶 300g，龟板胶 200g，西洋参 100g，蛤蚧 2 对，胎盘粉 60g，北虫草 80g，饴糖 250g，冰糖 250g 收膏。

患者坚持每年冬季膏方调理，咳嗽感冒控制多年，咳痰减轻，咯血发作次数减少，自觉精神明显好转。

——穆颖等《吴银根运用膏方治疗支气管扩张咯血的经验》

案例 3　唐某，女，28 岁。初诊：1999 年 12 月 9 日。

患者有支气管扩张史 10 年，平日反复咳嗽、咳浓痰，伴咯血，以感冒后为甚，经"抗感染"为主治疗后可缓解，但易复发。本次就诊时仍有咳嗽，咯痰，偶有少量咯血；伴轻度胸闷，神疲肢倦，腰膝酸软，夜寐梦扰，盗汗，大便干结。舌质红，苔薄黄，脉细弦。证属肺热阴虚，肺脾两虚。治宜养阴清肺，健脾滋肾化痰。

处方：南沙参 150g，北沙参 150g，麦冬 100g，太子参 200g，五味子 60g，干芦根 150g，冬瓜子 150g，浙贝母 150g，旱莲草 150g，炒冬术 100g，茯苓 150g，炙甘草 50g，生薏苡仁 300g，炙款冬 100g，炙枇杷叶 150g，熟地黄 150g，怀山药 300g，山茱萸 60g，桑白皮 150g，枸杞子 300g，明天麻 60g，杭白芍 150g，牡丹皮 100g，白前 100g，白茅根 300g，川石斛 150g，炒杜仲 150g，炒谷芽 150g，炒麦芽 150g，佛手片 60g，绿梅花 100g，玫瑰花 30g，川朴花 100g，淮小麦 300g。另：阿胶 250g，龟板胶 250g，红枣 250g，冰糖 500g 收膏。

二诊：2000 年 12 月 28 日。自诉咳嗽、咯痰已明显减轻，自去年服用膏方 1 个月后咯血已止，感冒后也无明显咯血，仅轻微咳嗽、咯痰，2～3 天即可缓解，腰酸、乏力症状仍存，脉苔同前。

续前方改：太子参300g，炒冬术150g，熟地黄250g，炒杜仲200g，枸杞子500g，明天麻100g；加泽泻60g，女贞子100g，炙玉竹150g，炒川断150g，陈皮30g；去干芦根、冬瓜子，余药同前。该方连服3年，咯血一直未作，咳嗽、咯痰明显减轻。

——李航《杨少山临证诊治经验探析——膏方调治呼吸系统疾病验案举隅》

8. 慢性胃炎案

案例1 陈某，男，79岁。初诊：2014年12月18日。

患者中脘痞闷灼热，泛酸；入冬畏寒怕冷，夜间口干；大便秘结，夜尿2～3次，排尿不畅；舌胖质暗，苔薄腻，脉小弦。既往有慢性胃炎、前列腺增生、高血压、脑梗死病史。证属脾肾两虚，肝木乘侮，肠失濡润。治宜健脾益肾，疏肝和胃，润肠通腑。

处方：太子参300g，生白术300g，云茯苓150g，生甘草60g，制半夏100g，新会陈皮60g，川黄连30g，广木香100g，砂仁30g，蔻仁30g，大连翘120g，川续断150g，延胡索150g，广郁金120g，象贝母120g，厚杜仲150g，煅瓦楞300g，紫丹参150g，蒲公英300g，生地黄150g，牡丹皮100g，白螺狮壳300g，赤芍药150g，川石斛150g，淫羊藿150g，黑芝麻200g，胡桃肉200g，川牛膝150g，火麻仁150g，决明子150g，路路通100g，桑椹子300g，大桃仁120g，苦杏仁120g，天花粉100g，泽兰叶150g，制香附120g。配料：阿胶300g，冰糖250g，饴糖250g。上药1料，如法收膏。早晚各1匙，温开水调服。服用膏方期间，忌食生萝卜、浓茶及辛辣、酸冷、油腻之品，多食蔬菜、水果，保持心情平和愉悦。患者服膏方1料后，中脘痞闷、灼热及泛酸消除，大便1～2日一行，精神较振。

——申定珠等《蔡淦运用膏方调治老年病经验》

案例 2 周某，男，76 岁。初诊：2008 年 11 月 26 日。

自觉腹胀，时有嗳气泛酸，大便日行 1～2 次，偏烂，腰膝酸软，夜梦多。舌淡白，苔薄腻，脉弦。胃镜示：慢性胃炎急性活动伴胆汁反流。时值冬藏之时，拟膏方疏肝和胃，益气健脾。

处方：潞党参 150g，炙绵芪 100g，黄精 100g，炒白术 150g，炒扁豆 100g，生薏苡仁 150g，云茯苓 150g，炒山药 150g，制半夏 100g，黄连 30g，淡吴茱萸 30g，煅瓦愣 100g，象贝母 100g，乌贼骨 150g，旋覆花 100g（包），代赭石 100g，苍术 100g，制川朴 100g，砂仁 30g（后下），白蔻仁 30g（后下），苏叶 120g，绿萼梅 100g（后下），当归 100g，川芎 100g，脱力草 100g，女贞子 100g，旱莲草 100g，川牛膝 100g，怀牛膝 100g，川断 100g，杜仲 100g，骨碎补 100g，仙茅 100g，酸枣仁 100g，夜交藤 100g，谷芽 250g，麦芽 150g。上药浸一宿，武火煎取三汁，沉淀沥清。文火收膏时，加入阿胶 400g，冰糖 500g，红枣 30 枚，熬至滴水成珠为度。每服 1 汤匙，清晨最宜。如遇感冒、食滞需暂停数天。2 个月后随访，纳食健，大便正常，夜寐安。

——邝生《徐进康教授应用膏方治疗脾胃病经验》

9. 慢性萎缩性胃炎案

案例 1 沈某，女，60 岁。

主诉：反复胃痛、胃胀 10 余年。近 10 余年来反复出现胃痛、胃胀等症状，常于饱食或夜间发作。症见：头晕，神疲，易罹患感冒，心悸，夜寐欠安，胃纳欠馨，大便干，口腔时发溃疡，畏寒肢冷，腰膝酸软，小便频数。舌淡，舌边尖红，苔白少苔。胃镜提示：慢性萎缩性胃炎伴红斑渗出。既往有高血压病史。西医诊断：慢性萎缩性胃炎；高血压病。中医诊断：胃痛。辨证为脾胃虚寒型。治以和胃止痛，温补脾肾。

处方：苏梗 90g，半夏 120g，川连 30g，吴茱萸 30g，生姜 30g，煅瓦楞 300g，白术 120g，白芍 120g，川芎 100g，桂枝 90g，柴胡 100g，当归 120g，枳壳 100g，佛手 60g，砂仁 30g，蔻仁 30g，陈皮 60g，党参 250g，沙参 250g，黄芪 250g，生地黄 250g，熟地黄 250g，鹿角 100g，枸杞子 150g，山茱萸 120g，女贞子 120g，墨旱莲 120g，续断 120g，狗脊 120g，牛膝 120g，桑寄生 120g，小茴香 30g，大枣 120g，甘草 60g。收膏时加阿胶 250g，冰糖 750g，饴糖 500g，胡桃肉 120g，龙眼肉 120g。每次服 1 调羹，日 2 次。

服膏方 1 剂后，于第二年复诊时，述服上方后胃痛、胃胀等症均减。1 年来未服用其他药物，胃脘安好，效佳而录之。

——黄天生等《朱生樑应用膏方治疗脾胃病经验》

案例 2 张某，女，45 岁。初诊：2005 年 1 月 19 日。

自述体质向来虚弱，形消偏瘦（43kg），并有萎缩性胃炎病史；伴幽门螺杆菌（Hp）感染，胆汁反流，纳食差，胃脘常觉不适，时有泛酸，进食油腻食物时加重；另有乳腺小叶增生，平时性情急躁，腰酸腿软，尿频，怕冷，尤以下肢为甚，易出汗，双目干涩，夜寐欠佳，时有早搏，每于夜间睡眠时加重。此外，尚有颈椎病。舌偏红，苔薄黄，脉细。治以温肾健脾为主，佐以疏肝安神。

处方：党参 150g，黄芪 150g，炒白术 100g，法半夏 60g，陈皮 60g，仙鹤草 150g，薏苡仁 150g，葛根 100g，川芎 100g，当归 150g，潼蒺藜 120g，白蒺藜 120g，制首乌 150g，桑寄生 100g，桑枝 60g，川断 100g，杜仲 150g，枸杞子 150g，木瓜 100g，骨碎补 100g，糯稻根 300g，防风 30g，夏枯草 100g，山慈菇 60g，大贝母 100g，柴胡 60g，炙鸡内金 100g，金钱草 150g，百合 150g，夜交藤 150g，仙茅 100g，淫羊藿 100g，巴戟天 100g，女贞子 100g，旱莲草 100g，丹参 150g，赤芍 150g，降香 50g，金樱子 150g，芡实 100g，佛手 60g，合欢皮 100g，玫瑰花 50g，天冬 150g，麦冬 150g，乌梅 100g，炙甘草 60g，桂枝 50g，

鹿角胶 250g，阿胶 300g，生晒参 100g，蜂蜜 250g，红枣 250g，桂圆肉 250g，莲子 250g，核桃仁 250g。上药 1 料，如法熬膏。每服 1 汤匙，每日早晚各 1 次，空腹服用。服药期间忌食生冷、油腻、辛辣之品，若遇外感、呕吐、腹泻等病则暂停服用。

二诊：2005 年 3 月 7 日。患者服用上方 3 月余，曾复查胃镜仍示萎缩性胃炎、胆汁反流，但各种症状均已减轻，已无心悸，夜寐转佳，食欲好转，体质量增加 2kg，复查乳腺小叶增生软化，但仍有颈椎病，自觉眼睛较为干涩，近期时解稀便。舌偏红，苔薄，脉细。患者经治，各种症状均有明显好转，此次仍继用原法。

再次处方：党参 150g，黄芪 150g，炒白术 100g，法半夏 60g，仙鹤草 150g，葛根 100g，川芎 100g，当归 150g，潼蒺藜 120g，白蒺藜 120g，制首乌 150g，桑寄生 100g，桑枝 60g，川断 100g，杜仲 150g，枸杞子 150g，木瓜 100g，骨碎补 100g，糯稻根 300g，防风 30g，夏枯草 100g，山慈菇 60g，大贝母 100g，柴胡 60g，炙鸡内金 100g，金钱草 150g，百合 150g，夜交藤 150g，仙茅 100g，淫羊藿 100g，巴戟天 100g，女贞子 100g，旱莲草 100g，丹参 150g，金樱子 150g，芡实 150g，佛手 60g，合欢皮 100g，玫瑰花 50g，天冬 150g，麦冬 150g，乌梅 100g，炙甘草 60g，桂枝 50g，鹿角胶 250g，阿胶 300g，煨木香 60g，黄连 20g，半枝莲 150g，蛇舌草 150g，龙齿 150g，石斛 150g，生地黄 120g，熟地黄 120g，赤芍 150g，降香 50g。如法熬膏，服用方法同前。

此后，患者曾电话告知，症状较前又有好转，单师了解病情后，嘱其可继用原方 3 个月。

——鲍军《单兆伟教授膏方进补用药经验》

案例 3 李某，女，32 岁，工人。2000 年 12 月 8 日就诊。

主诉：反复中脘胀痛伴泛酸 2 年。平日自行不规则服用西药，症状时轻时重。近日因与同事争吵后致诸症加重，经胃镜确诊为"慢性重度萎缩性胃炎（活动性）伴中度不完全型肠化、异型增生，中度糜烂，Hp（＋＋＋）"。诉口苦、胸闷、泛酸、中脘嘈杂不舒，纳减，大便不畅，夜寐欠安。苔薄腻黄，脉弦。证属肝胃郁热型，经予四逆散加左金丸合疏肝理气和胃、解毒活血药物治疗数月后，自诉口苦、中脘嘈杂不适感较前减轻，胃纳渐增，大便较前通畅，时感乏力、心烦，伴泛酸，睡眠仍欠佳。苔薄腻，脉弦。遂再予健脾理气、滋肾和胃之膏方调理。

处方：太子参150g，杭白芍150g，炙甘草50g，炒冬术100g，茯苓150g，佛手片60g，苏梗100g，炒川连15g，乌贼骨150g，藤梨根100g，熟地黄150g，怀山药150g，明天麻60g，枸杞子300g，钩藤150g，绿梅花100g，玫瑰花30g，煅瓦楞子150g，香茶菜100g，炒杜仲150g，炒枣仁150g，夜交藤300g，无花果150g，槐米150g，炒谷芽150g，炒麦芽150g，制香附100g，淮小麦300g，厚朴花60g，佩兰100g。另加龟板胶250g，阿胶250g，红枣250g，冰糖500g。同时嘱其注意情志调节，忌肥甘厚味，酸辣、不易消化之物。

1年后复诊诉泛酸、心烦、乏力较前明显减轻，胃纳正常，无明显口苦、嗳气、中脘嘈杂不适感，睡眠好转，大便正常。脉细弦，苔薄。改太子参300g，熟地250g，炒杜仲200g，余同前，续服。至2002年3月复查胃镜示"慢性轻度萎缩性胃炎，Hp（－）；病理：轻度完全型肠化，轻度异型增生，未见明显糜烂"。后每年服用膏方调理，病情一直稳定，定期复查胃镜，至2005年8月复查胃镜示"慢性浅表性胃炎，Hp（－）；病理未见明显肠化、异型增生"。

——李航《杨少山教授运用膏方治疗慢性脾胃病经验浅谈》

案例4 张某，男，43岁。初诊：2008年12月20日。

患者近3年来，因工作繁忙，饮食不节，起居无时，反复出现胃脘隐痛，嗳气时作，夜寐欠安，身倦乏力。舌质偏红，苔薄白腻，脉弦细。胃镜检查提示：慢性浅表萎缩性胃炎（活动性）。B超检查提示：脂肪肝。血甘油三酯 3.75mmol/L、胆固醇 6.88mmol/L。此为气阴两虚，胃气失和，浊滞不化所致。治拟益气养阴化浊。

处方：生黄芪 300g，北沙参 300g，泽泻 300g，生米仁 300g，怀山药 300g，制黄精 300g，生山楂 300g，夜交藤 300g，天冬 150g，麦冬 150g，制玉竹 150g，郁金 150g，炒白术 150g，猪苓 150g，茯苓 150g，枸杞子 150g，鸡骨草 150g，水飞蓟子 150g，凤尾草 150g，杜仲 150g，铁皮石斛 120g，浙贝 100g，川贝 100g，姜竹茹 100g，炒黄芩 100g，宣木瓜 100g，怀牛膝 100g，川朴花 100g，绿梅花 100g，鸡内金 100g，合欢皮 100g，佛手片 100g，姜半夏 90g。另加阿胶 500g，黄酒 500mL，冰糖 500g，烊化入膏。每日早晚空腹各 1 匙。嘱其加强身体锻炼，注意起居有时，忌食肥甘厚味及酸辣、不易消化之物。

共服 2 个月后，患者胃脘部隐痛、嗳气均已消失，夜寐好转，精神状态明显改善。复查血脂已降至正常范围。2009 年 12 月患者再次复诊，已无明显不适，要求再次膏方调理体质。

——刘云霞《徐珊应用膏方辨治脾胃病经验撷菁》

10.胃溃疡案

叶某，男，62 岁。初诊：2009 年 11 月 2 日。

患者脘部不适，纳差。既往有胃溃疡病史 10 余年。平素经常感冒，畏寒，四肢不温。舌淡，苔薄白，脉濡。辨证为肾阳不足，脾失健运。治拟温煦肾阳，健脾和中，调和营卫。

处方：熟附片 150g，川桂枝 120g，红花 60g，肉苁蓉 120g，山茱萸 120g，菟丝子 120g，制黄精 150g，巴戟天 120g，仙茅 120g，淫羊藿 120g，制首乌 150g，枸杞子 120g，龙眼肉 120g，赤芍 120g，潞党参 150g，茯苓 150g，炒白术 150g，炙甘草 60g，鸡内金 150g，砂仁 60g，

蔻仁 60g，炒山楂 150g，神曲 60g，怀山药 150g，炒扁豆 150g，炙黄芪 120g，大枣 120g，太子参 120g，麦冬 120g，石斛 120g，南沙参 120g，北沙参 120g。细料：红参 150g，西洋参 150g，龟板胶 150g，鳖甲胶 150g，文白冰 150g，饴糖 150g。上药经过浸泡、煎煮、浓缩后，继之收膏。取 1 调匙膏滋，放在杯中，将白开水冲入搅匀，使之溶化，餐后 30 分钟服用，每日 2 次。2 个月为 1 个疗程。

第二年复诊：诉服用膏方后，胃脘不适之症除，1 年基本未感冒。

——程艳梅等《谢建群运用膏方调治脾胃病经验撷英》

11. 肠易激综合征案

案例 1 凌某，女，64 岁。初诊：2014 年 12 月 2 日。

大便干结艰解 4 年余，便如栗状，常四五日一行；伴腹胀腹痛纳呆，进食后尤甚，嗳气时作，口干不欲多饮，头晕，夜寐多梦。舌暗红，苔薄少津，脉细迟。8 年前有脑梗史，无糖尿病史，无腹部手术史。肠镜检查：结肠黏膜黑变病（色素沉着）。诊断为肠易激综合征便秘型，归属中医"便秘"范畴。肝阴不足，肠腑失润，脾气虚弱，推动无力使然。治拟柔肝滋阴润肠，健脾益气助运法。

处方：生地黄 150g，玄参 150g，麦冬 150g，山茱萸 150g，枸杞子 150g，桑椹子 100g，全当归 150g，炒白芍 200g，炙黄芪 150g，黄精 150g，生白术 200g，嫩钩藤 150g（后下），夏枯草 150g，决明子 100g，杭菊花 100g，桃仁 100g，川芎 100g，木香 100g，厚朴 100g，肉苁蓉 100g，川百合 150g，柏子仁 100g，莲子肉 150g，灵芝 100g，砂仁 30g（后下），淮小麦 150g。上药浸一宿，武火煎取汁，沉淀沥清。文火收膏时，加入阿胶 400g，冰糖 400g，核桃仁 150g，熬至滴水成珠为度。每次 1 汤匙，每日 2 次冲服。如遇感冒、食滞，需暂停数天。

复诊：2015 年 12 月。服用膏方后，1 年来便秘症状已明显改善，大便 1～2 日一行，成形质软，排便通畅；腹胀减轻，腹痛消失，无明显嗳气，纳寐可。要求继续膏方调治。

——徐倩菲等《徐进康膏方治疗肠易激综合征经验》

案例 2　吴某，女，65 岁。初诊：2014 年 11 月 10 日。

反复腹泻 5 年，大便日行 2～3 次，便前腹部作痛，肠鸣泄泻，晨时明显，泻后即安；腹冷喜暖，大便呈糊状，有时夹有不消化之食物，无黏液脓血，秋冬季症状加重；腰膝酸软，形寒肢冷，神疲乏力，夜寐多梦。舌淡红，苔白腻，舌体微胖，脉象沉细。无糖尿病、高血压病史。大便常规无异常，肠镜检查：结直肠未见明显器质性病变。诊断为肠易激综合征腹泻型，属中医"泄泻""腹痛"范畴。盖脾肾阳虚，阴寒内盛；积湿不化，脾泻数年，清浊交混，阳不旋转；土虚木郁，肝气乘克所致。当温养脾肾，除湿化浊，兼舒肝抑木治之。

处方：潞党参 100g，炙黄芪 150g，焦白术 100g，云茯苓 100g，炙甘草 30g，薏苡仁 150g，炒扁豆 100g，炒山药 150g，补骨脂 100g，五味子 100g，淡吴茱萸 30g，蔻仁 30g（后下），肉桂 60g（后下），紫苏叶 100g，煨木香 100g，砂仁 30g（后下），徐长卿 100g，乌药 100g，炒白芍 200g，川芎 100g，焦山楂 100g，焦神曲 100g，杜仲 100g，金毛狗脊 100g，仙茅 100g，菟丝子 100g，酸枣仁 100g，玫瑰花 100g，淮小麦 150g。上药浸一宿，武火煎取汁，沉淀沥清。文火收膏时，加入阿胶 300g，鹿角胶 100g，冰糖 400g，红枣 30 枚，熬至滴水成珠为度。每次 1 汤匙，每日 2 次冲服。如遇感冒食滞，需暂停数天。

随访 3 个月，腰膝酸软减轻，大便次数减少，夜寐安。

——徐倩菲等《徐进康膏方治疗肠易激综合征经验》

案例 3　王某，男，26 岁。初诊：2006 年 12 月 1 日。

患者反复腹痛、腹泻 3 年。近日因精神紧张或饮食油腻后症状加重，肠镜示结肠黏膜未见明显异常，腹部 B 超示肝、胆、胰、脾未见明显异常。诊见：腹痛，痛则欲泻，泻后痛减，精神紧张时尤甚，大便每日 3～5 次，不夹血及黏液；自觉头晕，神疲乏力，口中异味，四末不温，怕冷，多梦易醒。苔薄，脉弦软无力，不胜久按。查体：一般情况可，心肺征阴性，腹软，无压痛及反跳痛，肝脾未及。西医诊断为肠易激综合征，中医诊断为泄泻，证属肝脾不和兼肾气亏虚。治宜疏肝健脾，温肾止泻为法。

药用：杭白芍 120g，鸡内金 150g，炒白术 150g，炒防风 150g，炮姜 60g，熟附片 150g，潞党参 150g，生黄芪 150g，小茴香 120g，茯苓 150g，怀山药 150g，炒扁豆 150g，陈皮 60g，川芎 120g，全当归 120g，熟地黄 150g，草豆蔻 90g，诃子 150g，大枣 100 枚，八月札 120g，石榴皮 150g，炒谷芽 150g，炒麦芽 150g，炒山楂 150g，焦六曲 90g，生晒参 150g，红参 200g，鹿角胶 200g，龟板胶 200g，饴糖 200g，高丽参精 1 瓶。上药经过浸泡、煎煮、浓缩后，继之收膏。取 1 匙膏滋，放在杯中，将白开水冲入搅匀，使之溶化，餐后 30 分钟服用，每日 2 次，2 个月为 1 个疗程。

该患者服用膏方 1 剂后，上述诸症明显改善，未见发作，仅偶见腹部不适。嘱患者平时注意饮食，保持良好心理状态，避免不良精神刺激。

——张涛《谢建群教授应用膏方辨治脾胃病临床经验》

12. 慢性结肠炎案

郑某，男，33 岁。初诊：2010 年 11 月 14 日。

患者反复大便难以成形，每日 3～4 次，完谷不化；时有胃脘不适，嘈杂，纳一般；平素易疲劳，怕冷，自汗，常感咽喉不适。舌淡胖大，边有齿痕，苔薄白腻，脉细弱。既往有慢性结肠炎多年。近 1 月胃镜提示慢性胃炎伴肠化生。辨证为脾阳不振。治以振奋脾阳，益气补肾。

处方：益智仁150g，金樱子150g，补骨脂150g，芡实120g，怀山药150g，杭白芍150g，炒白术150g，炒防风150g，陈皮60g，柴胡60g，菟丝子120g，茯苓150g，制黄精150g，巴戟天120g，仙茅120g，淫羊藿120g，潞党参150g，炙甘草60g，生黄芪120g，熟地黄150g，藿香120g，狗脊150g，龙葵300g，蛇莓300g，砂仁60g，豆蔻60g，莪术150g，炒苡仁150g，焦六曲60g，炒谷芽150g，炒麦芽150g。细料：红参150g，西洋参150g，龟板胶150g，鳖甲胶150g，文白冰150g，饴糖150g。上药经过浸泡、煎煮、浓缩后，炼制成膏。取1调匙膏滋，放在杯中，将白开水冲入搅匀，使之溶化。餐后30分钟服用，每日2次，2个月为1个疗程。

2个月后随访，纳食健，大便正常，夜寐安。

——程艳梅等《谢建群运用膏方调治脾胃病经验撷英》

13. 慢性乙型肝炎案

案例1 王某，男，32岁。

有乙肝史6年余，反复发作10余次。曾住华山医院治疗，肝穿刺示乙型慢性活动性肝炎、肝硬化。肝功能时有波动，查HBsAg（＋）、HBeAg（＋）、HBV-DNA（＋）；B超示肝区光点增粗欠均匀，脾稍肿大。就诊时感乏力、头晕，肝区隐痛，腰酸软，肝掌、蜘蛛痣明显。舌暗，苔薄腻，脉弦细。证属肝肾两亏，瘀阻脉络。治拟补益肝肾，兼以活血化瘀。

处方：生地黄300g，熟地黄300g，枸杞子150g，山萸肉150g，制首乌300g，炒枣仁300g，怀牛膝300g，丹参300g，赤芍300g，炙鳖甲300g，穿山甲300g，桑寄生300g，玉竹300g，续断300g，菟丝子300g，黄芩300g，白花蛇舌草300g，黄柏300g，生山楂300g，炙鸡内金 300g，枳壳 150g，香附 300g，米仁 300g。上药浓煎取汁，虫草 50g 另煎兑入。加冰糖 500g，饴糖 500g，阿胶 250g 收膏。每次 1 匙，日服 2 次。

患者服用 1 个疗程后，乏力、耳鸣、腰酸明显好转，肝掌、蜘蛛痣消褪。连服 2 年，患者症状消除，肝功能稳定，HeBAg 转阴。

——王雨秾等《王育群膏方调治慢性乙型肝炎经验介绍》

案例 2 汤某，女，40 岁。

1988 年体检时发现 HBsAg（+）、HBeAg（+）、ALT 200U/L。服中药治疗后，肝功能时有波动，B 超示慢肝改变。1996 年至本院就诊。自诉易疲劳、乏力，肝区胀闷，纳少，齿衄，鼻衄，便不成形。舌淡边有齿印，苔薄黄腻，脉弦细。证属肝脾亏损，余热未清。治拟疏肝健脾，兼以养阴清热。

处方：党参 300g，生黄芪 300g，白术 300g，云苓 300g，郁金 300g，延胡索 300g，黄精 300g，米仁 300g，麦冬 150g，黄芩 150g，枸杞 150g，制首乌 150g，桑寄生 300g，川石斛 300g，仙鹤草 300g，炙鳖甲 300g，泽泻 300g，苏梗 150g，枳壳 150g，炙鸡内金 150g，姜半夏 150g，陈皮 150g，砂仁 30g，续断 300g，生甘草 30g。上药浓煎取汁，加冰糖 500g，饴糖 500g，阿胶 250g，红枣 250g 收膏。每次 1 匙，每日 2 次。

患者服用 1 个疗程后，腹胀，齿衄、鼻衄明显消除，夜寐安，二便调。连服 2 年，肝功能恢复正常，HeBAg、HBV-DNA 转阴。

——王雨秾等《王育群膏方调治慢性乙型肝炎经验介绍》

案例 3 易某，女，49 岁。初诊：2011 年 11 月 19 日。

患者有乙型肝炎病史多年，曾在外院使用干扰素治疗 12 个月，疗效不佳。2009 年改口服拉米夫定，至 HBV-DNA < 10^3 U/mL，肝功能

亦恢复正常。2 个月前因拉米夫定产生耐药，故加服阿德福韦酯抗病毒，现查 HBV-DNA < 10^3 U/mL，肝功能正常。刻下：疲乏，纳少，恶热，心情不舒时自觉右胁肋部偶有胀痛，面色晦暗。舌质暗红，苔薄腻，脉弦。辨证：肝郁脾虚，阴虚内热。治以疏肝解郁，养阴清热。

药用：枸杞子 300g，菊花 150g，生地黄 300g，熟地黄 300g，黄精 300g，玉竹 300g，制香附 300g，补骨脂 300g，川楝子 300g，柴胡 150g，丹参 300g，郁金 150g，延胡索 150g，鸡内金 150g，生山楂 150g，泽泻 150g，炒白术 150g，薏苡仁 150g，垂盆草 150g，鸡骨草 150g，白花蛇舌草 150g，苦参 150g，茯苓 150g，陈皮 90g，炒黄芩 60g，金钱草 150g，葛根 150g，佛手 150g，紫苏梗 150g，连翘 150g，肉豆蔻 150g，乌药 150g，香谷芽 150g，浓煎取汁；加阿胶 250g，冰糖 250g，饴糖 250g，龟甲胶 250g，鳖甲胶 250g 收膏。服法：取适量膏方，放在杯中，将白开水冲入搅匀服下。注意事项：饭前 30 ～ 60 分钟服药，有胃肠道疾病者宜饭后服药。避风寒，畅情志，饮食清淡，注意休息。

复诊：2012 年 11 月 12 日。恶热除，乏力减，纳可，仅过度劳累时偶觉胁肋部胀痛，面色晦暗较前有明显好转，脉弦，舌质偏暗，苔薄白。经过去年的膏方调理，患者症状较前明显好转，但仍有肝气郁滞和气虚血瘀之象，故守前法，继以疏肝解郁、补益肝肾、补气调血为主治之。

药用：黄芪 300g，党参 300g，枸杞子 300g，菊花 150g，生地黄 300g，熟地黄 300g，黄精 300g，玉竹 300g，制香附 300g，补骨脂 300g，柴胡 150g，丹参 300g，郁金 150g，鸡内金 150g，生山楂 150g，泽泻 150g，炒白术 150g，薏苡仁 150g，杜仲 300g，桑寄生 300g，续断 300g，牛膝 300g，垂盆草 150g，鸡骨草 150g，茯苓 150g，陈皮 90g，炒黄芩 60g，金钱草 150g，葛根 150g，佛手 150g，紫苏梗 150g，制香附 150g，连翘 150g，肉豆蔻 150g，乌药 150g，香谷芽 150g，浓煎取汁；加阿胶 250g，冰糖 250g，饴糖 250g，龟甲胶 250g，鳖甲胶 250g 收膏。服法同前。

药后，胁肋部胀痛消失，面色如常，舌淡苔薄白，全身已无不适。

——岳维芸等《王育群运用膏方治疗慢性肝病经验》

案例4 某男，55岁。初诊：2010年11月4日。

乙肝病毒携带10余年，未定期体检。2个月前与爱人争吵后，一直情志不舒，感身体不适遂来就诊。患者面色萎黄偏暗，白睛微黄染，颈部散见蜘蛛痣，两胁隐隐作痛，甚则夜寐不安，时复汗出，咽干，手心发热，心烦，大便稍干，小便黄。舌红少津，苔薄，脉弦细。查肝功能示转氨酶、胆红素轻度升高，乙肝三系为"大三阳"，HBV-DNA为$2×10^4$copies/mL；B超示肝区光点增粗增强，欠均匀，脾肿大。辨证属肝肾阴虚，脉络瘀阻。治拟补益肝肾，兼以祛瘀解毒。

处方：生地黄150g，熟地黄150g，山茱萸120g，女贞子120g，旱莲草120g，丹参30g，赤芍30g，五味子90g，白花蛇舌草50g，垂盆草50g，北沙参100g，黄精90g，知母90g，生甘草30g，怀牛膝30g，枸杞子90g，牡丹皮90g，广郁金50g，陈皮30g，黄柏30g，首乌藤90g，山药180g，大枣60g，石见穿100g，铁皮石斛30g。上药共煎，去渣浓缩，加入鳖甲胶60g，龟板胶90g，鹿角胶45g，冰糖500g，饴糖500g收膏。每次1匙，日服2次。

患者服用1个月后症状明显减轻，服用2个月后症状基本消失，肝功能稳定，HBV-DNA一直阴性。

——何创《施维群教授膏方调治慢性肝病的临床经验》

案例5 某女，32岁。

2005年年底检查发现HBsAg（＋）、HBeAg（＋）、抗-HBc（＋），HBV-DNA $1.62×10^6$ copies/mL；肝功能时有波动，B超提示慢性肝病改变，当时只予护肝降酶治疗。2006年因肝功能升高至本院门诊就诊，后一直在门诊口服核苷酸类药物与中药治疗。2011年冬季，患者欲食膏方调理，自诉肝功能虽稳定正常，HBV–DNA < 1.0×10^3 copies/mL。但仍感乏力，容易疲劳，畏寒肢冷、手足经常不温，冬天尤甚，常感下腹部有巴掌大小区域寒冷，夜尿次数偏多；大便多溏泻不成形，2日1次；双下肢易发湿疹，月经量少，时有提前。舌淡边有齿印，苔白腻，脉沉细。辨证属冲任虚损，经络不通。治拟温补肾火，养肝健脾，温经通络。

处方：艾叶84g，炒苍术140g，木瓜140g，生甘草84g，生白芍140g，香附140g，猪苓210g，生地黄168g，熟地黄168g，地肤子168g，砂仁84g，炒黄柏84g，牛膝140g，炒枳壳140g，茯苓210g，太子参210g，红花84g，玫瑰花84g，生川芎140g，生当归140g，益智仁168g，山药210g，阿胶珠140g，大枣210g，干姜84g，附子70g，生泽泻168g，山茱萸168g，炒杜仲168g，制何首乌210g，炒鸡内金168g，枸杞子168g，生桂枝140g，炒柴胡140g，上药浓煎。另用：阿胶150g，龟甲胶100g，大枣150g，生晒参36g，肉桂20g，芡实150g，肉苁蓉100g，赤芍60g，厚朴花60g，高山红景天60g，路路通50g，佛手30g，沙苑子60g，鲜铁皮石斛（带叶）30g。上药共煎，再去渣浓煎。将两浓煎液混合，加入蜂蜜150g，芝麻150g，大核桃100g，黄酒150g，桂圆100g收膏。每次1匙，日服2次。

患者服用2个月后，乏力疲劳明显减轻，手足偶有不温，下腹部寒冷感消失，夜尿明显减少，大便正常，夜寐安，湿疹减退；月经量基本正常，偶月经先期。苔白不腻，齿痕仍存在，脉细不沉。连服二冬，肝功能稳定正常，HBV–DNA < 1.0×10^3 copies/mL，HBeAg 定量明显下降，不适症状基本消失。

——何创《施维群教授膏方调治慢性肝病的临床经验》

14. 脂肪肝案

梁某，男，43岁。初诊：2009年11月22日。

脂肪肝已9年矣，谷丙转氨酶时有升高，甘油三脂亦轻度上升，所幸乙肝两对半正常。但时有腰酸，偶然肝区不适。大便日行3～4次，不成形，已历10余年。小溲色黄，曾有扁平苔藓史，常呈口干而不痛。诊得舌质红，苔薄白，脉细弦。综合脉症，属脾肾不足，痰瘀内蕴，肝络不和，毒邪内生。宜健脾益肾，化痰活血，疏肝和络，兼清毒邪，乃补中兼清之法也。

处方：女贞子300g，旱莲草300g，桑椹子300g，厚杜仲300g，潞党参150g，焦白术300g，炮干姜100g，云茯苓150g，白花蛇舌草200g，净连翘200g，半枝莲200g，垂盆草300g，生黄芪200g，大灵芝200g，枸杞子200g，珠儿参200g，绵茵陈150g，怀山药200g，福泽泻150g，鸡血藤200g，广郁金100g，陈佛手200g，干芦根200g，炒白芍200g，莱菔子200g，乌梅100g，蒲公英200g，延胡索200g，枫斗80g。上药另煎，东阿胶400g烊化，加饴糖500g，1料收膏，罐装。服法：每日早晚各服1匙，开水冲服。注意事项：凡遇感冒、咽痛、咳嗽、伤食、泄泻即停服。禁忌：生萝卜和浓茶。

复诊：2010年3月18日。患者服用膏方后，自觉精神疲乏好转，肝区无不适，大便日行2～3次，小溲不黄。2010年1月26日外院复查肝功能：ALT 61（＜75）IU/L、AST 33（＜75）IU/L、AKP 75（53～140）IU/L、γ-GT 34（11～50）IU/L、TBIL 8.7（3.4～20.4）μmol/L、DBIL 2.4（0.0～6.8）μmol/L、TP 77（66～87）g/L、ALB 45（35～52）g/L、GLO 32（23～38）g/L。血脂：TC 4.24（＜5.20）mmol/L、TG 4.19（0.6～1.7）mmol/L。证属脾肾不足，痰瘀内蕴，肝络不和，毒邪内生。治拟健脾益肾，疏肝理气，化痰通络，清热解毒。

处方：泽泻10g，决明子30g，丹参10g，郁金10g，六月雪30g，黄芩 15g，佛手 15g，芦根 30g，茯苓 30g，莱菔子 30g，蒲公英 30g，赤芍 30g，白芥子 10g，海藻 30g，垂盆草 30g，生米仁 20g，生山楂 30g，14 帖。

15. 高血压案

案例 1 夏某，男，68 岁。初诊：2004 年 12 月 11 日。

因反复头晕头痛 1 年，加剧半月余来诊，欲求膏方。患者有高血压病史 10 年余，平日服用珍菊降压片、雅施达、安内真等药，然血压时有波动，头晕头痛时时发作，近半月来症状加重。刻诊：头晕头痛甚，项背板紧，心烦易怒，球结膜充血，胸闷心悸，心前区不适，手指发麻，多梦，不思饮食，大便干硬，小便量少。舌红，苔薄白，脉弦细略涩。血压 170/100mmHg，心电图示左室高电压、偶发室性早搏，血脂、血糖正常。证属肝肾阴虚，肝阳上亢，心脉瘀阻。治以调补肝肾，平肝潜阳，活血通脉为主。

处方：北沙参 225g，生地黄 180g，白芍 180g，葛根 450g，枸杞 180g，首乌 180g，龟板 180g，鳖甲 135g，灵芝 180g，山茱萸 180g，熟地 180g，当归 180g，女贞子 450g，桑椹 450g，桑寄生 450g，牛膝 180g，丹参 450g，川芎 180g，红花 45g，泽兰 135g，穿山甲 90g，玫瑰花 45g，三棱 180g，莪术 135g，全瓜蒌 450g，郁金 180g，檀香 67.5g，三七 90g，延胡索 135g，酸枣仁 135g，五味子 180g，夜交藤 450g，旋覆梗 180g，鸡内金 180g，谷芽 180g，麦芽 180g，干地龙 180g，天麻 180g，杜仲 180g，白蒺藜 450g，青葙子 180g，滁菊花 135g，川楝子 135g，羚羊角 9g。上方以阿胶 100g，鳖甲胶 150g，龟胶 150g，饴糖 200g，黄酒 200mL，西洋参 100g，生晒参 50g，胡桃肉 150g 收膏。早晚空腹各 1 匙，开水冲服或含化如遇感冒等急性病时暂停服。忌萝卜、茶、猪血、虾蟹、辛辣。

二诊：2005 年 11 月 24 日。诉服用前方后，头晕头痛发作明显减少，其余诸症减轻，血压渐平稳，仅服用珍菊降压片。近两月来因家事操劳头晕再发，欲再求膏方。刻诊：头目晕昏，目糊，项背板紧，胸闷不适，乏力，腰膝酸软，不思饮食，勉强进食则易嗳气、腹胀，大便溏。舌淡红，苔薄白，脉沉细略涩。查血压135/90mmHg，体检B超发现脂肪肝，血脂TG稍高，心电图、血糖正常。证属气阴两虚，肝肾亏损，心脉瘀阻。治以益气养阴，补益肝肾，活血通脉为主。

处方：太子参225g，炒白术225g，茯苓180g，生薏苡仁450g，怀山药450g，北秫米450g，黄芪180g，黄精450g，玉竹180g，枸杞子180g，首乌180g，鳖甲180g，龟甲180g，灵芝180g，山茱萸180g，熟地黄180g，女贞子450g，桑椹450g，桑寄生450g，怀牛膝180g，葛根450g，丹参450g，川芎180g，泽兰135g，当归180g，赤芍180g，三棱180g，莪术135g，穿山甲90g，瓜蒌皮450g，郁金180g，天麻180g，杜仲180g，干地龙180g，泽泻180g，车前子180g，钩藤180g，白蒺藜450g，青葙子180g，荷叶450g，生山楂450g，虎杖225g，苦参450g，柴胡180g，八月札225g，旋覆梗180g，鸡内金180g，川楝子135g，煨木香135g，制香附135g。上方以阿胶100g，鳖甲胶150g，龟甲胶150g，饴糖200g，黄酒200mL，西洋参100g，生晒参50g，胡桃肉150g，木糖醇200g收膏。服法同前，忌萝卜、茶、猪血、虾蟹、生冷油腻。

——王佑华等《周端应用膏方治疗高血压病经验》

案例2 王某，男，71岁。初诊：2004年12月21日。

患者既往有高血压病史8年，近1年来血压控制在120～130/70～80mmHg。5年前因劳累后出现头晕，伴视物旋转，每次发作历时数秒至数分钟不等，曾经头颅血管多普勒提示：椎-基底动脉供血不足。予以尼莫地平、肠溶阿司匹林片及川芎嗪针等中西药物治疗后，症状时轻时重。近3年来多于劳累后出现胸闷、心悸，伴头晕、肢冷，曾在当地医院查心电图示：ST-T 改变。平日服用"硝酸酯类药物"为主，病情一度稳定，后因反复剧烈头痛，自行停服"硝酸酯类药物"，致前症时有反复。遂赴杨师处求诊。自诉：时感头晕、天旋地转，烘热，心烦不寐，胸闷、心悸劳累后甚，腰酸，乏力，肢冷，口干，大便不畅，盗汗。舌红少苔，舌边有瘀斑、瘀点，脉弦细。辨证属上实下虚（阴虚肝旺），阴阳不调，兼夹瘀血阻络。治拟养阴平肝滋肾，佐以活血通络、益气和胃。予以膏方调治。

处方：明天麻 100g，枸杞子 300g，钩藤 150g，杭白芍 150g，炙甘草 50g，炒川连 30g，炒枣仁 300g，太子参 300g，炒冬术 100g，茯苓 150g，丹参 150g，川石斛 150g，炒僵蚕 100g，丝瓜络 100g，麦冬 100g，生地黄 150g，熟地黄 150g，怀山药 150g，山萸肉 50g，牡丹皮 100g，泽泻 100g，广郁金 150g，淮小麦 300g，北沙参 300g，石菖蒲 60g，炒杜仲 150g，夜交藤 300g，炒狗脊 100g，佛手片 100g，绿梅花 100g，炒谷芽 150g，炒麦芽 150g，玫瑰花 30g，制香附 100g。1 料。诸药煎浓汁。另：龟板胶 250g，阿胶 250g，红枣 250g，冰糖 500g，收膏。

二诊：服用 1 年后，头晕未作，胸闷、心悸明显好转，腰酸、肢冷、烘热症状基本消失，睡眠改善，二便正常。复查心电图示：心肌缺血较前改善。予守前方改：生地黄 200g，熟地黄 200g，炒杜仲 300g，炒狗脊 150g，续服以善后。

——李航《杨少山运用膏方调治心脑血管疾病验案举隅》

案例 3 周某，男，71 岁。初诊：2003 年 12 月 6 日。

患者有高血压病史 10 余年，曾服多种降压药，血压时有波动。今年入冬以来，血压升高，目前服珍菊降压片 2 片 / 次、3 次 / 日，洛汀新 10mg/ 次、1 次 / 日，血压 165/100mmHg 左右。自觉头胀痛且晕，上重下轻，面烘热，急躁易怒，腰膝酸软，下肢冰凉，口腔溃疡频发，寐差梦多，大便干，2～3 日一行。舌暗红，苔薄黄，脉弦细。辨证属肾阳不足，心肝有热，虚阳上越。治宜潜阳清热，补肾活血。

处方：天麻 210g，钩藤 210g，潼蒺藜 210g，白蒺藜 210g，麦冬 210g，连翘 210g，仙茅 210g，淫羊藿 210g，当归 210g，川芎 210g，生地黄 210g，怀牛膝 210g，制狗脊 210g，夏枯草 140g，五味子 140g，炒白芍 140g，炙鳖甲 140g，山萸肉 140g，炙远志 140g，参三七片 140g，生甘草 140g，蒲公英 280g，白花蛇舌草 280g，益母草 280g，灵磁石 420g，木香 80g。另用西洋参 100g，阿胶 200g，龟板胶 100g，西红花 20g，木糖醇 200g 收膏。用法：采用常规制膏法及服法。

二诊：2004 年 11 月。服上药后口腔溃疡发作明显减少，余症亦均改善，珍菊降压片减为 1 片 / 次，洛汀新剂量不变，血压稳定在 145/90mmHg 左右，入冬以来亦未升高。刻下腰膝酸软，下肢发凉，夜寐梦多，二便调，舌质略暗，苔薄白，脉弦细。以上方加杜仲 210g，川断 210g，桑寄生 280g，续服。

三诊：2005 年 11 月。服药后口腔溃疡只发作 1 次，血压稳定，除下肢无力外余无明显不适，舌淡暗，苔薄白，脉弦细。以上方加炙黄芪 280g，续服。

——李勇进等《林钟香教授运用膏方调治心血管病治验举隅》

案例 4　王某，女，68 岁。初诊：2006 年 11 月 11 日。

主诉：反复头晕 15 年余，加剧半月。患者有高血压病史 15 年余，平日服用珍菊降压片、马来酸左旋氨氯地平片（玄宁）等药，然血压时有波动，头晕时有发作，近半月来症状加重。平素易感冒。刻诊：头晕，项背板滞，胸闷心悸，心前区不适，手指发麻，多梦，不思饮食，大便干硬，小便量少。舌质红，苔薄白，脉弦细略涩。血压 150/95mmHg，血脂、血糖正常，HBsAg（＋）。证属气阴两虚，肝阳上亢，心脉瘀阻。治以益气养阴，平肝潜阳，活血通脉为主。

处方：太子参 225g，生白术 450g，茯苓 180g，生米仁 450g，怀山药 450g，北秫米 450g，炒防风 135g，五味子 135g，黄精 450g，玉竹 180g，枸杞子 180g，何首乌 180g，龟板 180g，鳖甲 135g，灵芝 180g，山萸肉 180g，桑椹子 450g，桑寄生 450g，怀牛膝 180g，丹参 450g，川芎 180g，泽兰 135g，当归 180g，红花 45g，穿山甲 90g，桃仁 90g，葛根 450g，三棱 180g，莪术 135g，玫瑰花 45g，天麻 135g，钩藤 135g，白蒺藜 450g，青葙子 180g，干地龙 180g，瓜蒌皮 450g，郁金 180g，檀香 135g，柴胡 135g，八月札 180g，田基黄 450g，鸡骨草 450g，半枝莲 450g，佛手 135g，香橼皮 135g，川楝子 135g，旋覆梗 180g，鸡内金 180g，谷芽 225g，麦芽 225g。上方以阿胶 100g，鳖甲胶 100g，龟板胶 150g，饴糖 200g，黄酒 200mL，冬虫夏草 10g 收膏。早晚空腹各服 1 匙，开水冲服或含化。如遇感冒等急性病时暂停服。忌萝卜、茶、虾、蟹、辛辣食物等。

6 个月后随访，述服用前方后头晕头痛发作明显减少，感冒亦几乎无发生，其余诸症减轻，血压渐平稳，仅服用珍菊降压片。

——楼丹飞等《周端运用膏方治疗心血管病经验》

案例5 张某，男，63 岁。初诊：2009 年 11 月 26 日。

主诉：间断性头晕、反复发作 8 年余，加重 10 天。既往有高血压病史 10 余年，发现血糖升高 1 年。平素自服复方罗布麻片、二甲双胍片等药，血糖控制尚可，然血压时有波动，头晕时有发作，近 10 天来症状明显加重。刻诊：头晕，胸闷心慌，心前区不适，心烦多梦，急躁易怒，口干，乏力，纳呆，大便质干，小便量少。舌淡暗，苔薄白，脉弦细略涩。查 BP 150/100mmHg；心电图示：心肌缺血，偶发房性早搏。证属气阴两虚，肝阳上亢，心脉瘀阻。治以益气养阴，平肝潜阳，活血通脉为法。

处方：北沙参 225g，黄芪 135g，生白术 450g，山药 450g，生薏苡仁 450g，茯苓 180g，淮小麦 450g，北秫米 450g，五味子 135g，酸枣仁 180g，黄精 450g，枸杞子 135g，女贞子 450g，何首乌 135g，玉竹 180g，灵芝 135g，龟板 135g，鳖甲 135g，山茱萸 180g，怀牛膝 180g，桑椹子 450g，桑寄生 450g，丹参 225g，川芎 180g，当归 180g，泽兰 135g，桃仁 90g，红花 45g，葛根 450g，天麻 135g，钩藤 135g，青葙子 135g，白蒺藜 450g，川楝子 135g，干地龙 180g，郁金 180g，柴胡 135g，八月札 180g，玫瑰花 45g，瓜蒌皮 450g，檀香 135g，旋覆梗 180g，香橼皮 180g，佛手 135g，枳实 135g，鸡内金 225g，谷芽 450g，麦芽 450g。上方以阿胶 100g，鳖甲胶 150g，龟板胶 150g，黄酒 200mL，西洋参 100g，生晒参 50g，木糖醇 300g 收膏。早晚空腹各服 1 匙，温开水冲服或含化。如遇感冒等急性病时暂停服。忌萝卜等。

3 个月后随访，述服用前方后头晕明显好转，其余诸症均减轻，血压渐趋平稳，仅服复方罗布麻片，血压波动范围（130～140）/（80～90）mmHg。

——童存存《周端教授运用膏方经验拾萃》

案例6 郑某，男，80 岁。初诊：2005 年 2 月 3 日。

主诉：反复头痛、头晕 12 年，伴间隙性四肢畏寒 7 年。患者 12 年前出现头痛、头晕，查血压（180～220）/（70～80）mmHg，服用"洛汀新＋拜新同"治疗后血压控制在（130～150）/（70～75）mmHg。7 年前因劳累后感四肢畏寒，无疼痛，呈间隙性发作，每次持续时间 2～5 小时不等。出现上述症状同时，血压波动在（170～190）/（80～100）mmHg 之间，经调整"降压药物"后血压均可控制，但畏寒症状反复出现，以劳累后为甚。曾赴多家医院经各项检查均未发现其他器质性疾病，同时曾在当地医院予"金匮肾气丸"为主治疗，自述畏寒症状反见加重，且发作持续时间延长。经病友介绍前来求诊。诊时述头痛、头晕，心烦易怒，手足心热，盗汗明显，四肢畏寒，腰膝酸软乏力，口干口苦，胃纳欠佳，大便干结，睡眠欠佳，耳鸣。舌质红少苔，脉细弦。证属阴虚血少肝旺，四肢筋脉失于濡养。予自拟"养阴平肝方"加减为主，佐以"滋肾通络"之剂治疗。

复诊：2005年2月15日。诉四肢畏寒症状明显减轻，头痛、头晕好转，精神状态改善，但诉盗汗仍明显，夜寐梦扰，遂予膏方调治。

药用：明天麻100g，枸杞子500g，钩藤150g，杭白芍150g，太子参300g，炙甘草50g，炒枣仁300g，生地黄150g，熟地黄150g，怀山药150g，山茱萸60g，牡丹皮100g，泽泻100g，茯苓150g，川石斛150g，麦冬100g，炒天虫100g，丝瓜络150g，白蒺藜150g，炒杜仲300g，炒狗脊150g，北沙参300g，炙鳖甲150g，化龙骨150g，夜交藤300g，炒谷芽150g，炒麦芽150g，佛手片60g，绿梅花100g，制首乌150g，制玉竹150g，玫瑰花30g。

连服1年后，畏寒症状完全消失，余症皆消。随访至今（2007年），病情稳定。

——李航《杨少山膏方调治疑难杂病验案举隅》

16. 高脂血症案

案例1 吕某，男，46岁。初诊：2000年11月29日。

患者2年前体检发现血甘油三脂、胆固醇明显增高，同时B超示颈动脉粥样硬化斑块形成，无高血压、糖尿病史。予阿托伐他汀片、肠溶阿司匹林片口服，血脂一度降至正常，但后因肝功能异常，自行停药，血脂再次升高。遂赴杨师处求诊。症见：形体肥胖，面色不华，平日性情急躁易怒，自诉腰酸、口干，夜寐梦扰；大便日行3～5次，质稀，时呈水样便，以进食油腻食物后为甚；动则汗出，时感中脘胀满不适。舌苔薄，质干红，边有齿痕、瘀斑，脉弦滑。辨证属肝肾阴虚，脾虚气滞，痰浊瘀阻。予以膏方调治。

处方：炒党参150g，茯苓150g，炒冬术150g，炙甘草50g，熟地黄 200g，怀山药 300g，泽泻 100g，牡丹皮 100g，姜半夏 60g，决明子 200g，炒苡仁 300g，炒扁豆 150g，焦山楂 150g，佛手片 60g，绿梅花 100g，玫瑰花 30g，佩兰 100g，川朴花 100g，丹参 150g，广郁金 100g，制香附 100g，陈皮 60g，生黄芪 150g，明天麻 100g，枸杞子 300g，钩藤 150g，炒杜仲 150g，苏梗 100g，杭白芍 150g，葛根 150g，车前子 100g，川楝子 100g。另：阿胶 250g，龟板胶 250g，红枣 250g，胡桃肉 250g，冰糖 250g 收膏。

二诊：诉便溏明显减轻，大便日行 1～2 次，中脘胀满不适明显减轻，头晕、腰酸仍明显，苔脉同前。拟前方加炒僵蚕 100g，丝瓜络 100g，石菖蒲 60g，川石斛 150g；改葛根 200g，炒杜仲 300g，丹参 200g，焦山楂 200g，姜半夏 30g，陈皮 30g。续服 1 年后，复查血脂已降至正常水平，B 超示颈动脉粥样硬化斑块较前缩小，头晕腰酸明显减轻，大便正常。至今（2007 年）仍坚持每年服用膏方，病情稳定。

——李航《杨少山运用膏方调治心脑血管疾病验案举隅》

案例 2 徐某，男，49 岁。专卡号：97-183。

素有"哮喘"病史 20 余年。平素感冒则喘。近 3 年来患"心肌炎"，胸闷，心慌时作。去年查出高血脂症。刻诊：腰酸乏力，耳鸣阵发、夜间盗汗，面容暗黄无华，二目内眦有脂斑。纳食欠馨，二便尚可。脉细濡，舌苔滑腻。此肾虚气弱，脾运失健，瘀浊交阻之证。拟补肾益气健脾，化瘀泄浊为治。

处方：熟地 250g，枸杞子 100g，桑寄生 150g，厚杜仲 150g，夏枯草 120g，枣仁 150g，荷叶 100g，虎杖 150g，生小蓟 200g，桃仁 100g，丹参 150g，木瓜 100g，䗪虫 100g，辛夷 90g，苍耳子 90g，党参 150g，葛根 150g，山楂 150g，苍术 120g，白术 120g，鸡内金 100g，浮小麦 300g，碧桃干 100g，左牡蛎 300g，红枣 100g，炙甘草 60g，生晒参 100g（另炖兑入）。另：真阿胶 200g，鹿角胶 100g，龟板胶 100g，上三

味黄酒浸炖烊，并冰糖 500g，饴糖 200g 收膏。该患者于 1 年后膏方门诊随访，谓去年服膏方以来精力显振，感冒、哮喘少发，良有以也。

——张良茂《姚培发膏方经验谈》

17. 冠心病案

案例 1 胡某，男，72 岁。初诊：2002 年 12 月 3 日。

患者有冠心病史 3 年，冠状动脉造影示：左前降支中段狭窄 80%。曾做心脏手术植入支架 1 枚，术后症状基本消失。近半年又出现阵发胸闷隐痛，向左肩臂放射，常见于劳累或活动后，休息及服麝香保心丸可缓解。心电图示：左侧胸导 T 波低平，但无动态变化，胆固醇和甘油三酯偏高，无糖尿病与高血压病史。刻下：阵发胸闷隐痛，活动后气促，乏力，纳差，易感冒，寐可，二便调。舌淡胖，质暗，苔薄白，脉沉细。辨证属气虚血瘀。治宜温阳益气，活血化瘀。

处方：炙黄芪 210g，当归 210g，川芎 210g，熟地黄 210g，枳实 210g，淫羊藿 210g，茯苓 210g，太子参 210g，麦冬 210g，葛根 280g，益母草 280g，瓜蒌皮 280g，生蒲黄 280g，柴胡 140g，桂枝 140g，丹参 140g，红花 140g，参三七片 140g，炒白术 140g，炒白芍 140g，防风 140g，姜半夏 140g，炙远志 140g，山楂 140g，五味子 140g，炙甘草 140g，木香 80g。另用生晒参 100g，西洋参 100g，西红花 20g，阿胶 200g，鹿角胶 200g，饴糖 200g 收膏。用法：采用常规制膏法及服法。

二诊：2003 年 11 月复诊。胸闷痛发作明显减少，活动耐量增加，腰膝无力，舌脉同前。以上方加杜仲 210g，桑寄生 210g 续服。

——李勇进等《林钟香教授运用膏方调治心血管病治验举隅》

案例 2 陈某，男，55 岁。初诊：2011 年 11 月 5 日。

患者 2 年前出现劳累后心前区胸闷不适，伴有心慌，做过冠状动脉

造影发现前降支中段有一狭窄约 50%，并有脂肪肝、高脂血症、高血压等病史，平时服用常规西药治疗。刻下：胸闷心悸，时有早搏，右腹胀满，心烦时作，手足心热，夜寐欠安，然胃纳不佳，大便易溏。舌红苔少略干，脉弦细。

处方：黄精 300g，玉竹 120g，枸杞子 90g，首乌 90g，鳖甲 90g，龟板 90g，灵芝 120g，山萸肉 90g，女贞子 300g，桑椹 300g，桑寄生 300g，怀牛膝 300g，白芍 120g，葛根 300g，黄芪 300g，生白术 300g，茯苓 300g，生薏苡仁 300g，橘红 60g，功劳叶 90g，北秫米 300g，胆南星 90g，丹参 300g，川芎 90g，水蛭 90g，穿山甲 60g，玫瑰花 90g，柴胡 90g，八月札 150g，煨木香 90g，瓜蒌皮 300g，郁金 90g，檀香 90g，枳实 90g，甘松 300g，淮小麦 300g，五味子 90g，天麻 90g，钩藤 90g，白蒺藜 300g，车前子 150g，鸡内金 150g，荷叶 300g，苏叶 90g，决明子 300g，焦六曲 150g，梅花 90g，膏方 1 料。另以阿胶 100g，龟板胶 150g，鳖甲胶 150g，西洋参 50g，生晒参 100g，琥珀粉 100g，木糖醇 300g，山楂精 60g，如法兑入，黄酒为引。

二诊：2012 年 11 月 10 日。患者胸闷较前好转，早搏次数减少，心烦手足心热亦有所减轻，上方加苏木 90g，红花 30g 以加强活血，余药同上，膏方 1 料再进。

——李广浩等《周端膏方治疗冠心病经验撷英》

案例 3 某女，73 岁。初诊：2008 年 11 月 25 日。

主诉：心慌、气急伴头晕 2 个月。既往有高血压、冠心病、脂肪肝病史，经中西医结合治疗后，症情稳定。现症：心慌，气急，乏力，口干，头晕，头昏，腰酸，手臂酸痛，视物模糊，记忆力减退，失眠，心烦易怒，夜尿偏多、每晚 2～3 次，大便尚调。舌暗红，苔薄，脉弦细。证属肝肾亏虚，肝阳易亢，心气内虚，痰瘀痹阻心脉。治拟益气活血，涤痰舒痹，调补肝肾。

药用：生黄芪 200g，太子参 200g，麦冬 150g，五味子 50g，丹参 300g，红景天 120g，赤芍 120g，白芍 120g，川芎 100g，郁金 120g，降香 90g，枸杞子 150g，菊花 100g，山药 150g，生地黄 150g，熟地黄 150g，山茱萸 150g，茯苓 150g，泽泻 100g，制何首乌 150g，石决明 200g，钩藤 150g，天麻 90g，白术 150g，葛根 150g，木香 90g，蒲公英 150g，佛手 90g，炒枳壳 120g，砂仁 60g，牛膝 250g，金樱子 150g，芡实 150g，酸枣仁 200g，夜交藤 300g，莲子肉 150g，百合 150g，石斛 120g，全蝎 50g，地龙 90g，石菖蒲 120g，炙远志 90g。上药共煎去渣取汁，加入龟甲胶 200g，鹿角胶 100g，阿胶 50g，黄酒 350mL，蜂蜜 500g，炒大胡桃 150g，炒黑芝麻 150g，收膏。每次服 6g，每日 3 次。半年后症状改善。

——母相聪《程志清用膏方辨治心血管病经验》

案例 4 李某，女，51 岁。

主诉：心悸、胸闷、乏力 3 个月。患者 3 个月前，因思虑劳累过度，感心悸不宁，胸闷不舒，寐差，乏力，二便尚可。舌淡红，苔薄，脉迟缓无力。心电图示：心肌缺血，外院诊断为"冠状动脉粥样硬化性心脏病"，予丹参片治疗后，心悸胸闷稍有好转。但 3 个月前发现心率减慢，50～60 次/分，月事色淡量多。有卵巢囊肿、子宫肌瘤病史。辨证为心脾两虚，气血不足。治拟补气益血，养心安神。膏滋代煎，缓缓图之。

药用：西洋参 100g（煎汁和入膏中），党参 300g，炙黄芪 300g，焦白术 150g，茯神 150g，炙甘草 100g，白芍 100g，当归 100g，熟地黄 300g，川芎 100g，山茱萸 150g，山药 300g，泽泻 100g，黄精 150g，枸杞子 250g，制何首乌 300g，仙鹤草 300g，丹参 100g，川楝子 100g，延胡索 100g，石斛 150g，芦根 150g，麦冬 100g，酸枣仁 150g，炙远志 100g，木香 60g，白豆蔻 30g，砂仁 30g，焦谷芽 100g，焦麦芽 100g，

焦鸡内金 100g, 焦山楂 100g, 龙眼肉 150g, 阿胶 300g, 龟甲胶 300g, 冰糖 500g, 大枣 500g, 核桃肉 200g。按照传统方法熬膏滋。上药浸一宿，武火煎取三汁，沉淀沥清，文火收膏时，加入阿胶、龟甲胶、西洋参汤、冰糖，熬至滴水成珠为度。每服 1 汤匙，温开水调送，清晨最宜，亦可早、晚两次。如遇感冒食滞则暂停数天。

患者第二年复诊时，诉诸症明显改善，经血调和，心率增至 70 次 / 分。

——李璟等《秦亮甫膏方施用经验》

18. 心律失常案

案例 1 某女，44 岁。初诊：2008 年 11 月 21 日。

症见：心悸时作，胸闷，腹胀，皮肤瘙痒，鼻塞，喷嚏晨起时作，寐可，纳一般，月经正常。舌质淡红，边有齿痕，苔薄白，脉细。心电图示：窦性心律，室性早搏，心率 72 次 / 分，血压 125/70mmHg。有心律失常病史 5 年，过敏性鼻炎史 6 年。治宜益气养阴，活血化瘀通络。

处方：太子参 225g, 黄芪 135g, 生白术 450g, 生薏苡仁 450g, 怀山药 450g, 北秫米 450g, 防风 135g, 五味子 135g, 鳖甲 135g, 龟板 135g, 山萸肉 135g, 玉竹 180g, 枸杞子 180g, 首乌 180g, 白芍 180g, 灵芝 180g, 怀牛膝 180g, 黄精 450g, 桑寄生 450g, 女贞子 450g, 桑椹子 450g, 丹参 450g, 益母草 450g, 川芎 180g, 当归 180g, 地龙 180g, 酸枣仁 180g, 泽兰 135g, 赤芍 135g, 丹皮 135g, 柏子仁 135g, 合欢花 135g, 绿萼梅 135g, 檀香 135g, 夜交藤 450g, 龙齿 450g, 郁金 180g, 旋覆梗 180g, 鸡内金 180g, 瓜蒌皮 450g, 谷芽 450g, 麦芽 450g, 苍耳子 135g, 辛夷 135g, 蝉蜕 90g, 干松 225g。另以生晒参 50g, 阿胶 100g, 鳖甲胶 150g, 龟板胶 150g, 木糖醇 200g, 黄酒 200g 收膏。

二诊：2009年10月29日。症见心悸、胸闷未见，无心前区痛，腹胀少，皮肤瘙痒，鼻塞、喷嚏晨起时作好转，寐可，纳一般，月经正常。舌质淡红，苔薄白，脉细。心率75次/分，早搏0～1次/分，血压120/75mmHg。B超示：乳腺小叶增生。

处方：上方改黄芪75g；加柴胡135g，夏枯草225g，生牡蛎450g，鸡血藤450g。另以生晒参50g，阿胶100g，鳖甲胶150g，龟板胶150g，木糖醇300g，黄酒200g收膏。

——褚田明《周端应用膏方治疗心律失常验案二则》

案例2 某女，54岁。初诊：2006年10月25日。

主诉：间断性胸闷、心慌1月余，加重1周。患者1个月前无明显诱因出现活动后胸闷、心慌时作，之前未曾有感冒发热及腹泻等病史，9月20日至某医院做心电图示：频发房性早搏，部分呈二联律，偶发室性早搏伴有ST-T改变。行动态心电图示：频发房性早搏5728次/24h，偶发室性早搏649次/24h。当时该医院给予心律平150mg每8小时1次，阿司匹林100mg每晚1次，稳心颗粒等药物口服后，胸闷心慌症状呈加重倾向，无胸骨后疼痛，无恶心呕吐，无视物旋转。刻下：胸闷心慌时作，动则心悸较甚，易汗出，情绪低落，善太息，面色少华，头昏头晕阵作，腰膝酸软，纳谷欠佳，入睡困难，易惊醒，多梦，二便调。舌质淡红，苔薄白，脉结代而弦。治宜疏肝理气，交通心肾。

处方：柴胡180g，炒白芍225g，当归150g，川芎180g，制香附180g，枳实225g，青蒿225g，苦参225g，益母草270g，竹茹180g，丹参225g，制狗脊180g，杜仲180g，桑寄生225g，木香90g，谷芽225g，麦芽225g，炙鸡内金180g，白术225g，茯苓225g，党参225g，仙茅225g，淫羊藿225g，知母180g，黄柏180g，生龙骨225g，炙远志180g，首乌藤300g，炙甘草135g。另：人参200g，西洋参200g，阿胶200g，特级枫斗100g，饴糖200g，龙眼肉100g收膏。并嘱其畅情志，不宜有思想负担。

半年后门诊随访，自诉胸闷、心慌明显改善，发作次数明显减少，仅气短乏力时有，纳谷可，寐尚安，二便尚调。舌质淡红，苔薄白，脉结代。3个月前已停服普罗帕酮（心律平），平素服用阿司匹林及稳心颗粒。

——褚田明《周端应用膏方治疗心律失常验案二则》

案例3　朱某，女，56岁。初诊：2013年11月。

患者素有心脏病史，近期心慌胸闷，心前区隐痛，加重1周。2009年曾被诊断为冠心病（不稳定型心绞痛）；心律失常（频发室性早搏）。服用心律平、单硝酸异山梨酯片等，病情稳定。近期患者病情加重，服药不能缓解。刻下：心慌胸闷，气短乏力，五心烦热，寐差。舌暗红，苔少，脉细涩。心电图示：窦性异位心律，频发室性早搏，平均心室率78次/分。中医诊断为心悸，属气阴两虚，气血瘀滞。宜益气养阴，活血化瘀，宁心安神。

处方：太子参180g，生黄芪225g，生白术450g，茯苓450g，生薏苡仁450g，北秫米450g，怀山药450g，防风135g，黄精450g，玉竹180g，枸杞子135g，首乌135g，灵芝180g，白芍180g，五味子135g，山茱萸135g，鳖甲135g，龟甲135g，桑椹子450g，怀牛膝450g，女贞子450g，桑寄生450g，丹参450g，川芎135g，泽兰135g，当归135g，玫瑰花135g，生牡蛎450g，酸枣仁180g，合欢花180g，六神曲225g，谷芽450g，麦芽450g，鸡内金180g，梅花135g。以辅料：阿胶100g，鳖甲胶150g，龟板胶150g，黄酒300mL，木糖醇300g，西洋参150g，北虫草100g，生晒参100g，灵芝孢子粉30g，山楂精2盒，羚羊角粉10g收膏。早晚空腹各1匙，开水冲服或含化，如遇感冒等急性病时暂停服。忌食萝卜、茶、猪血、虾蟹、辛辣。

此后复诊，患者心悸、胸闷、气短等症状基本消失，复查心电图明显好转。

——林赟霄等《周端教授应用膏方治疗心悸经验拾零》

19. 心动过缓案

某男，64 岁。

头晕，平卧也作，但无房旋呕恶，右半身肢节酸楚指麻，右季肋痛及腰，便稀次多，肢软乏力，少感冒，寐多梦扰，胸痞心动缓，阳痿早泄，性事差，劳即腰酸，肢软畏寒，小溲欠畅。苔薄，脉细滑且弦。有颈椎病、前列腺肥大，血脂、血糖增高，低血压，心动过缓，偶有早搏。诸多病证，心脾肾气虚，肝气盛，络脉失畅。治拟益气平肝，通络之法。

处方：炒党参 120g，炒当归 100g，炙黄芪 300g，炒苍术 100g，炒白术 100g，生地黄 150g，熟地黄 150g，砂仁 30g，蔻仁 30g，制首乌 300g，枸杞子 120g，制黄精 120g，玉竹 120g，脱力草 180g，功劳叶 100g，稽豆衣 90g，女贞子 120g，旱莲草 100g，楮实子 90g，炒川芎 60g，炒川断 90g，杜仲 300g，桑寄生 90g，牛膝 90g，防风 60g，防己 60g，伸筋草 90g，石楠叶 150g，补骨脂 150g，骨碎补 100g，巴戟肉 120g，山萸肉 120g，益智仁 180g，锁阳 300g，菟丝子 120g，山药 100g，淫羊藿 120g，仙茅 100g，阳起石 300g，紫石英 300g，水蛭 5 条，细辛 30g，莲肉 200g，炙甘草 30g，大枣 100g，生晒参 100g，西洋参 100g，虫草 10g，河车粉 60g（冲），陈阿胶 350g，龟板 100g，鳖甲胶 100g，鹿角胶 50g，海龙 60g，海马 60g，白冰糖 150g，黄酒 100mL。如法收膏，每次服 1 调羹，2 次 / 日。

服膏方 1 剂后，患者于第二年膏方复诊时述服上方后头晕肢麻、肢软乏力、胸痞、腰酸等症均减，1 年来未服用其他药物，胃脘安好，效佳。

——辛效毅等《何立人膏方治疗心血管病经验》

20. 慢性心衰案

某女，72 岁。初诊：2012 年 12 月 20 日。

有高血压病 30 余年，冠心病、心功能Ⅲ级 10 余年，长期服用西药。刻下：动则气喘汗出，难以平卧，颜面及肢体浮肿，胸闷；偶有心前区疼痛，痛有定处，腹胀纳差，腰酸肢软，怕冷，大便溏薄。舌质淡偏紫，边有齿印，苔薄脉细。证属心肾阳虚，水气凌心。治拟益气活血，温阳利水，补肾纳气。

处方：党参 225g，黄芪 450g，生白术 450g，北秫米 450g，黄精 450g，丹参 450g，瓜蒌皮 450g，万年青根 450g，毛冬青 450g，猫人参 450g，枸杞子 180g，首乌 180g，川芎 180g，郁金 180g，葶苈子 180g，干地龙 180g，旋覆梗 180g，泽兰 135g，檀香 135g，苏子 135g，佛手 135g，补骨脂 225g，三七 90g，穿山甲 90g（代），大腹皮 90g，桂枝 45g，附子 45g，桑寄生 450g，桑椹子 450g，泽泻 135g，石斛 120g，玫瑰花 180g，谷芽 450g，麦芽 450g，六神曲 225g，鸡内金 450g。以阿胶 100g，鳖甲胶 150g，龟板胶 150g，生晒参 150g，西洋参 150g，灵芝孢子粉 20g，蛤蚧 3 对，桂圆肉 70g 收膏。早晚饭前各服 1 匙，温开水冲服，若遇感冒或心衰急性发作等急症则停服。

复诊：2013 年 12 月 12 日。患者气喘心悸较前明显好转，胸闷亦有减轻，自诉近 1 年中感冒发作明显减少，其余诸症均有好转。上方加天麻 180g，钩藤 225g，红花 90g 加强血压控制和活血，膏方 1 料再进。

——魏易洪等《周端教授膏方治疗慢性心衰经验拾零》

21. 糖尿病案

案例 1　于某，女，72 岁。初诊：2000 年 1 月 16 日。

主诉：反复多饮、多食伴左下肢疼痛 3 年。3 年前无诱因下出现多饮、多食，伴左下肢疼痛，遇寒则加重，曾在当地医院查空腹血糖12.5mmol/L，血管多普勒示"血栓闭塞性脉管炎Ⅱ期"。诊断为2型糖尿病、血栓闭塞性脉管炎。予"二甲双胍片、阿司匹林肠溶胶囊"及中药"阳和汤"为主治疗，空腹血糖控制在8.8～10.2mmol/L，下肢疼痛症状改善不明显。遂于1999年10月16日求诊于杨师，当时空腹血糖10.5mmol/L。诉左下肢局部畏寒伴疼痛明显而全身无寒症，大便三日未解，口干，心烦易怒，盗汗，寐差。苔薄，舌质红，脉细。证属阴虚内热津亏，气血受损，脉络瘀滞。治拟"增液汤"加减养阴清热，佐以益气化瘀通络之剂。连服3个月后，自诉下肢畏寒、疼痛已较前减轻，大便两日一次，睡眠好转，胃纳正常，空腹血糖在7.0～7.8mmol/L之间。为进一步稳定病情，予膏方治之。

处方：生地黄150g，熟地黄150g，玄参100g，麦冬100g，赤芍150g，白芍150g，炙甘草50g，太子参300g，炒冬术100g，茯苓150g，炒天虫100g，川石斛150g，丹参150g，怀牛膝150g，炒杜仲300g，玄胡150g，炒狗脊150g，白蒺藜150g，明天麻100g，枸杞子500g，钩藤150g，络石藤150g，丝瓜络150g，当归100g，佛手片60g，川芎60g，绿梅花100g，北沙参300g，玫瑰花30g，炒谷芽150g，炒麦芽150g，炙鳖甲150g。1料，诸药煎浓汁。另：龟板胶250g，阿胶250g，胡桃肉250g，红枣250g，冰糖500g收膏。续服1年后，诉下肢畏寒、疼痛完全消失，大便、睡眠正常，复查空腹血糖在5.8～6.2mmol/L之间。后每年服用膏方调治，病情一直稳定，至今未见复发。

——李航《杨少山膏方调治疑难杂病验案举隅》

案例2 某女，73岁。

糖尿病20余年，形体消瘦，腿软乏力，双足怕冷，时有胸闷，口干多饮、多食、多尿，尿黄有泡沫，大便溏。舌暗紫，中有裂纹，苔薄黄，脉弦。久病耗损，精气渐衰，气阴两虚，络脉不畅，血瘀气滞。治拟益气养阴，健脾补肾；佐以清化痰热，活血通络。

处方：炒党参150g，生地150g，熟地150g，枸杞子150g，阿胶150g，鳖甲胶150g，炙黄芪300g，制首乌300g，杜仲300g，炒苍术100g，炒白术100g，炒当归100g，旱莲草100g，山药100g，生晒参100g，西洋参100g，砂仁30g，蔻仁30g，制黄精120g，玉竹120g，女贞子120g，巴戟天120g，山萸肉120g，菟丝子120g，炒川断90g，桑寄生90g，冬虫夏草10g，龟板胶250g，黄酒200g。如法收膏，每次服1调羹，2次/日。服膏方期间，患者随诊监测，血糖平稳达标，诸症渐愈，疗效颇佳。

——陈琦军《张祝华运用膏方治疗2型糖尿病经验》

案例3 某男，52岁。初诊：2007年12月2日。

禀阴虚湿热体质，肺脾气虚，营卫失和之证。症见迎风鼻塞流涕，咽干痒咳，神疲乏力，目干涩燥。有慢性鼻炎、咽炎及视网膜出血史。血糖偏高，血脂正常，经服西药及饮食控制，运动锻炼，控制较好。纳可，寐香，二便调。苔薄白，质稍红，脉小弦。治拟：滋阴益气，调和营卫。予以滋膏调体。

药用：曲白参60g，西洋参60g，沙参120g，天冬120g，麦冬120g，五味子60g，肥知母100g，黄柏100g，生地黄150g，熟地黄150g，山萸肉120g，怀山药200g，粉丹皮100g，建泽泻100g，白茯苓120g，甘杞子300g，杭菊花100g，制首乌200g，桑椹子200g，女贞子200g，旱莲草150g，北黄芪300g，全当归120g，炒白术120g，防风100g，薏苡仁300g，紫丹参200g，广陈皮100g，清甘草60g，大枣200g。上药除曲白参、西洋参外，余药用清水浸泡一宿，浓煎3次取汁；纳真阿胶250g，鳖甲胶250g，用黄酒250mL炖烊；木糖醇500g。收膏时另将曲白参及西洋参煎浓汁兑入膏中，缓缓调匀收膏。早晚各服1匙，开水冲服。

次年再诊：迎风鼻塞流涕已罢，但皮肤燥痒，目干而涩，右眼视力降低依然，排尿无力。血糖控制稳定。苔薄微黄，质稍红，脉细。续以原意制膏，徐图缓求。

处方：生晒参100g，西洋参60g，北沙参120g，天冬120g，麦冬120g，五味子80g，肥知母120g，黄柏100g，怀山药150g，生地黄120g，熟地黄120g，山萸肉120g，粉丹皮100g，建泽泻100g，白茯苓100g，甘杞子120g，杭菊花100g，女贞子120g，旱莲草120g，桑椹子120g，桑螵蛸120g，益智仁120g，巴戟肉120g，甜苁蓉120g，补骨脂120g，生米仁200g，紫丹参150g，广陈皮100g，春砂仁30g，生甘草60g。另纳真阿胶250g，鳖甲胶250g，木糖醇500g，黄酒250mL作辅料。

——叶蓉《王晖老师膏方调体治病经验》

22. 桥本甲状腺炎案

钱某，女，47岁。乙酉年初冬日订制膏方。

案牍劳形，颈背板滞不舒，平时易疲乏，易患感冒，喉旁常有紧压感；两侧甲状腺轻度肿大，质地韧，慢性咽炎时发；经前乳胀，胃纳尚可。实验室检查：T_3、T_4、FT_3、FT_4、TSH均正常，TG-Ab 64%，TPO-Ab 74.8%。B超、甲状腺细针穿刺提示为桥本甲状腺炎。舌尖红，苔薄腻，脉濡。劳则伤精，思虑伤神，正气虚损则外邪易侵，虚邪留恋，机体阴阳失调。证属正虚邪恋，湿痰凝结。予扶正消瘿为法治疗，并嘱惜养心力、忌辛辣饮食。

处方：软柴胡100g，广郁金100g，制香附100g，八月札100g，夏枯草100g，象贝母100g，海藻100g，莪术200g，赤芍药100g，广陈皮100g，姜半夏100g，黄芩100g，银花100g，婆婆针100g，炙黄芪300g，潞党参200g，白术200g，茯苓200g，生地黄200g，熟地黄200g，玄参150g，天冬200g，黄精300g，山茱萸200g，丹参200g，白芍药100g，天麻200g，杜仲200g，当归300g，淫羊藿200g，肉苁蓉

200g，上方 1 料。另加核桃肉 200g，红枣 200g，莲肉 100g，枸杞子 150g，阿胶 500g，西洋参 200g，生晒参 200g，饴糖 200g，锦纹冰糖 250g，依法制膏。每日晨起或睡前沸水冲饮 1 匙。

通过调治，患者血清甲状腺自身抗体检测恢复正常，精神充沛，感冒也很少发生。再予扶正固本 1 料巩固。

——蒉纲《唐汉钧教授运用膏方防治外科病的经验》

23. 高尿酸血症案

朱某，男，50 岁。癸未年冬日订制膏方。

痛风 6 年，每年发 2～3 次，高血压病史 10 余年。嗜食肥甘，形体丰腴，肢软无力，虚汗频频，胃脘易胀，性急易怒，面红目赤，口苦，大便偏干。血脂、血黏度、血尿酸高于正常值。舌红，苔薄，脉弦细。天命之年，气血渐衰；形丰之体，易酿痰湿，脾弱则运化少权，水亏则不能涵木。治当健脾益气、益肾泄浊，佐以清火平肝。药饵之外，还应素食养性。

处方：炙黄芪 300g，潞党参 300g，白术 200g，云茯苓 200g，广陈皮 100g，姜半夏 100g，蔻仁 50g（后下），紫苏梗 100g，生山楂 100g，山萸肉 150g，黄精 200g，灵芝草 100g，淫羊藿 150g，肉苁蓉 150g，生地黄 200g，冰球子 100g，米仁根 150g，夏枯草 100g，滁菊花 50g，苦丁茶 100g，上方 1 料。另加核桃肉 250g，红枣 200g，莲心 150g，枸杞子 150g，阿胶 250g，鳖甲胶 150g，西洋参 100g，生晒参 200g，饴糖 250g，锦纹冰糖 350g，依法制膏。每日晨起沸水冲饮 1 匙。

经过治疗，患者来年痛风未发，肝火上炎诸症亦除，前方加减再服 1 料巩固，随访疗效满意。

——蒉纲等《唐汉钧膏方验案撷菁》

24. 类风湿关节炎案

印某，女，67 岁。初诊：2010 年 12 月 13 日。

主诉：反复多关节疼痛 16 年。患者 16 年前无明显诱因出现晨僵，双手近端指间关节、掌指关节、腕关节肿痛，双膝关节僵痛，不能下蹲，至仁济医院确诊为"类风湿关节炎"，曾服 MTX、青霉胺、强的松等，病情逐渐控制。今年 9 月复现右手食指近端指间关节、双腕关节红肿，淹没关节，屈伸受限，双手掌指关节僵痛，扪之微热，晨僵 2～3 小时，当时 ESR 51mm/h。MTX 增加用量至 8 片，每周 1 次；青霉胺 5 片，每天 1 次；强的松 10mg，每天 1 次；疼痛难忍时，服西乐葆止痛。因病证未能缓解，遂来我院陈教授处开始服用中药。辨证为气阴两亏，湿热瘀阻筋骨。药用：生黄芪 15g，北沙参 30g，石斛 30g，知母 12g，黄柏 12g，鸡血藤 30g，乌梢蛇 15g，佩兰 12g，川朴花 12g，伸筋草 15g，丹参 15g，玉竹 12g，僵蚕 9g，苦参 6g，佛手片 12g，14 剂。

药后 2 周，双腕关节肿痛渐消，已可看见关节形状，遂停服止痛药 4 天，虽仍有屈伸不利，但僵硬减轻，且因服西药后胃脘时有胀痛，在上方中略作增减，同时加用清热止痛之品。药用：生地黄 15g，生黄芪 15g，知母 12g，黄柏 12g，参三七 6g，菟丝子 15g，旱莲草 30g，鸡血藤 30g，延胡索 30g，野葡萄藤 30g，菝葜 30g，伸筋草 15g，全蝎 3g，野木瓜 15g，桑寄生 30g，14 剂。

药后关节疼痛明显好转，关节红肿消退，晨僵小于 30 分钟。守方去参三七、菝葜；加鸡内金 15g，珍珠母 30g。

又服 14 剂后，诸症明显改善，2010 年 10 月 25 日血沉降至 12mm/h。因病情明显好转，西药开始减量。MTX 已减量为 6 片，每周 1 次；停服青霉胺；强的松仍为 10mg，每天 1 次。正值冬令时节，于是同时服用膏方，以求巩固疗效。刻下：患者虽无明显关节疼痛，但仍有晨僵，约 10 分钟，双手 2、3 掌指关节肿大，扪之不热，右手食指鹅颈样变；偶有胃痛，易感冒，胃纳少，便干欠畅；夜寐欠安，易醒，难入睡。苔根薄腻，舌尖红，脉细。既往史：患者 2009 年查出甲状腺结节，甲状腺功能正常；2010 年查出慢性胃炎，否认高血压、糖尿病、冠心病等其他内科疾病。中医诊断：尪痹（脾气亏虚，肾阴不足，湿热内蕴）；西医诊断：类风湿关节炎。膏方治则为益气健脾、滋阴益肾以固本，清热化湿、活血通络以祛邪。

处方：生黄芪 300g，生白术 120g，生薏苡仁 150g，陈皮 90g，半夏 90g，瓜蒌仁 150g，冬瓜子 150g，玉竹 120g，黄精 100g，北沙参 300g，麦冬 150g，佛手片 120g，绿萼梅 120g，川朴花 100g，野葡萄藤 300g，菝葜 300g，石见穿 300g，鸡内金 150g，丹参 300g，灵芝 300g，珍珠母 300g，青龙齿 300g，制首乌 300g，合欢皮 90g，夜交藤 300g，旱莲草 300g，菟丝子 150g，骨碎补 150g，杜仲 150g，牛膝 150g，白芍 150g，鸡血藤 300g，乌梢蛇 300g，蕲蛇 150g。另：西洋参 120g，枫斗 150g，阿胶 300g，蜂蜜 300g，冰糖 150g。上方熬制成膏，每日 2 次，每次 1 匙，若感冒或腹泻暂停。

服膏方后，关节僵硬明显改善，夜寐欠安之症稍有好转，服完膏方后随即又至门诊服用中药。根据患者症状，辨证为阴虚内热。治以养阴清热，佐以活血通络。药用：生地黄 30g，牡丹皮 9g，赤芍 15g，鹿衔草 30g，鸡血藤 30g，石韦 30g，知母 12g，黄柏 12g，生首乌 30g，鸡内金 15g，佛手片 15g，旱莲草 30g，珍珠母 30g，28 剂。2011 年 3 月 7 日复查血常规及肝肾功能均正常，CRP1.6mg/L、ESR 6mm/h，因病情好转，实验室指标正常，故西药减量为强的松 5mg，每天 1 次；MTX 4 片，每周 1 次。

复诊：2011 年 12 月 19 日。患者诉去年服用膏方疗效显著，1 年来无关节肿痛，无晨僵，感冒次数减少，西药已减量为强的松 5mg，每天 1 次；MTX 3 片，每周 1 次，因体检示胆囊壁粗糙，有小结石，现服胆宁片，胃纳可，夜寐多梦，易醒，口干，二便调。苔薄，舌质红，脉细。实验室指标：血脂：总胆固醇 5.9mmol/L。ESR 2 mm/h。中医辨证为脾肾亏虚，心血不足，痰热阻络。治则为益气健脾补肾，宁心安神，佐以清热化痰通络。

处方：生黄芪 300g，生白术 150g，生薏苡仁 300g，夏枯草 150g，石见穿 300g，象贝 300g，丹参 150g，辰茯苓 150g，酸枣仁 300g，远志 60g，煅龙骨 300g，煅牡蛎 300g，土茯苓 300g，山慈菇 150g，虎杖 150g，鸡内金 150g，金钱草 300g，制首乌 300g，玉竹 120g，生山楂 150g，淫羊藿 150g，参三七 60g，灵芝 150g，路路通 120g，仙茅 100g，菟丝子 150g，巴戟肉 150g，莪术 150g，香谷芽 300g，佛手片 120g，绿萼梅 120g，北虫草 120g。另：西洋参 120g，阿胶 300g，木糖醇 100g。每日 2 次，每次 1 匙。

随访至今（2013 年），病情稳定，关节未有肿痛，胃纳佳，精神振，现已停用激素，MTX 亦减为每周 3 片。

——吕晓恩《膏方调治类风湿关节炎验案 1 则》

25. 强制性脊柱炎案

许某，女，40 岁。初诊：2006 年 12 月 25 日。

患者诉 2 年前无明显诱因出现腰骶部酸痛不适，曾在当地院查 HLA-B27（＋），X 线片示：双侧轻度腰骶关节炎，被确诊为强直性脊柱炎。曾服用柳氮磺吡啶片、沙利度胺片（反应停片）等药，但因疗效欠佳而停用。半年前开始口服甲氨蝶呤片（10mg，每周 1 次）和莫比可片（7.5mg，每日 1 次），并从 4 个月前起来我院内科门诊服中药治疗，药后精神好转，诸症有所减轻。现为求进一步治疗而求治于陈师。刻诊：腰骶部酸痛、下坠，足跟疼痛，晨僵不明显；大便欠畅，每日一行；小便可，纳食减少，寐可，月经正常。舌淡，苔薄白，脉细弱。既往有慢性胃窦炎和胆囊切除病史。此乃肾虚督寒，外邪入侵，日久成瘀，闭阻经络，不通则痛。证属肾虚督寒，瘀血内阻。治以温肾强督、祛痹，活血通络。

处方：独活 120g，桑寄生 300g，土鳖虫 120g，川芎 90g，红花 100g，川续断 150g，菟丝子 300g，巴戟肉 200g，穿山甲 90g，王不留行子 150g，落得打 150g，骨碎补 150g，肉苁蓉 150g，生地 150g，熟地 150g，生黄芪 150g，蕲蛇 100g，枸杞子 120g，潼蒺藜 120g，白蒺藜 120g，太子参 300g，生白术 120g，枳实 300g，野葡萄藤 300g，蒲公英 300g，菝葜 300g，白茯苓 120g，八月札 150g，陈香橼 120g，清甘草 90g，绿萼梅 120g，佛手片 120g，砂仁 60g，蔻仁 60g，路路通 100g，生晒参 100g，阿胶 300g（烊化兑入），木香 90g，虎杖 300g。上药煎 3 次，去枯渣，取浓汁，加蜂蜜 500g 溶化后收膏；再加冰糖 200g 熬至滴水成珠为度。每日早晚各服 2 调匙，开水化服。

复诊：2007 年 2 月 26 日。腰骶部酸痛、下坠感和足跟疼痛明显减轻，发作次数亦明显减少，无明显晨僵出现；二便基本正常，纳食正常，寐可，月经正常。舌淡红，苔薄白，脉细。膏方有效。适逢天气转暖，遂将上方加工成丸药后继续服用，以期巩固疗效。

——胡建国等《陈湘君运用膏方治疗风湿病验案 2 则》

26. 干燥综合征案

刘某，女，61 岁。初诊：2003 年 11 月 24 日。

患者于 2001 年 8 月因口干、眼干在当地医院就诊，经检查确诊为干燥综合征，其后一直口服硫酸羟氯喹片（纷乐）治疗，诸症控制尚可。6 周前自行停服，2 周后口干、眼干症状加重，重新服用纷乐片 4 周后诸症无明显改善。为求进一步治疗，遂求治于陈师。刻诊：口干，眼干，头晕，胸闷，胃脘嘈杂，食少，嗳气，泛酸，胁肋部胀痛，夜寐梦多，夜尿多，大便秘结。舌红，苔薄干，脉细数。患者既往体健，否认有其他慢性病病史。48岁绝经。证属肝胃阴虚。治以滋养肝胃之阴，清燥解毒。

处方：枫斗100g，南沙参300g，北沙参300g，天冬150g，麦冬150g，太子参200g，白芍120g，蒲公英300g，陈香橼120g，八月札120g，象贝母150g，煅瓦楞300g，生白术100g，旱莲草300g，明天麻120g，薏苡仁120g，枳壳150g，丹参150g，珍珠母300g，煅龙骨300g，煅牡蛎300g，酸枣仁150g，柴胡90g，莲子心120g，莲须120g，淡竹叶150g，参三七60g，莪术90g，菝葜150g，佛手片120g，绿萼梅100g，桑寄生300g，牛膝150g，潼蒺藜120g，白蒺藜120g，西洋参100g，阿胶（烊化兑入）300g。上药煎3次，去枯渣，取浓汁收膏；再加冰糖500g熬至滴水成珠为度。每日早晚各服2调羹，开水冲服。

复诊：2004年1月19日。进食膏方近2个月，口干、眼干，胁肋部胀痛好转，纳食增加，嗳气、泛酸基本消失，睡眠明显改善，大小便正常。舌淡红，苔薄白，脉细。膏方治疗有效。因天气变暖，遂将上方在药店加工成丸药后继续服用，以求进一步巩固疗效。

——胡建国等《陈湘君运用膏方治疗风湿病验案2则》

27. 反复尿路感染案

案例1 韩某，女，56岁。初诊：2008年12月11日。

患者诉尿路感染已有3年，平均每年发作4～5次，严重时有肉眼血尿，每次发作采用抗生素治疗，疗效大不如以前。刻下：腰膝酸软，背脊怕冷，头晕心悸时作，纳食可，易口干，夜寐多梦，大便偏干，夜尿2～3次，排尿时尿道有不适感。舌苔薄，质红，脉细。尿检无异常。既往有痔疮史。中医辨证属肾虚不足，邪热内伏。方拟温补肾气，清解余热。

处方：黄芪450g，山萸肉150g，黄精150g，川断150g，狗脊150g，猪苓 150g，茯苓 150g，鹿衔草 300g，地栗梗 300g，凤尾草 300g，槐米 150g，当归 120g，白术 120g，制香附 120g，白芍 120g，枸杞子 200g，女贞子 120g，灵芝 300g，酸枣仁 300g，珍珠母 300g，鸡冠花 300g，生地黄 120g，桑寄生 120g，桑螵蛸 150g，覆盆子 300g，淫羊藿 150g，巴戟肉 120g，仙鹤草 300g，怀牛膝 300g，高丽红参 150g，胎盘粉 150g，龟板胶 150g，阿胶 150g，鹿角胶 100g，冰糖 500g，黄酒少许为引。

复诊：2009 年 11 月 17 日。诉服膏方后尿路感染发作 1 次，服抗生素后即愈。腰酸头晕、睡眠好转，但下半年后症状反复。刻下：胃脘胀，矢气多，偶有眩晕，夜尿 2 次，痔疮少发。

处方予上年膏方去槐米、淫羊藿、狗脊；加青皮 60g，陈皮 60g，潼蒺藜 150g，白蒺藜 150g，制半夏 90g，代赭石 150g，旋覆花 90g，苏梗 150g。

目前患者服用陈师之膏方已连续 5 年，尿路感染已有 4 年未复发。

——马志芳《陈以平运用膏方治疗尿路感染复发的经验》

案例 2 某女，55 岁。初诊：2008 年 11 月 12 日。

主诉：尿路感染反复发作 1 年余。症见腰酸，小腹胀，小便短数，纳可，大便正常。舌质淡，苔薄腻中剥，脉细弱。辨证肾虚湿热蕴阻下注，要求服膏滋药治疗。

处方：生地黄 150g，熟地黄 150g，鹿衔草 300g，桑寄生 300g，怀牛膝 150g，枸杞子 200g，怀山药 200g，党参 250g，白术 150g，女贞子 150g，旱莲草 200g，石斛 150g，黄芪 300g，当归 150g，白芍 150g，山萸肉 150g，黄精 150g，杜仲 150g，北沙参 150g，麦冬 150g，炒枣仁 150g，黄柏 100g，土茯苓 300g，白花蛇舌草 300g，制香附 150g，陈皮 100g，枳壳 100g，白茯苓 200g，乌药 150g，巴戟天 150g，制首乌 200g。另加龟板胶 200g，驴皮胶 200g，胡桃肉 200g，白冰糖 400g 收膏。

二诊：去年冬季曾服膏方 1 剂后，至今尿路感染未发过。目前身体情况良好，有时稍腰酸，纳可，大便正常。舌质淡，苔薄，脉细。脾肾气虚，补益脾肾，原膏方续服。

——张彤等《叶景华对慢性肾脏病的膏方调治经验》

28. 慢性肾炎案

火某，男，47岁。初诊：2011年12月20日。

诊见：面色暗黑，时感腰部酸软，或有心中潮热，小便色黄，口不干，饮食未加节制，夜寐欠安。舌淡红，苔微腻，脉小弦数。有高血压、糖耐量异常病史。查尿常规：蛋白（++），隐血（+），红细胞计数29/μL；肝肾功能正常；空腹血糖5.99mmol/L；餐后2小时血糖10.71mmol/L；血脂：总胆固醇5.49mmol/L、甘油三酯5.86mmol/L、高密度脂蛋白0.85mmol/L、低密度脂蛋白3.19mmol/L。血压140/85mmHg。此乃脾胃受损，生湿蕴热，肝肾亏虚，精微下泄。治以健脾利湿清热，益肾柔肝固精。时值冬令，宜予膏方调理。

处方：太子参500g，阿胶800g，生黄芪300g，青风藤300g，荷叶300g，灵芝300g，玉米须300g，龟板胶300g，山药200g，制何首乌200g，黄精200g，钩藤200g（后下），珍珠母200g（先煎），石决明200g（先煎），六月雪200g，炙鳖甲200g（先煎），冰糖200g，白花蛇舌草200g，荔枝草200g，叶下珠200g，生山楂200g，麦冬150g，茯苓150g，山茱萸150g，旱莲草150g，女贞子150g，枸杞子150g，夏枯草150g，桑叶150g，怀牛膝150g，生槐米150g，地骨皮150g，葛根150g，土茯苓150g，决明子150g，莲子心150g，仙鹤草150g，丹参150g，杜仲120g，桑寄生120g，菊花120g，赤芍120g，白芍120g，黄芩100g，当归100g，红花100g。熬膏，每次1匙，温开水调服，每天1～2次。

患者冬令服用膏方后，平素继以益肾清利方药调治，病情尚稳定。

二诊：2012年12月12日。去年冬季服用膏方，自觉较好。近年来中药调治，病情尚稳定，但血压时有波动。诊见：头晕，略有头痛，面红，时有口干，小便色黄。舌质红，苔薄黄，脉小细弦。查尿常规：蛋白（−），隐血（＋），红细胞计数 14/μL。血压 140/95mmHg。此乃肾虚肝旺，阳亢于上，湿热内蕴。再拟滋肾平肝，清热利湿，活血和络。

处方：太子参 500g，阿胶 500g，龟板胶 300g，冰糖 300g，决明子 300g，炙鳖甲（先煎）250g，夏枯草 200g，天冬 200g，麦冬 200g，山药 200g，灵芝 200g，白茅根 200g，芦根 200g，大蓟 150g，小蓟 150g，茜草 150g，生地榆 150g，金银花 150g，连翘 150g，积雪草 150g，六月雪 150g，玉米须 150g，生山楂 150g，瞿麦 150g，皂角刺 150g，王不留行 150g，钩藤 150g（后下），生地黄 150g，熟地黄 150g，黄芩 150g，茺蔚子 150g，丹参 150g，玉竹 150g，旱莲草 150g，石斛 150g，枸杞子 120g，天麻 120g，杜仲 120g，萹蓄 120g，白蒺藜 100g，牛膝 100g，山茱萸 100g，续断 100g，知母 100g，黄柏 100g，重楼 100g，鸡内金 100g，参三七粉 100g（收膏时兑入），菊花 100g，生槐花 100g，红花 100g，牡丹皮 100g，枳壳 100g，石菖蒲 100g，郁金 100g，女贞子 100g，侧柏炭 100g 熬膏。每次 1 匙，温开水调服，每天 1 ～ 2 次。

——王于嫣然等《龚丽娟冬令运用膏方治疗慢性肾病经验撷要》

29. IgA 肾病案

患者，男，35 岁。初诊：2008 年 11 月 10 日。

患者 IgA 肾病 3 年并有肾结石，经中医药治疗后血尿消失，排出小结石一枚。反复感冒，发则咽痛不适，尿中反复出现红细胞，腰酸乏力不适；咽红充血，纳可，有时胃部不适，大小便正常。苔薄舌光红，脉细缓。治以益肾健脾，理气和胃，清利肺肾。

处方：生地黄 100g，熟地黄 100g，枸杞子 200g，怀山药 200g，熟萸肉 150g，怀牛膝 150g，杜仲 150g，巴戟天 150g，生晒参 100g，党参 150g，白术 150g，茯苓 150g，景天三七 300g，灵芝 300g，黄精 150g，砂仁 60g，青皮 10g，陈皮 10g，炙甘草 60g，旱莲草 200g，仙鹤草 200g，白茅根 200g，黄芪 200g，五味子 100g，茜草根 150g，炒枣仁 150g，菟丝子 200g，黄柏 100g，藏青果 100g，玄参 100g，红枣 150g，炒枳壳 150g，制香附 150g。另加驴皮胶 200g，龟板胶 200g，胡桃肉 200g，白冰糖 400g 收膏。

二诊：1 年来一般情况良好，感冒较前发作减少，咽痛较前明显减轻，纳可，二便通畅。舌淡红，苔薄，脉细缓。脾肾亏虚仍有，治拟健脾益肾，兼见清利。

处方：生地黄 200g，熟地黄 200g，枸杞子 300g，怀山药 300g，熟萸肉 150g，芡实 100g，金樱子 10g，怀牛膝 150g，杜仲 150g，巴戟天 150g，生晒参 100g，党参 150g，白术 300g，茯苓 200g，景天三七 300g，灵芝 300g，黄精 150g，砂仁 60g，青皮 100g，陈皮 100g，炙甘草 60g，旱莲草 200g，仙鹤草 200g，白茅根 200g，黄芪 200g，五味子 100g，茜草根 150g，菟丝子 200g，黄柏 100g，藏青果 100g，红枣 150g，炒枳壳 150g，制香附 100g。另加驴皮胶 100g，龟板胶 300g，胡桃肉 200g，白冰糖 400g 收膏。

——张彤等《叶景华对慢性肾脏病的膏方调治经验》

30. 糖尿病肾病案

某女，55 岁。初诊：2005 年 1 月 13 日。

主诉：下肢乏力，大便溏薄，腰酸不适，夜尿偏多。2004 年 11 月起下肢浮肿，未经特殊诊疗。近日下肢乏力，大便溏薄，夜尿偏多，每夜 3～4 次。舌红，苔中腻，脉沉。B 超示：右肾 80mm×41mm，左肾 108mm×50mm；实验室检查：Cr 180 μmol/L，BUN 10.10mmol/L，UA 457μmol/L；尿蛋白（++），尿糖（±），血糖 16.66mmol/L，24 小时尿蛋白定量 2.98g，血压 140/80 mmHg。辨证：肾虚湿滞，痰瘀阻络。治疗原则：益肾清利，化湿祛痰。处方：鹿衔草 30g，桑寄生 30g，石韦 30g，黄柏 10g，土茯苓 30g，制大黄 15g，王不留行 30g，陈皮 10g，皂角刺 30g，炙僵蚕 15g，落得打 30g，炒白术 15g，芡实 30g，茯苓 15g，生苡仁 30g。共 7 剂。

7 剂后，症情好转，唯纳稍差。治法：益肾运脾，活血软坚。

处以膏方：鹿衔草 300g，黄芪 200g，党参 150g，楮实子 150g，苍术 100g，白术 100g，灵芝 100g，桑寄生 300g，炙僵蚕 150g，菟丝子 300g，杜仲 150g，淫羊藿 150g，猪苓 300g，茯苓 300g，枸杞子 100g，女贞子 120g，丹参 300g，葛根 200g，知母 100g，黄柏 100g，砂仁 50g，王不留行 300g，鬼箭羽 300g，泽兰 200g，荔枝核 300g，生地黄 100g，芡实 300g，怀山药 300g，山茱萸 150g，地骨皮 200g，陈皮 60g，地锦草 300g，黄芩 150g，黄连 30g，焦山楂 100g，焦神曲 100g。另：阿胶 200g，鳖甲胶 100g，龟板胶 100g，西洋参 50g，生晒参 50g，枫斗 60 g，饴糖 300g。黄酒为引收膏。早晚空腹各服 1 汤匙，开水冲饮。

二诊：2005 年 4 月 21 日。症情好转，纳谷恢复，二便调畅，浮肿消退，腰酸减轻。复查：Cr 151μmol/L、BUN 7.5mmol/L。2005 年 8 月 15 日随访复查：Cr 131 μmol/L、BUN 9.10mmol/L、UA 418μmol/L。纳可便调，腰酸不作，下肢不肿，血糖 7.35 mmol/L。

——张彤等《叶景华对慢性肾脏病的膏方调治经验》

31. 肾病综合征案

案例 1 蔡某，女，45 岁。初诊：1999 年 12 月 24 日。

腰酸乏力 2 年。患者于 1997 年 8 月出现蛋白尿，曾在外院诊为肾病综合征，经治疗后病情缓解，但劳累或外感后常复发，故来陈师处求膏方调治。目前浮肿不明显，腰酸乏力，四肢发凉，口中黏腻，胃纳欠佳，矢气多，二便可。舌淡，苔薄腻，脉弦细。尿常规：蛋白（＋），红细胞（－）。此乃脾肾不足，湿热内扰。治以健脾补肾，清热利湿。

处方：黄芪 300g，米仁 300g，莲肉 300g，玉米须 300g，石韦 300g，白花蛇舌草 300g，白术 150g，菟丝子 150g，淫羊藿 150g，杜仲 150g，防风 30g，苍术 120g，茯苓 120g，狗脊 120g，龟板 120g，生地 120g，黄柏 120g，巴戟天 120g，桑寄生 120g，当归 120g，川断 120g，党参 200g，山药 200g，金樱子 200g。膏方 1 料。另以生晒参粉、胎盘粉各 100g，龟板胶 150g，冰糖 500g，黄酒为引。

复诊：2000 年 11 月 22 日。服用膏方后症状明显好转，感冒已少，肾病未再反复，尚感畏寒。查血 Cr68μmol/L、BUN5.0mmol/L、UA142μmol/L；尿检多次阴性，脉细舌净。上方加炮附子 60g（先煎），余药同上，再服 1 料以巩固。

——贺学林等《陈以平膏方验案举要》

案例 2 顾某，男，23 岁。1998 年 12 月初诊。

1 年前于上海某院诊为膜性肾病，遂于陈师处服中药治疗，症情平稳，水肿已退。感腰乏力，24 小时尿蛋白 314g，尿酸偏高。舌淡苔薄白，脉细。证属病后脾肾亏虚。治以健脾补肾，益气活血。

药用：黄芪 600g，当归 150g，淫羊藿 200g，山药 300g，薏苡仁 300g，益母草 150g，苍术 150g，白术 150g，金樱子 150g，菟丝子 150g，莲肉 300g，石韦 200g，续断 150g，狗脊 150g，土茯苓 300g，山萸肉 150g，红花 90g，桃仁 150g，首乌 200g，山楂 150g，枸杞子 150g，黄精 150g，陈皮 45g，猪苓 150g，茯苓 150g，生晒参粉 50g，胎盘粉 150g，龟板胶 200g，冰糖 500g，黄酒为引。平时服中药治疗。

复诊：1999 年 11 月。病情好转，24 小时尿蛋白 0.3g，尿酸 420μmol/L。腰膝酸软，舌淡苔薄，脉弦细。上方去益母草；加巴戟天 120g，怀牛膝 150g，泽泻 120g，龟板 120g，以滋补肝肾。

三诊：2000 年 12 月。服膏方后，已无腰膝软，24 小时尿蛋白 0.18g。入冬后时有畏寒。上方去猪苓、茯苓、泽泻、石韦；加续断 120g，狗脊 120g，以温补肾阳。

四诊：2002 年 12 月。服 4 年膏方，中药汤剂已停，无不适主诉。24 小时尿蛋白 0.04g，尿酸 404mmol/L。面色红润，体重增加 5kg，舌淡苔薄脉细。上方去土茯苓，加玉米须 300g，继续调治。

——王巍巍等《陈以平膏方治疗肾病验案举隅》

32. 慢性肾盂肾炎案

案例 1 魏某，女，44 岁。初诊：1999 年 12 月 3 日。

患者在外院诊为慢性肾盂肾炎，经陈师中西医治疗后尿检转阴。但全身无力，两膝酸软；伴头晕、头胀，前额及颜面时有浮肿，腰膝酸痛，畏寒，尿频急约半小时 1 次，无尿痛，口干，心慌，关节酸楚，劳累后上述症状加重；胃纳可，夜寐安。苔薄白，脉细弦。血压 140/90mmHg。证属肾虚失于摄纳，血虚经脉失养。治以补肾固摄，益气养血，温经通络。

处方：黄芪 450g，丹参 300g，鸡血藤 300g，川芎 150g，当归 150g，葛根 150g，狗脊 150g，淫羊藿 150g，生龙骨 150g，生牡蛎 150g，杜仲 150g，桑寄生 150g，肉苁蓉 150g，泽兰 150g，巴戟天 150g，炮附子 60g，制香附 60g，桂枝 60g，生地黄 120g，川断 120g，白术 120g，益智仁 120g，桑螵蛸 120g，知母 120g，黄柏 120g，陈皮 45g，党参 200g。膏方 1 料。另以生晒参粉 100g，胎盘粉 100g，阿胶 150g，冰糖 500g，黄酒为引。

复诊：2000 年 12 月 6 日。诸症好转，尿检多次阴性，但诉右肾区跳动感；另诉有附件炎，时有腹部疼痛。舌净，脉细。于上方加白芍 300g，甘草 60g，蛇床子 120g，余药同上。

——贺学林等《陈以平膏方调治慢性肾病验案举隅》

案例2 吴某，女，53岁。初诊：2001年12月。

患慢性肾盂肾炎多年，反复发作，腰酸腰痛，疲乏无力，时有尿道口不适，面色萎黄。舌质暗，苔薄白，脉细。并有胆囊结石。证属脾肾亏虚。治以补脾益肾，化湿通络。

处方：黄芪450g，女贞子120g，黄精150g，续断120g，狗脊120g，仙鹤草300g，地锦草300g，海金沙150g，杜仲120g，桑寄生120g，石韦300g，萹蓄150g，山萸肉150g，鹿衔草300g，猪苓150g，茯苓150g，莲须120g，车前草300g，当归120g，桃仁120g，金樱子150g，地栗梗300g，莲肉300g，薏苡仁300g，白花蛇舌草300g，菟丝子150g，党参300g，生晒参粉200g，胎盘粉200g，龟板胶100g，阿胶100g，冰糖300g，黄酒为引。

复诊：2002年11月。服膏方后，症情明显好转，尿感未再复发。时有胃痛，便干。舌苔薄腻，脉细。上方加灵芝300g，元贞糖少许，余药同前。

——王巍巍等《陈以平膏方治疗肾病验案举隅》

33. 肾结石伴积水案

丁某，男，39岁。初诊：1999年11月26日。

患者有肾结石病史1年，伴有肾积水，在外院就诊，予以抗炎排石治疗后有结石排出。近来自感左侧腰酸，曾在排尿时发现有结石排出，复查B超未见结石，但仍有轻度肾积水。患者觉畏寒，劳累后腰痛，头晕，胃纳可，夜寐如常，二便调。舌淡胖，苔薄白根腻，脉沉细。

处方：鹿角霜150g，金钱草300g，海金沙300g，女贞子150g，旱莲草150g，杜仲150g，桑寄生120g，滑石120g，淫羊藿150g，巴戟天150g，续断120g，狗脊120g，鸡内金150g，当归120g，赤芍120g，白芍120g，王不留行200g，威灵仙200g，川牛膝200g，瞿麦150g，石韦 150g，冬葵子 150g。膏方 1 料。另以人参 50g，鹿角胶 150g，冰糖 500g，核桃仁 300g，黄酒为引。

复诊：2000 年 12 月 6 日。药后诸症好转，腰部酸痛未发，肾积水已除，结石未见。另诉偶有脘胀反胃欲呕，舌根黄腻，脉弦。乃脾虚湿盛，痰浊内阻。上方加陈皮 45g，半夏 120g，蒲公英 300g，竹茹 90g，旋覆花 90g，赭石 120g，黄连 60g，以健脾利湿清热、降逆化浊止呕。上药制成膏方，再予调理。

——贺学林等《陈以平膏方验案举要》

34. 尿失禁案

石某，女，71 岁。初诊：1999 年 12 月 17 日。

患者 40 余年前行右肾切除术，有肺结核及胸膜炎病史。目前时有耳鸣、头昏、腰酸乏力，行走时小便时有失禁，小便后余沥不尽，记忆力减退，胃纳不佳，夜寐欠安，足轻度浮肿。舌麻木，舌苔薄腻，脉细。

处方：黄芪 300g，当归 120g，枸杞子 150g，菊花 100g，山茱萸 150g，泽泻 120g，山药 120g，牡丹皮 120g，丹参 300g，党参 200g，葛根 150g，川芎 120g，磁石 300g，益智仁 120g，鹿衔草 300g，仙鹤草 300g，续断 120g，狗脊 120g，酸枣仁 300g，桑椹子 300g，合欢皮 150g，黄精 150g，肉苁蓉 120g。膏方 1 料。人参蛤蚧散 2 合。另以龟甲胶 150g，冰糖 500g，黄酒为引。

复诊：2000 年 12 月 22 日。药后小便失禁、尿有余沥、足肿、舌麻木明显好转，体力增强。脉细舌净，时有口干。上方去合欢皮、泽泻；加蛇床子 150g，桑螵蛸 150g，补骨脂 120g，灵芝 300g，石斛 200g，麦冬 120g，菟丝子 150g。膏方 1 料。另以胎盘粉 100g，龟甲胶 150g，冰糖 500g，黄酒为引。

——贺学林等《陈以平膏方验案举要》

35. 慢性肾功能不全案

杨某，男，31岁。初诊：2008年3月1日。

主诉：反复腰酸乏力6年余。刻诊：腰酸、腰部僵痛，肢倦乏力，尿中多沫，双膝酸软，四末不温，纳寐可，大便调。舌质淡暗，苔白腻，脉细弱。查尿常规：Pro（++）～（+++），24小时尿蛋白定量2.5～3.8g；血生化：Scr 149.5～273.1μmol/L。诊断：慢性肾功能不全，慢性肾小球肾炎。张老辨其证属肾气亏虚，寒湿痹阻，浊瘀内蕴。治拟益气补肾，祛湿化浊，养血活血，理气和胃。方用独活寄生汤、杞菊地黄汤，伍以养血活血、温阳补肾、理气和胃之品。

处方：独活100g，桑寄生150g，防风100g，炙黄芪300g，生白术100g，桂枝100g，炒白芍100g，熟地黄150g，炒丹皮100g，山萸肉100g，生山药300g，淡苁蓉300g，六月雪300g，白花蛇舌草300g，石打穿300g，绵萆薢300g，茯苓300g，泽泻100g，熟黄精300g，杭菊花100g，杞子100g，红景天300g，土茯苓300g，广郁金150g，炒当归100g，鸡血藤300g，淫羊藿150g，仙茅100g，炒枣仁300g，川芎100g，合欢皮100g，合欢花100g，炒山楂100g，炒神曲100g，炙内金100g，川断150g，杜仲150g，党参150g，砂仁100g，青风藤300g，生晒参150g，阿胶200g，鹿角胶150g。用法：制成膏方，长期调服。

患者连服3年，病情稳定，Scr控制在120μmol/L以下，24小时尿蛋白定量维持在0.3～0.8g。

——朱美凤等《张志坚运用膏方治疗肾病的经验》

36. 血小板减少症案

某女，47岁。

患有再生障碍性贫血4年，行ATG治疗后血小板偏低，白细胞和血色素尚正常。口服安特尔、新赛斯平未见明显改善。有糖尿病史。血常规：WBC 4.5×10⁹/L、Hb 132g/L、PLT 74×10⁹/L。刻症：头晕耳鸣，口渴欲饮，眼睛干涩，夜寐差，时有腰酸膝软，偶有盗汗，纳差，月经量少，色暗红，大便干结。舌红少苔，脉细数。证属肝肾亏虚。治以调补肝肾，滋阴养血。

处方：熟地黄150g，枸杞150g，鳖甲胶150g，山药100g，山萸肉100g，茯苓100g，莲子100g，鹿角胶100g，制首乌120g，炙黄精120g，白术120g，米仁120g，牡丹皮90g，淫羊藿90g，麦冬90g，百合90g，炒枣仁90g，陈皮90g，木香90g，木糖醇250g，黄酒250g。服膏方2个月后症状改善，血小板升至99×10⁹/L。

——曾玉晓等《周郁鸿用膏方调治血液病经验》

37. 特发性血小板减少性紫癜案

袁某，男，71岁。初诊：2007年12月13日。

患者于8年前曾出现过双下肢皮肤瘀点瘀斑，当时未引起重视，一直没有系统诊治。平素食欲较差，2008年3月出现急性腹痛，遂入当地医院诊治，结肠镜检查示：直肠出血。治疗10余天后好转。后查血常规示：WBC 10.5×10⁹/L、Hb 128g/L、PLT 40×10⁹/L。并见皮肤瘀点瘀斑增多，牙龈出血，伴乏力、倦怠、盗汗明显，遂转入该院血液科诊查。行骨髓穿刺检查示：骨髓有核细胞增生活跃，巨核细胞成熟障碍，产板核少见，诊断为ITP。给予静脉滴注丙种球蛋白，血小板未见明显上升。口服强的松、反复输注血小板等治疗，疗效欠佳，血小板呈进行性下降，且由于口服强的松出现明显早搏，复查PLT 16×10⁹/L。症见：面色萎黄，乏力倦怠，腰酸肢软，口干欲饮，手足心热，入夜盗汗，夜眠较差，四肢皮肤散在瘀点、瘀斑，舌暗红、苔薄，脉细数。中医诊断为肌衄，证属脾肾阴虚、血热妄行。治宜健脾益肾，凉血宁络。

处方：太子参240g，生黄芪200g，生地黄200g，桑寄生200g，杜仲 200g，水牛角 200g（先煎），生龙骨 200g（先煎），生牡蛎 200g（先煎），熟地黄 150g，山药 150g，茯苓 150g，泽泻 150g，何首乌 150g，炙鳖甲 150g，女贞子 150g，菟丝子 150g，续断 150g，枸杞子 150g，旱莲草 150g，茜草 150g，仙鹤草 150g，虎杖根 150g，景天三七 150g，丹参 150g，大枣 150g，白术 120g，白芍 120g，山茱萸 120g，牡丹皮 120g，赤芍 120g，当归 120g，黄柏 120g，制半夏 120g，生晒参 100g，枳壳 100g，黄连 30g，吴茱萸 30g，木香 30g，砂仁 30g（后下），生姜 30g，槐花 30g，陈皮 60g，炙甘草 60g，白豆蔻 40g（后下）。另：紫河车粉 80g，白冰糖 500g，饴糖 250g，黄酒 250mL，阿胶 250g，龟板胶 150g，鹿角胶 150g。制膏服法：取上述中药饮片，加适量水浸泡 24 小时，用文火煎煮 3 次，所得药汁混合，静置后沉淀过滤，入锅文火煎浓缩至适量，加入蒸烊化开的阿胶、龟板胶、鹿角胶及冰糖、饴糖、黄酒、紫河车粉等，熬炼收膏，装入清洁干净瓷质容器内妥贮。每天早晚空腹各服 1 汤匙，均用白开水冲入，和匀服用。一般冬至日起服，连服 4～6 周。

二诊：2009 年 12 月 10 日。患者服用上述膏方后，自觉精神好转，皮肤瘀点瘀斑减少，纳食增加，睡眠好转，余证如前。舌淡红，苔薄，脉细弱。复查血常规：WBC $13.1\times10^9/L$、Hb 130g/L、PLT $38\times10^9/L$。药后证减，内蕴血热渐见减退，脾肾亏虚已有转机，治守前法击鼓再进。上方加巴戟肉 120g，补骨脂 120g，意在阳中求阴。

三诊：2010 年 11 月 23 日。患者服药后皮肤瘀点瘀斑逐渐消失，夜眠转安，余无不适。舌淡红，苔薄白，脉细弱。复查血常规：WBC $6.6\times10^9/L$、Hb 125g/L、PLT $93\times10^9/L$。药后证良，血象明显改善，再拟健脾补肾、凉血散瘀，前方稍事增损，续服膏方，以善其后。随访至今，患者病情稳定，一般情况良好，无皮肤瘀点、瘀斑及牙龈出血等症状，PLT 已升至正常。

——鲍计章《周永明教授运用膏方治疗特发性血小板减少性紫癜经验介绍》

38. 白细胞减少症案

某女，38 岁。

主诉：反复头晕乏力 2 月余。患者 1 年前体检发现白细胞减少，未予重视，未接受任何治疗。患者近 2 个月以来，感乏力、头晕明显，善太息，易烦躁，长时间工作或劳累后耳鸣，胁肋疼痛，胃脘闷痛，腹胀，五心烦热，口咽干燥，夜眠差，难以入睡或夜眠多梦，月经不调，经行乳房胀痛，二便调。舌红少苔，脉弦细数。患者平素经常头晕乏力，易感冒，且缠绵难愈。白细胞最低降至 2.0×10^9/L，西医诊为白细胞减少症。患者要求服用膏方调治。证属肝肾阴虚，肝郁气滞。治以滋阴疏肝。

处方：生地 150g，枸杞 150g，党参 150g，黄芪 150g，熟地 100g，当归 100g，白术 100g，制首乌 120g，炙黄精 120g，麦冬 120g，百合 120g，米仁 120g，莲子 120g，山药 120g，远志 90g，香附 90g，冰糖 250g，鳖甲胶 250g，黄酒 250mL。

服膏方期间随访，患者头晕乏力症状明显改善，睡眠差、胃脘部疼痛等症状有所改善。发生感冒 1 次，口服泰诺后治愈，查血常规 WBC 维持在 4.2×10^9/L 左右。

——曾玉晓等《周郁鸿用膏方调治血液病经验》

39. 椎 – 基底动脉供血不足伴心肌缺血案

王某，男，71 岁。初诊：2004 年 12 月 21 日。

患者既往有高血压病史 8 年，近 1 年来血压控制在（120 ～ 130）/（70 ～ 80）mmHg。5 年前因劳累后出现头晕伴视物旋转，每次发作历时数秒至数分钟不等，曾行头颅血管多普勒提示：椎 – 基底动脉供血不足。予以尼莫地平、肠溶阿司匹林片及川芎嗪针等中西药物治疗后，症状时轻时重。近3年来多于劳累后出现胸闷、心悸，伴头晕、肢冷，曾在当地医院查心电图示ST-T改变。平日服用"硝酸酯类"药物为主，病情一度稳定。后因反复剧烈头痛，自行停服"硝酸酯类"药物，致前症时有反复，遂赴杨师处求诊。自诉：时感头晕、天旋地转，烘热，心烦不寐，胸闷、心悸劳累后甚，腰酸，乏力，肢冷，口干，大便不畅，盗汗。舌红少苔，舌边有瘀斑、瘀点，脉弦细。辨证属上实下虚（阴虚肝旺），阴阳不调，兼夹瘀血阻络。治拟养阴平肝滋肾，佐以活血通络、益气和胃。予以膏方调治。

处方：明天麻100g，枸杞子300g，钩藤150g，杭白芍150g，炙甘草50g，炒川连30g，炒枣仁300g，太子参300g，炒冬术100g，茯苓150g，丹参150g，川石斛150g，炒僵蚕100g，丝瓜络100g，麦冬100g，生地黄150g，熟地黄150g，怀山药150g，山萸肉50g，牡丹皮100g，泽泻100g，广郁金150g，淮小麦300g，北沙参300g，石菖蒲60g，炒杜仲150g，夜交藤300g，炒狗脊100g，佛手片100g，绿梅花100g，炒谷芽150g，炒麦芽150g，玫瑰花30g，制香附100g。1料，诸药煎浓汁。另：龟板胶250g，阿胶250g，红枣250g，冰糖500g收膏。

复诊：服用1年后。头晕未作，胸闷、心悸明显好转，腰酸、肢冷、烘热症状基本消失，睡眠改善，二便正常。复查心电图示心肌缺血较前改善。予守前方，改生地黄200g，熟地黄200g，炒杜仲300g，炒狗脊150g，续服以善后。

——李航《杨少山运用膏方调治心脑血管疾病验案举隅》

40. 帕金森综合征案

王某，男，82岁。初诊：2003年1月15日。

患者既往有大脑动脉硬化史8年，1年前出现双手震颤、走路不稳，西医诊断为帕金森综合征。曾服安坦、美多巴，疗效欠佳，而求诊于杨师。症见：左手呈搓丸样动作，取放物品困难，面部表情僵滞，情绪易激动，行走时上身前倾呈前冲状，步履不稳。自诉头晕眼花，腰酸乏力，心烦失眠，大便干结。舌红少苔，脉弦细。辨证属肝肾亏损，气血不足，筋脉失养，虚风内动，兼夹痰瘀阻络。治宜养阴平肝、息风通络，佐以化痰。杨师曾予中药汤剂调治半年，前症减轻，现予膏方调治。

处方：明天麻100g，枸杞子300g，钩藤150g，杭白芍150g，炙甘草50g，炒川连30g，炒枣仁300g，太子参300g，炒冬术100g，茯苓150g，丹参150g，川石斛150g，炒僵蚕100g，丝瓜络100g，麦冬100g，熟地黄150g，怀山药150g，山茱萸60g，牡丹皮100g，泽泻100g，广郁金100g，淮小麦300g，怀牛膝300g，花龙骨150g，北沙参150g，石菖蒲60g，炒杜仲150g，夜交藤300g，炒狗脊150g，佛手片60g，绿梅花100g，玫瑰花30g，制香附100g，炒谷芽150g，炒麦芽150g。另：龟板胶250g，阿胶250g，红枣250g，冰糖500g收膏。

复诊：1年后。诉震颤基本停止，头目清爽，行走时上半身前倾、步态不稳情况较前明显改善，纳增寐安。前方续服2年后随访至今，震颤消失，行走时已无前冲状，且步态平稳。

——李航《杨少山运用膏方调治老年病经验浅谈》

41. 脑动脉硬化案

蔡某，女，76岁。初诊：2005年12月15日。

主诉：反复头晕头痛20余年，加重3天。既往有尿路感染史。现症：头晕头痛，心烦易恼，眠差，多梦，手麻，便秘。舌质紫暗，舌下瘀筋明显，苔薄白，脉细弦。血压150/90mmHg。辅助检查：血生化示TC、TG、LDL-C均升高；TCD示脑动脉硬化、脑供血不足；X线示第五、六颈椎骨质增生；眼底检查示眼底动脉硬Ⅱ度。西医诊断为脑动脉硬化，脑供血不良。中医诊断为眩晕；辨证属肾阴不足，虚阳上越，血行欠畅。治以益气养阴，潜阳活血。处方：党参 12g，枸杞子 12g，龙齿 20g，紫贝齿 18g，白菊花 9g，决明子 20g，炒丹参 18g，葛根 15g，赤芍 12g，炒柏子仁 9g，猪苓 15g，炒山楂肉 12g，7 剂。药后自感登楼轻松，头晕、头痛、失眠等症状均有改善，大便亦不秘结。继续给予膏方调养。

处方：党参 150g，太子参 60g，黄芪 100g，炒当归 100g，制何首乌 100g，枸杞 120g，生地黄 100g，熟地黄 100g，五味子 60g，山茱萸肉 60g，菌灵芝 90g，炒杜仲 100g，制黄精 150g，明天麻 100g，钩藤 300g，制蜈蚣 60g，刺蒺藜 90g，葛根 150g，炒丹参 180g，川芎 120g，赤芍 90g，白菊花 90g，生山楂肉 150g，炒柏子仁 120g，炒酸枣仁 100g，紫贝齿 150g，决明子 150g，白花蛇舌草 150g，凤凰草 150g，红枣 250g，炒陈皮 90g，阿胶 250g，龟板胶 100g，鹿角胶 60g（先炖），冰糖 300g。

——唐黎群《潘智敏主任医师治疗脑动脉硬化症经验》

42. 梅尼埃综合征案

案例1 徐某，女，73 岁。初诊：2002 年 11 月 28 日。

主诉：反复双眼睑痉挛伴口周、眼睑不自主抽动 2 年。患者 2 年前出现双眼睑痉挛，口周、眼睑不自主抽动，伴双目畏光、频繁眨动，曾赴多家医院就诊，行"脑电图、头颅 CT"及眼科检查均示正常，拟诊为"Meige 综合征"。予"新斯的明、丙戊酸钠"治疗后症状时轻时重，半年前已停用。5 个月前因和人争吵致情绪激动后出现前症加重，伴睁眼困难、视物不清而于同年 7 月 8 日求诊杨师。既往有"高血压病"史5 年，经治疗后现血压控制稳定；有反复鼻出血、口腔溃疡史 7 年；平日性情急躁易怒。就诊时口周、眼睑频繁抽动，两眼频眨，自诉口干，大便两至三日一次、质干，纳呆，夜寐欠佳、梦多，盗汗。舌红，苔薄，脉细弦。证属阴虚阳亢，肝风内动。予杨师自拟"养阴平肝方"（明天麻10g，枸杞子30g，钩藤15g，杭白芍15g，炙甘草5g，太子参30g，川石斛15g，佛手片6g，绿梅花10g）为主加减治疗本病，4个月后自诉双眼睑痉挛及口周、眼睑抽动较前减轻，睁眼困难改善，视物较前清晰，大便、食欲正常，但睡眠仍欠佳，于今日求诊。予养阴平肝，滋肾通络之膏方调治。

药用：明天麻100g，枸杞子500g，钩藤150g，杭白芍150g，炙甘草50g，太子参300g，生地黄200g，熟地黄200g，怀山药150g，山茱萸50g，丹皮100g，泽泻100g，茯苓150g，炒枣仁300g，夜交藤300g，炒天虫100g，丝瓜络100g，白蒺藜150g，川石斛150g，炒杜仲300g，炒狗脊150g，炙鳖甲150g，化龙骨150g，石决明150g，炒远志50g，佛手片60g，制首乌150g，制玉竹150g，绿梅花100g，玫瑰花30g，炒谷芽150g，炒麦芽150g。1料，诸药煎浓汁。另：龟板胶250g，阿胶250g，胡桃肉250g，红枣250g，冰糖500g收膏。服用1年后，自诉诸症均消失，随访至今（2007年）未见复发。

——李航《杨少山膏方调治疑难杂病验案举隅》

案例2　许某，女，38岁。初诊：1999年12月17日。

患者有梅尼埃综合征5年，平时腰酸软，时有头晕，发作剧烈时觉天旋地转、不敢睁眼。自诉夜间小便多，全身乏力，胃纳可，膝酸软，夜寐尚可，大便调。舌淡，苔薄，脉弦细。无高血压、糖尿病病史。

处方：女贞子200g，旱莲草200g，泽泻150g，枸杞子200g，何首乌150g，白芍120g，熟地黄120g，车前草150g，杜仲150g，桑寄生150g，黄精200g，淫羊藿150g，巴戟天150g，黄芪150g，党参150g，丹参150g，天麻120g，生牡蛎150g，白术120g。膏方1料。另以人参（生晒参）50g，胎盘粉50g，阿胶150g，冰糖500g，核桃仁200g，黑芝麻200g，黄酒为引。

复诊：2000年1月15日。药后夜尿减少，1年中眩晕未再发作，纳可、寐安、便调，面色萎黄，脉细舌净。上方黄芪改为300g；加当归120g，肉从蓉150g。膏方1料。

——贺学林等《陈以平膏方验案举要》

43. 考前紧张症案（助考膏）

案例1 周某，男，19岁。初诊：2009年11月29日。

患者半年前因高考复习紧张，出现食少体倦，入睡困难，健忘，形体消瘦，面色萎黄。苔薄腻，脉弦细滑。此为脾胃不足，胆郁痰扰所致。治拟健脾和中，豁痰解郁。归脾汤合温胆汤、五花饮加减治之。

处方：生黄芪300g，夜交藤300g，炒党参300g，北秫米300g，炒米仁300g，青龙齿300g，炒山药300g，红枣300g，郁金150g，制香附150g，炒白术150g，猪苓150g，茯苓150g，柏子仁150g，谷芽150g，麦芽150g，竹沥半夏90g，川朴花100g，大腹皮100g，天竺黄100g，炙远志100g，姜竹茹100g，绿梅花100g，浙贝母100g，川贝母100g，玫瑰花100g，炙鸡金100g，炒黄芩100g，佛手花100g，石菖蒲100g，合欢皮100g，扁豆花100g，益智仁100g，连翘100g，生甘草100g，灯心草30g。另加阿胶500g，黄酒500mL，冰糖500g，烊化入膏。每日早晚空腹各1匙。同时嘱其保持心情舒畅，睡前不喝浓茶、咖啡，按时就寝。

共服2个月余，患者夜寐好转，精神渐振，胃纳尚佳，面色转佳。

——刘云霞《徐珊应用膏方辨治脾胃病经验撷菁》

案例2 某女，18岁。初诊：2013年3月10日。

患者为高三学生，平素成绩名列前茅。近1个月，烦躁易怒，更衣溏泻，失眠健忘，感冒时有；伴疲倦乏力，腰膝酸软，经汛不调，口苦纳差，成绩有所下滑。父母甚为之忧虑，遂携女前来诊治。诊见：舌红少津，苔薄白，脉弦细数。细审病家所苦，蛛丝由此显迹，此肝郁乘脾扰心，肺肾气阴两虚使然。治宜平调五脏，疏肝健脾，养心安神，益肺滋肾。

处方：柴胡 120g，炒白芍 120g，枳壳 120g，陈皮 120g，香附 120g，川芎 90g，煨木香 120g，黄连 60g，生黄芪 180g，炒白术 150g，炒防风 120g，龟板 150g，龙骨 150g，炙远志 120g，石菖蒲 120g，酸枣仁 200g，太子参 150g，麦冬 120g，五味子 120g，生地黄 120g，怀山药 150g，山茱萸 120g，牡丹皮 120g，茯苓 120g，泽泻 120g，当归 120g，姜半夏 120g，砂仁 60g，豆蔻 60g，红枣 200g，甘草 60g，阿胶 250g，龟板胶 250g，黄酒 250g，冰糖 250g，炼成膏。早晚各服 1 匙，开水冲服。

4 月底，患者复来索开益智助考膏方，诉服药后疗效明显，心情畅快经汛调，寐安便常纳食香，感冒未作，疲倦乏力、腰膝酸软等症显著改善，学习成绩亦较前有所进步，要求再服 1 料以巩固疗效，迎考备战。

——胡慧良《陈意益智助考膏方的临床经验总结》

二、妇科膏方医案

1. 月经量少案

案例 1 施某，女，40 岁。初诊：2012 年 11 月 16 日。

患者月经量少 2 年，色淡质稀，5 天净，周期尚准；无痛经，腰酸明显，肢软乏力，夜寐欠安。舌红苔薄，脉弦细。中医诊断：月经过少。辨证属肾虚血亏。治以益气补肾，养血调冲。

处方：巴戟天 120g，苁蓉 120g，当归 120g，熟地黄 120g，杞子 120g，丹参 120g，香附 120g，狗脊 120g，续断 120g，天冬 120g，石楠叶 120g，怀山药 120g，茯苓 120g，菟丝子 240g，覆盆子 240g，党参 240g，益母草 240g，夜交藤 240g，淮小麦 240g，太子参 150g，黄芪 150g，杜仲 150g，牛膝 150g，鸡血藤 150g，虎杖 150g，透骨草 150g，合欢皮 150g，川芎 100g，赤芍 100g，白芍 100g，山萸肉 100g，八月札 100g，艾叶 50g，甘草 50g，陈皮 50g，东阿阿胶 250g，鹿角胶 50g，黑芝麻 500g，大核桃仁 500g，枣泥 50g，龙眼肉 100g，虫草菌粉 40g，孢子粉 40g，移山参 30g，冰糖 400g，黄酒 400mL 收膏。每日 1～2 次，每次 1 匙，空腹温水调服。

服后随访，患者诉经量增多，腰酸已除，肢软乏力改善，夜寐渐安。

——李香萍《傅萍妇科膏方验案 3 则》

案例2　金某，女，36 岁。初诊：2004 年 12 月 3 日。

患者月经量渐少 3 年，3 天净，周期尚准；腰酸，夜寐差，脸上色斑明显。舌淡暗尖红，苔薄，脉细。

膏方：党参 150g，太子参 150g，丹参 150g，菟丝子 150g，夜交藤 150g，柏子仁 150g，枸杞子 150g，怀山药 150g，怀牛膝 150g，潼蒺藜 150g，白蒺藜 150g，白鲜皮 150g，天冬 100g，麦冬 100g，泽兰 100g，五味子 100g，续断 100g，葛根 100g，茯苓 100g，炒白芍 100g，生石决明 180g，绿梅花 50g，生地黄 120g，炒天虫 60g，鹿角胶 100g，龟板胶 200g，阿胶 250g，黄酒 250mL，芝麻 250g，核桃仁 250g，冰糖 500g。1 料。

患者 2 个月后服完膏方，经量增多，腰酸已除，夜寐改善，色斑略减。

——邢恺《何嘉琳膏方医案三则》

2. 崩漏案

某女，20 岁。初诊：2009 年 11 月 15 日。

月经淋漓不尽 2 个月余，量时少时多，血色鲜红或暗红，质稠，性激素和 B 超检查未见异常，西医诊为青春期功能性子宫出血。因读中学劳累过度；伴见五心烦热，两颧潮红，口干，头昏腰酸，夜寐欠安。舌红，苔薄黄，脉弦细数。中医诊断为崩漏，辨证属肝肾阴虚，先予中药滋养肝肾、凉血止血，使水旺阴足，其血自止。调治两月余，月经如常。后予膏方继续澄源复旧。

处方：炒生地黄 100g，当归 60g，炒白芍 150g，炒丹参 60g，炒牡丹皮 100g，怀山药 150g，制首乌 150g，制山茱萸 100g，制黄精 100g，女贞子 150g，旱莲草 150g，麦冬 100g，枫斗 120g，龟板 100g，炒黄柏 60g，泽兰 100g，益母草 150g，炒杜仲 150g，炒川断 150g，黄芪 100g，炒白术 150g，炒扁豆 150g，茯苓 120g，炙远志 100g，炒酸枣仁 150g，淫羊藿 150g，鹿角霜 100g，炒枳壳 60g，砂仁 60g，佛手 60g，炒麦芽 150g，焦山楂 150g，红枣 150g，炙甘草 60g。另：阿胶 100g，龟板胶 200g，蜂蜜 250g，冰糖 250g，黄酒 250mL，收膏。每天晚饭后 1 小时，以沸水冲饮 1 匙。

——陈学奇《陈学奇妇科膏方经验琐谈》

3. 经间期出血案

叶某，女，32 岁。初诊：2008 年 12 月 8 日。

患者产后 1 年余，经间期出血 1 年，平素血海满溢如常，如期而至，经行量中，每逢经净 10 天，阴道少量出血，5 天而止；伴腹胀腰酸心烦，大便干结，乳房胀痛，胃脘不适，夜寐不安，带黄量多。舌苔腻、尖红，脉细。患者年过而立，产后肝肾不足，肝失所养，疏泄失司。

故治以补益肝肾，疏肝和营之膏方常服。

处方：生地黄 100g，麦冬 90g，地骨皮 90g，玄参 90g，白芍 120g，牡丹皮 90g，山栀 90g，当归 90g，柴胡 100g，炒白术 90g，云茯苓 150g，煨姜 30g，炒荆芥 100g，熟地黄 150g，黄柏 90g，山茱萸 120g，枸杞子 150g，旱莲草 50g，怀山药 150g，杜仲 120g，党参 200g，炙黄芪 200g，黄芩 90g，椿根皮 120g，小茴香 60g，陈皮 60g，川朴 90g，川断 150g，茜草根 120g，火麻仁 150g，炙内金 120g，五味子 90g，制香附 120g。另：龟板胶 100g，阿胶 250g，胡桃肉 300g，湘莲肉 120g，饴糖 200g，冰糖 200g，白蜜 150g，黑芝麻 200g，西洋参 150g（煎汁另入），生晒参 150g（煎汁另入）。

服用膏方 3 个月后，诸症改善。

——李盛楠《孙卓君采用调补肝肾之膏方治疗妇科病验案 3 则》

4. 月经先期案

案例 1 华某，女，29 岁。初诊：2012 年 11 月 28 日。

患者月经先期 1 年余，一月二至，口干咽燥，心烦易怒，纳香便软，舌红苔薄，脉细。中医诊断：月经先期。辨证属肝肾阴虚。治以补益肝肾，恢复冲经。

处方：菟丝子 200g，覆盆子 200g，紫石英 200g，金樱子 200g，葛根 200g，淮小麦 300g，杜仲 150g，黄芪 150g，玄参 150g，生地黄 120g，熟地黄 120g，杞子 120g，旱莲草 120g，女贞子 120g，桑椹 120g，狗脊 120g，续断 120g，怀山药 120g，党参 120g，太子参 120g，山萸肉 100g，天冬 100g，麦冬 100g，生白芍 100g，五味子 100g，香附 100g，八月札 100g，白术 100g，丹皮 100g，地骨皮 100g，绿梅花 50g，橘皮 50g，橘络 50g，东阿阿胶 250g，龟板胶 100g，鹿角胶 50g，黑芝麻 500g，大核桃仁 500g，枣泥 100g，龙眼肉 100g，虫草菌粉 40g，孢

子粉 20g，冰糖 400g，黄酒 400mL 收膏。每日 1～2 次，每次 1 匙，空腹温水调服。服后随访，患者诉月经周期推迟，23～25 日一行，口干咽燥好转。

——李香萍《傅萍妇科膏方验案 3 则》

案例 2 陈某，女，39 岁。2004 年 12 月 8 日就诊。

有乳腺小叶增生及胃下垂病史。近两年来月经周期经常提前，每次 6～7 天方净，经行腹痛，经前乳房胀痛。饮食不慎则泛酸，畏寒肢冷，大便艰难，寐安，面色不华。舌淡、苔薄腻，脉细。辨证属中阳不足。治拟健脾和胃，调经益肾。

处方：黄芪 300g，牡蛎 300g，党参 200g，山药 200g，天麻 200g，莲肉 200g，熟地黄 120g，川芎 120g，制狗脊 120g，当归 120g，延胡索 120g，葛根 120g，炒白术 150g，肉苁蓉 150g，茯苓 150g，川断 150g，桑寄生 150g，巴戟天 150g，女贞子 150g，楮实子 150g，枸杞子 150g，大红枣 100g，菟丝子 100g，制首乌 100g，杜仲 100g，炒枳壳 40g，炒枳实 40g，甘草 40g，青皮 30g，炮山甲 60g，佛手 60g，苏梗 60g，夏枯草 90g，制香附 90g，焦山楂 50g，神曲 50g。1 料，诸药煎浓汁。另：生晒参 100g，红参 30g，鹿角胶 200g，龟板胶 200g，冰糖 250g 收膏。随访：服膏方后，月经周期转至正常，胃中和。

——王庆其《王庆其教授膏方调治经验》

5. 卵巢储备功能下降案

李某，女，37 岁。初诊：2011 年 11 月 8 日。

近年月经每每提前 7～10 天不等，量少色淡，质稀，经前乳房胀痛，心烦易怒，遇事易潮热出汗，性情急躁，带下量少，阴道干涩，性欲减退，头晕耳鸣，腰酸腿软，皮肤不润，面色萎黄，入睡困难，多梦易醒，纳谷偏少，二便尚调。舌质淡，苔薄，脉细。实验室检查：月经第3天血性激素检查示：雌激素（E$_2$）37.49pg/mL，促卵泡生成激素（FSH）15.3mIU/mL，促黄体生成素（LH）6.81mIU/mL。西医院诊断为卵巢储备功能下降，曾予激素替代治疗（HRT），停药后症状反复，故辗转求助于中医。陈师认为患者证属肾虚肝郁，郁而化火。治拟补益肝肾，养血柔肝，通调胞络，佐以健脾和胃。先拟开路方试调1周。

二诊：11月15日。诉服药1周后感腰酸腿软减轻，睡眠有所改善，纳谷转香，且无胃肠道不适，又正值冬令，继以膏方缓调。

处方：女贞子200g，旱莲草200g，熟地黄200g，山药150g，山萸肉100g，菟丝子150g，肉苁蓉150g，巴戟天150g，河车粉100g，生黄芪300g，太子参300g，炒白术200g，茯苓150g，陈皮100g，砂仁50g，香附100g，郁金100g，当归150g，赤芍150g，炒白芍150g，鸡血藤150g，益母草200g，五灵脂100g，泽兰100g，酸枣仁100g，钩藤200g，煅牡蛎300g，浮小麦300g，红枣100g，阿胶150g，龟板胶150g。精选道地药材，水浸一宿，浓煎3次，滤汁，去渣，浓缩，把蒸烊化开的阿胶、龟板胶、蜂蜜、冰糖各半适量倒入清膏中，文火慢慢熬炼，不断用铲搅拌，起锅前将河车粉100g撒入锅内，均匀调和。每日早晚空腹开水冲服一大食匙，连续服用90天，服膏期内少食辛辣刺激生冷之品。

三诊：3个月后。诉月经按时来潮，量中色红，经前乳胀不显；面色红润，潮热汗出未作，带下量增多，腰酸耳鸣好转，睡眠明显改善，心情舒畅。复查性激素示：雌激素（E$_2$）50.5pg/mL，促卵泡生成激素（FSH）10.4mmIU/mL，促黄体生成素（LH）7.65mmIU/mL，较治疗前明显改善。

——任宇航《陈霞运用膏方治疗妇科疾病验案2则》

6. 卵巢早衰案

案例1 付某，女，40 岁。初诊：2009 年 7 月 7 日。

患者月经紊乱 4 年，逐渐加重。夫妻同居性生活正常，未避孕 2 年未孕。2005 年开始月经时停，量少。2007 年 8 月人工周期治疗后怀孕，人流后月经更不规则，经量少。2008 年 4 月开始服用中药，月经一度正常，来转半年。2008 年 8 月，外院查血雌二醇（E_2）＜ 20pg/mL，卵泡刺激素（FSH）26IU/L，诊断为卵巢早衰。后又见停经，经人工周期替代疗法，月经能自行来潮，量仍偏少。末次月经 2009 年 6 月 21 日，量极少，色暗。睡眠欠佳，心烦易怒，偶有心悸，腰膝酸软，纳便尚调。舌略红，苔薄，脉细。该患者予中药调治 3 个月，月经按时来潮，唯经量少，复查血 FSH 12IU/L。时至冬令，改用膏方调治。证属肝肾不足，精血两虚。治宜补益肝肾，养血填精。

处方：制黄精 200g，生晒参 150g，枸杞子 150g，女贞子 150g，桑椹子 150g，淫羊藿 150g，仙茅 150g，鸡血藤 150g，怀牛膝 150g，丹参 150g，覆盆子 150g，炒枣仁 150g，制首乌 150g，续断 150g，淮小麦 150g，当归 150g，巴戟天 150g，红枣 150g，天冬 100g，麦冬 100g，炒白芍 100g，香附 100g，明天麻 60g，川芎 60g，五味子 60g，远志 60g，生地黄 120g，熟地黄 120g，菟丝子 300g，葛根 300g，益母草 300g，石菖蒲 90g，生石决明 180g，砂仁 50g，绿梅花 50g，炙甘草 30g。1 料，水煎浓汁。另：鹿角胶 100g，龟板胶 100g，阿胶 250g，黄酒 500mL，核桃 500g，芝麻 500g，冰糖 500g，藏红花 10g，灵芝孢子粉 30g 收膏。每日服 2 次，外感、便溏时停用。

患者膏方服至次年 2 月，月经量明显增多，经期规则。2010 年 4 月成功妊娠，顺产 1 女。

——马景《何嘉琳妇科膏方治法经验》

案例2 顾某，女，37岁。初诊：2013年11月20日。

卵巢早衰，经闭不行，E_2下降，FSH上升，近2年赖黄体酮经行，烘热汗出，带下少，少腹胀满，腰膝酸软，疲惫乏力，脾气急躁，大便欠实，脘胀嗳气偶作。舌红，苔薄，脉细。辨证属肝肾亏虚。治拟滋养肝肾，调理冲任。

处方：云茯苓150g，山萸肉150g，怀山药150g，淫羊藿150g，菟丝子150g，补骨脂150g，川断150g，桑寄生150g，杜仲150g，红藤150g，泽兰叶150g，鸡血藤150g，炒党参150g，焦山楂150g，焦神曲150g，生地黄100g，熟地黄100g，牡丹皮100g，泽泻100g，仙茅100g，巴戟天100g，当归100g，白芍100g，炒白术100g，路路通100g，皂角刺100g，鹿角霜100g，生黄芪300g，益母草300g，败酱草300g，制黄精120g，柴胡60g，姜半夏60g，坎炁10条，薄荷30g，砂仁30g，生甘草30g，公丁香25g。另：生晒参100g，西洋参100g，龟鹿胶100g，河车粉100g，陈阿胶250g，文冰250g，饴糖250g，陈酒200mL，西红花10g。

次年随访，诉药后月经自然来潮。

——张利《黄素英膏方治疗妇科病证经验浅析》

7. 围绝经期综合征案（更年期综合征案）

案例1 侯某，女，47岁。初诊：2010年5月26日。

绝经1年。近1年潮热频作，颈面部、胸前为著；继而汗出，日作10余次，夜间发作时常因大汗淋漓而惊醒，甚需更衣后再寐。平素性情急躁，心烦易怒，遇事后更甚，失眠多梦，觉浅易醒，腰背酸痛，眼睛干涩，带下量少，阴道干燥，手足心热。舌红质干，苔薄微黄，脉细数。实验室检查：雌激素（E_2）11.0pg/mL，促卵泡生成激素（FSH）123.79mmIU/mL，促黄体生成素（LH）43.59mmIU/mL。西医诊断：围绝经期综合征。予激素替代治疗3个月，症状缓解，但停药后复发，故求助于中医。陈师认为患者证属肾阴不足，水不制火，阴虚火旺。治拟滋肾养阴，清肝宁心安神。方取院内制剂更年期益坤饮（生地黄、枸杞、白芍、生牡蛎、钩藤、淫羊藿等）加减，服药 3 个月症状好转。

二诊：2010 年 10 月 4 日复诊。诉因停药 2 周，症状反复，考虑时值秋冬季节，乃进补膏方最佳时期，故予膏方维持、缓补。

处方：生地黄 150g，枸杞子 200g，山药 200g，山萸肉 190g，河车粉 60g，钩藤 200g，川连 50g，莲子芯 50g，赤芍 150g，白芍 150g，丹参 150g，牡丹皮 150g，川牛膝 100g，茯神 150g，酸枣仁 100g，柏子仁 100g，夜交藤 150g，合欢皮 100g，煅紫贝齿 200g，生牡蛎 300g，麦冬 100g，鳖甲 150g，补骨脂 150g，续断 150g，淫羊藿 150g，杜仲 150g，肉苁蓉 150g，黄芪 150g，茯苓 150g，浮小麦 300g，生甘草 50g，红枣 100g，香附 100g，郁金 100g，阿胶 150g，龟板胶 150g。精选地道药材，水浸一宿，浓煎 3 次，滤汁，去渣，浓缩。把蒸烊化开的阿胶、龟板胶和蜂蜜、冰糖各半适量倒入清膏中，文火慢慢熬炼，不断用铲搅拌，起锅前将河车粉 60g 撒入，均匀调和。每日早晚空腹开水冲服一大食匙，连续服用 90 天，服膏期内少食辛辣刺激生冷之品。

三诊：3 个月后复诊。诉潮热出汗不显，心情舒畅，阴道分泌物增多，睡眠明显改善，眼干、关节酸痛好转。复查性激素：雌激素（E_2）38.52pg/mL，促卵泡生成激素（FSH）73.84mmIU/mL。

——任宇航《陈霞运用膏方治疗妇科疾病验案 2 则》

案例2 周某，女，57 岁。初诊：2006 年 11 月 3 日。

患者绝经 2 年，潮热汗淋 1 年余，胸闷烦躁，心悸心慌，头晕腰酸，神疲乏力，少气低语；反复感冒，手指关节胀痛；夜寐梦多，呼噜声响如雷鸣；胃疾数年，遇冷则痛，饮热则舒。舌尖红，苔薄，脉细弱。辨证：绝经后天癸既绝，肾虚气弱，精血不足，冲任失调，虚热上浮；脾虚不能生血，脏腑气血乏源，心失血养，肌腠不固。治法：益肾健脾，补气生血，养血宁神，调衡冲任。

处方：潞党参150g，炙黄芪120g，炒白术120g，白芍药100g，云茯苓150g，广木香90g，焦六曲100g，怀山药100g，川黄连20g，吴茱萸60g，八月札100g，枸杞子120g，巴戟肉150g，锁阳120g，淫羊藿150g，骨碎补150g，厚杜仲120g，白蒺藜120g，明天麻120g，熟地黄100g，当归身100g，大川芎100g，粉葛根120g，川桂枝60g，莲子肉200g，制黄精120g，寸麦冬100g，野百合150g，肥知母120g，台乌药90g，五味子100g，淮小麦200g，炙甘草50g，生晒参200g（另煎，待收膏时入），陈阿胶200g（烊化兑入），鹿角胶150g（烊化兑入），大红枣500g，桂圆肉150g。上药浸一宿，武火煎取三汁，沉淀沥清。文火收膏时，加入冰糖400g，饴糖100g，熬至滴水成珠为度。每日早晚各服1调羹，开水冲服。如遇感冒等症，则暂缓服用。

二诊：2007年11月2日。上年服温脾益肾、养血宁神膏方后，体力增强。今年继配膏方。现感上午轻松，午后乏力，微微潮汗，入眠呼噜减轻，余症消失。舌苔薄，脉细。前膏奏效，再拟前法佐入滋补肝肾药物，以获阴阳平衡协调。

处方：潞党参150g，炙黄芪120g，炒白术120g，白芍药100g，云茯苓150g，广木香90g，焦六曲100g，怀山药100g，川黄连20g，吴茱萸60g，枸杞子120g，巴戟肉150g，锁阳120g，淫羊藿150g，女贞子100g，骨碎补150g，厚杜仲120g，明天麻120g，熟地黄100g，当归身100g，大川芎100g，粉葛根120g，莲子肉200g，制黄精120g，寸麦冬100g，北沙参120g，野百合150g，肥知母120g，台乌药90g，五味子100g，淮小麦200g，灵磁石300g（先煎），防风90g，炙甘草50g，生晒参200g（另煎，待收膏时入），陈阿胶200g（烊化兑入），鹿角胶150g（烊化兑入），大红枣500g，桂圆肉150g。煎法、服法同前。

三诊：2008年12月5日。上年服膏方后体力渐增，今夏无感冒，胃安，稍感乏力，半年未打呼噜，体检各项目未发现异常。舌苔薄，脉细。再拟二诊方加减，仍予健脾益肾养肝之法。

处方：潞党参150g，炙黄芪300g，炒白术120g，云茯苓150g，白芍药120g，吴茱萸60g，川黄连20g，巴戟肉150g，淫羊藿150g，怀山药120g，骨碎补150g，枸杞子120g，莲子肉200g，制黄精120g，灵磁石300g（先煎），酸枣仁120g，五味子100g，寸麦冬100g，野百合150g，川桂枝60g，全当归100g，鸡血藤200g，紫丹参150g，淮小麦200g，八月札100g，焦六曲100g，广木香90g，炙甘草50g，生晒参200g（另煎，待收膏时入），陈阿胶200g（烊化兑入），鹿角胶150g（烊化兑入），大红枣500g，桂圆肉150g。煎法、服法同前。

四诊：2009年11月20日。患者述上年膏方分三小瓶，置入冰箱冷冻室，分三季度服，或自感乏力倦怠时取出服膏。这一年内未曾求医问药。今来续方，要求再配三诊方。刻下患者无所苦，舌苔薄，脉细。上年膏方，原方一料，以资巩固。

——冯静华等《戴德英运用膏方治疗绝经综合征验案1则》

案例3 张某，女，49岁。初诊：2009年12月10日。

患者诉平时畏寒，夜寐欠安，腰酸，神疲乏力，头晕，肢麻，潮热，盗汗，口干，烦躁不安，睡眠不实，杂梦纷纭，便秘。月经经期紊乱，或超前，或并月，量时多时少。舌苔薄腻，脉细弦。有慢性胃炎病史。证属更年期阴阳失调，肝肾阴虚。治拟协调阴阳，滋补肝肾。

处方：仙茅200g，淫羊藿200g，知母200g，石决明200g，火麻仁200g，瓜蒌仁200g，柏子仁200g，松子仁200g，麦冬200g，桑寄生200g，生地黄200g，生首乌200g，当归200g，桑椹子200g，杜仲200g，制狗脊200g，续断200g，丹参200g，黄柏200g，黄连50g，肉桂20g，石菖蒲120g，郁金120g，女贞子150g，旱莲草150g，枸杞子150g，川石斛150g，天麻150g，黄芩150g，酸枣仁150g，夜交藤150g，灵芝150g，桑寄生150g，茯苓150g，茯神150g，炒白术120g，制半夏 120g，焦山楂 100g，焦神曲 100g，杭白菊 100g，大枣 100g，远志 90g。1 料，诸药煎浓汁。另：西洋参 200g，龙眼肉 200g，鹿角胶 150g，龟板胶 250g，冰糖 300g 收膏。

2010 年 11 月门诊随访，情况良好。

——王少墨《王庆其膏方问诊组方遣药经验》

案例 4 陈某，女，48 岁。初诊：2005 年 11 月 3 日。

患者因月经失调就诊，正值七七之年，月经紊乱近 1 年，经行量时多时少；时有潮热汗出，心烦不安，夜寐梦多；畏寒肢冷，尤以腰部为甚，常易感冒，大便干结。末次月经 10 月 3 日。4 月 20 日 B 超示：子宫大小为 45mm×56mm×50mm，子宫内膜厚度 15mm，右卵巢大小为 27mm×28mm×27mm，见小暗区；提示右卵巢囊肿。因子宫内膜较厚，专科医生担心子宫内膜有恶变可能，为高危状况，多次劝其进行诊断性刮宫，但是患者因害怕手术而拒绝，并要求中医膏方调治。就诊时，查其舌质暗红，苔薄黄，脉细数。西医诊断：更年期综合征；中医诊断：绝经前后诸证；辨证：阴虚阳亢，热扰冲任；治法：滋肾养阴，清热泻火；兼养心安神通便，燮理阴阳。

处方：生地黄 120g，熟地黄 120g，女贞子 120g，旱莲草 120g，枸杞子 120g，全当归 90g，大川芎 45 g，肥知母 90g，麦冬 90g，何首乌 150g，山茱萸 120g，淮小麦 300g，潞党参 300g，绵黄芪 300g，焦白术 120g，白芍药 120g，怀山药 150g，制黄精 120g，制香附 120g，牡丹皮 120g，丹参 120g，川楝子 120g，夜交藤 300g，合欢皮 300g，柏子仁 90g，酸枣仁 90g，远志肉 90g，鸡血藤 150g，厚杜仲 150g，金狗脊 150g，川续断 150g，熟附子 90 g，川桂枝 60g，煅龙骨 300g，煅牡蛎 300g，五倍子 45g，火麻仁 90g，炒谷芽 120g，炒麦芽 120g，陈皮 90g。另备高丽参 100g，陈阿胶 250g，麦芽糖 250g，龙眼肉 200g，胡桃肉 200g，黑芝麻 150g 收膏。上述中药煎煮 3 次，弃渣取汁，经浓缩后加入细料收膏。服法：每日 2 次，每次 1 匙。忌辛辣香燥刺激之物包括茶叶、咖啡等，感冒、发热、咳嗽及腹泻时勿服。

二诊：2006 年 11 月 6 日。服膏方后当年精神较佳，潮热汗出略减轻，仍大便干结。舌尖红，苔薄黄，脉细。B 超示右卵巢囊肿依旧存在。宗去年膏方加味：加三棱 90g，莪术 90g，夏枯草 120g 以软坚散结消囊肿；加生大黄 60g 以泻火通便。

三诊：2007 年 11 月 5 日。诸症均好转，自 4 月份起，月经 2～4 个月来潮一次；心烦潮热，夜寐梦多，腰冷。舌尖红，苔薄黄，脉细。B 超提示右卵巢囊肿已消失。继予 2005 年膏方加减治疗：去女贞子、旱莲草；加生铁落 450g，紫石英 150g。因生铁落可重镇宁心，泻火安神；紫石英能暖宫散寒，宁心安神。

四诊：2008 年 11 月 17 日。诸恙均减。由于舌苔腻，故予 2005 年膏方加藿香 90g，佩兰 90g，苍术 90g，白术 90g，以健脾燥湿。

五诊：2009 年 11 月 6 日。2009 年 1 月绝经，时腰酸，秋后咳嗽，胸闷有痰。舌苔薄黄，脉细。9 月 25 日 B 超示：子宫 42mm×39mm×29mm，子宫内膜厚度仅 4mm。治疗基本同前，以 2008 年膏方为基本方进行加减。由于患者已经绝经，且右卵巢囊肿已消失，故去牡丹皮、丹参、三棱、莪术、夏枯草等软坚活血化瘀药，因咳嗽、胸闷有痰，加入桑白皮、炙紫菀、炙款冬花等药以化痰止咳。

六诊：2010 年 11 月 8 日。自感体质状态明显好转，极少感冒；已无咳嗽，胸闷腰酸感消失，夜寐已安，汗出减；时有潮热，大便偏干。舌苔薄，微黄，脉细。B 超示：子宫已萎缩。测血促卵泡生成激素（FSH）80U/L，雌激素（E_2）26nmol/L，处于绝经期正常水平。宗 2009 年膏方出入：去大川芎、鸡血藤；加软柴胡 90g，八月札 120g，姜半夏 90g 以疏肝理气、和胃化痰。随访至今（2012 年），诸症已失，余无殊状。

——李俊箐《膏方治疗更年期综合征验案 1 则》

案例5 张某，女，48岁。初诊：2008年11月6日。

患者平素月经尚规则、量少，腹痛不明显，近3个月经量渐少；伴潮热汗出，烦躁易怒，夜寐欠佳，口苦口干，头晕耳鸣，神疲乏力，常感下阴瘙痒不适，二便正常。舌质暗，苔薄白，脉弦细数。既往有高血压病、糖尿病史，现服药治疗，均控制在正常范围。2008年9月28日B超提示脂肪肝，子宫小肌瘤2.0cm×1.6cm×1.5cm。证属肝肾不足，虚火上炎。治拟育阴潜阳，疏泄肝胆。

处方：生黄芪100g，天冬100g，麦冬100g，炙鳖甲100g，牡丹皮100g，赤芍100g，白芍100g，制黄精100g，泽泻100g，淮小麦300g，葛根300g，丹参150g，生晒参150g，白鲜皮150g，地肤子150g，潼蒺藜150g，白蒺藜150g，桑寄生150g，川断150g，炒杜仲150g，炒桑叶150g，怀牛膝150g，夏枯草150g，淫羊藿150g，仙茅150g，决明子150g，炒枳壳150g，茯苓150g，红枣150g，五味子60g，明天麻60g，制首乌200g，炒玉竹200g，生地黄120g，钩藤180g，生甘草30g。1料，水煎浓汁。另：龟板胶100g，阿胶250g，芝麻250g，黄酒500mL，木糖醇500g，核桃仁150g，灵芝孢子粉30g收膏。每日早晚服2次，外感、便溏时停用。

患者服用膏方后，月经量略有增多，烦躁易怒、潮热汗出等围绝经期综合征症状明显改善。此后患者每到冬令时节即来膏方调理，50岁绝经，安然度过围绝经期。

——马景《何嘉琳妇科膏方治法经验》

案例6 刘某，女，55岁。初诊：2012年11月21日。

患者绝经1年，时有潮热汗出，夜寐少眠，尿频不固。舌淡红，苔薄，脉细弦。中医诊断：围绝经期综合征。辨证属肝肾不足。治以养肝肾益精血。

膏方：生地黄120g，熟地黄120g，枸杞子120g，旱莲草120g，女贞子 120g，桑椹子 120g，南沙参 120g，北沙参 120g，怀山药 120g，狗脊 120g，续断 120g，茯苓 120g，益智仁 150g，太子参 150g，杜仲 150g，桑螵蛸 150g，忍冬藤 150g，白术 150g，合欢皮 150g，山萸肉 100g，天冬 100g，麦冬 100g，乌药 100g，八月札 100g，婆罗子 100g，丹皮 100g，佛手 100g，葛根 240g，黄芪 240g，菟丝子 240g，覆盆子 240g，夜交藤 300g，淮小麦 300g，酸枣仁 300g，陈皮 50g，东阿阿胶 250g，鹿角胶 50g，龟板胶 100g，龙眼肉 100g，枣泥 100g，移山参 10g，孢子粉 10g，大核桃仁 500g，黑芝麻 500g，冰糖 400g，黄酒 400mL，收膏。每日 1～2 次，每次 1 匙，空腹温水调服。因药证合拍，膏方服完后，患者潮热汗出减少，夜寐渐安，尿频好转。

——李香萍《傅萍妇科膏方验案 3 则》

8. 多囊卵巢综合征案

案例 1　某女，28 岁。初诊：2009 年 3 月 8 日。

停经 1 年余前来就诊。13 岁月经初潮后，月经不规则，2～12 个月一行，量少，查性激素 6 项和 B 超，西医诊断为多囊卵巢综合征，前来中医治疗。患者形体肥胖伴带下稀少，腰酸神疲，大便溏烂，舌淡苔薄白，脉细。证属闭经（气血两虚，脾虚失运，痰湿瘀阻型）。治以益气养血，健脾化痰，活血通络为主。予中药调治半年余，月经如期而行，唯经量较少。时值冬令，以膏方继续"和缓"调治。

组方：黄芪 150g，党参 150g，炒苍术 100g，白术 100g，熟地黄 100g，当归 60g，生白芍 150g，炒川芎 60g，怀牛膝 60g，紫丹参 100g，茯苓 120g，浙贝母 100g，制半夏 60g，陈皮 60g，郁金 100g，香附 60g，石菖蒲 100g，制萸肉 150g，仙茅 150g，淫羊藿 150g，覆盆子 150g，菟丝子 150g，杜仲 150g，桑寄生 150g，制玉竹 100g，炒枳壳 60g，砂仁 50g，红花 30g，泽兰 100g，益母草 100g，炮姜 30g，焦六曲

100g，红枣150g，炙甘草60g。另阿胶200g，龟板胶100g，冰糖250g，饴糖250g，黄酒250mL收膏。每天晚饭1小时后，以沸水冲饮1匙。

1年后回访，患者月经每月如期而至，经量正常，体质量下降，医院复查多囊卵巢综合征化验指标及B超均已正常。

——葛蓓芬《陈学奇妇科膏方经验琐谈》

案例2 王某，女，23岁。初诊：2003年12月15日。

患者月经稀发2年余。初潮16岁，以往月经尚规则，近2年来周期延长至40～60天，经期2～3天，经量明显减少且色暗。曾在当地医院检查性激素（月经第三天），促卵泡激素（FSH）5.7mIU/L，促黄体生成激素（LH）15.5mIU/L；B超提示子宫偏小，双卵巢多囊样改变。诊为多囊卵巢综合征，曾服中药3个月及达英-35半年，停药后月经不能自行来潮。刻诊：月经延后10天，末次月经为2003年11月5日（人工周期停经），量少，色暗有块，3天干净；颜面痤疮频发，形体肥胖，喉中有痰，体毛较多而密，口干，便秘。舌质红，苔薄，脉细滑略数。证属肾精亏虚，夹有痰瘀。治拟滋肾育阴，消痰化瘀以调经。患者不愿意服用西药，但又无法坚持服中药，时值冬令，予膏方以调经。

处方：黄芪150g，生地黄150g，生山楂150g，丹参150g，净萸肉60g，麦冬60g，知母60g，蝉蜕60g，陈皮60g，丹皮60g，怀山药120g，葛根120g，制首乌120g，菟丝子120g，枸杞子120g，当归120g，虎杖根120g，覆盆子120g，制黄精120g，茯苓120g，赤芍120g，苍术90g，制香附90g，石菖蒲90g，浙贝母90g，芷红花20g，泽泻100g。细料：生晒参50g，紫河车30g，川芎30g，特优二级石斛120g；辅料：阿胶250g，冰糖250g，黄酒250mL，鹿角胶150g。上药1料，依法熬膏。每服1匙（20g左右），每日早晚各1次，空腹温水冲服。服膏方期间，忌食生冷、油腻、辛辣之品。嘱经转时复诊，经期改服汤剂。若遇外感、呕吐、腹泻等，则暂停服药。

二诊：12月30日。患者服膏方10天后，月经来潮。时值经行，量少，色红。舌尖红，苔薄，脉细数。治拟活血通络，予桃红四物汤加减。嘱经净后续服膏方，经转时复诊，改服汤剂。

经过调理，该患者月经量增多，周期渐准，颜面部痤疮渐消，形体轻减，复查B超提示子宫正常大小，后续以丸剂巩固疗效数月，月经恢复正常。

——宋文瑛等《宋氏妇科膏方运用临证经验》

9. 高泌乳素血症案

陈某，女，32岁。初诊：2008年11月10日。

患者有高泌乳素血症，一向月经落后。现产后1年余，月经40天一行，经量正常，经前乳房时胀，心烦易怒，平素腰酸，神疲乏力，夜寐欠安，面色欠华，纳食不佳，小腹发胀，头痛，落发，鼻炎时发，偶有胸闷，二便尚可。舌边红，苔薄腻，脉沉细。因患者年过而立，肝肾不足，肝失疏泄，血海满溢失常所致。治以填精活血，疏肝和营调冲之膏方。

处方：怀山药120g，山萸肉120g，生地黄150g，熟地黄150g，淫羊藿120g，菟丝子120g，五味子90g，炙甘草60g，当归90g，白芍100g，巴戟天120g，川楝子100g，柴胡90g，丹参100g，丹皮90g，炙黄芪200g，川芎90g，炒枳壳120g，苍术90g，白术90g，枸杞子90g，乌梅90g，辛夷90g，苍耳子90g，黄芩90g，制首乌120g，钩藤120g，防风90g，赤芍90g，夜交藤300g，肉苁蓉120g，生麦芽450g，远志90g，红花90g，怀牛膝120g，鸡血藤150g，炙内金90g，陈皮60g，天麻90g。 另：湘莲肉120g，黑芝麻120g，胡桃肉300g，龟板胶150g，阿胶200g，冰糖150g，白蜜150g，生晒参100g（煎汁另入），西洋参100g（煎汁另入）。

服用膏方 3 个月后，诸症改善。

——李盛楠《孙卓君采用调补肝肾之膏方治疗妇科病验案 3 则》

10. 乳腺增生案

案例 1 杨某，女，38 岁。甲申年初冬日订制膏方。

双乳经前胀痛已年余，渐次加重，两乳外上象限可及片状肿块，质地坚韧，有触痛。B 超示：双乳乳腺增生。萎缩性胃炎 5 年，入晚胃脘两胁胀气不适，大便有时干或稀薄不调。舌红，苔薄，脉细。素体脾胃虚弱，工作压力大，日久情志为患，肝气郁滞。证属肝气犯胃，冲任不调。治拟健脾疏肝理气血，补肝益肾调冲任。

拟方：炙黄芪 300g，潞党参 300g，于白术 200g，云茯苓 200g，麦冬 100g，白芍药 100g，川厚朴 50g，枳实 50g，佛手片 50g，大腹皮 50g，紫苏梗 50g，谷芽 50g，麦芽 50g，广郁金 150g，制香附 50g，川芎 100g，紫丹参 300g，赤芍药 100g，淫羊藿 150g，肉苁蓉 150g，鹿角片 100g，天冬 100g，全当归 300g，何首乌 200g，生地 200g，熟地黄 200g，滁菊花 50g，黄芩 50g，上方 1 料。另加核桃肉 150g，红枣 150g，枸杞子 100g，阿胶 400g，西洋参 100g，生晒参 200g，饴糖 200g，锦纹冰糖 250g，依法制膏。每日晨起或睡前沸水冲饮 1 匙。

经过治疗，患者经前双乳胀痛症状明显缓解，多年胃疾也少有发生。再以煎剂予适当巩固，并嘱劳逸结合，张弛有度。

——黄纲《唐汉钧膏方验案撷菁》

案例 2 谢某，女，42 岁。初诊：2003 年 11 月。

患者近 4 个月来双乳胀痛结块明显，素有便秘、多梦，怕冷，手脚不温，容易感冒，体位改变时常感头晕耳鸣，偶有心慌；脱发明显，胃纳尚可，性格急躁。舌质红苔薄，根部有红斑、光剥，脉弦弱。予补益气血，滋阴润燥，填精益肾之膏方调理。

组方：生黄芪200g，陈皮120g，火麻仁120g，生首乌200g，茯苓120g，白术120g，生地黄120g，桃仁120g，玄参200g，知母120g，柏子仁120g，远志120g，丹参150g，玉竹200g，肉苁蓉150g，白扁豆120g，莲子肉120g，天冬120g，麦冬120g，柴胡120g，广郁金120g，佛手片120g，淫羊藿120g，米仁200g，红枣200g。另加：龟板胶250g，鹿角胶250g，黄酒250mL，冰糖500g，入药汁中收膏。早晚各1次，空腹服用，1个月为1个疗程。如遇伤风停滞等症，则暂缓服用。

复诊：2004年11月。患者双乳胀痛症状已完全消失，手检乳房松软，未及明显结块。头晕耳鸣、多梦、便秘等均明显好转。原方再进1剂调补。

——王慧萍《楼丽华应用膏方治疗乳腺增生病经验》

11. 子宫肌瘤案

杨某，女，39岁。初诊：2010年11月22日。

主诉：体检发现子宫肌瘤2个月余。患者2010年8月30日B超显示：子宫前壁见76mm×47mm低回声不均质包块，向外突出；子宫左侧壁近子宫颈见18mm×15mm、16mm×11mm低回声不均质包块，边界尚清。患者月经初潮13岁，（5～6）/（25～28）天，末次月经11月12～17日，量中偏多，色暗，夹血块；腹痛，经前乳胀，腰酸。婚后人工流产2次。平素易感冒，目眶暗黑，面色萎黄，神疲乏力，偶有腰酸，易脱发，冬季畏寒，四肢冰凉，带下正常，纳可，易便秘（3～4天1次），夜寐安。舌质暗红中裂，苔薄腻，脉细弦。证属肾虚血瘀，寒凝阻络。拟补肾益气，祛瘀散结，养血调经助孕。

处方：党参300g，黄芪300g，白术150g，白芍150g，黄精150g，生地黄120g，熟地黄120g，枸杞子120g，桑椹120g，女贞子120g，旱莲草 120g，山药 150g，炒白扁豆 120g，茯苓 120g，桂枝 60g，丹参 120g，牡丹皮 120g，桃仁 90g，赤芍 90g，三棱 90g，莪术 90g，夏枯草 120g，浙贝母 90g，威灵仙 120g，紫花地丁 300g，皂角刺 120g，何首乌 150g，水蛭 120g，地鳖虫 120g，香附 120g，当归 120g，川芎 60g，鸡血藤 150g，附子 90g，小茴香 60g，紫石英 150g，马齿苋 150g，海藻 90g，海带 90g，鸡内金 90g，生大黄 90g，火麻仁 90g，谷芽 120g，麦芽 120g，陈皮 90g，大腹皮 90g，杜仲 120g，肉苁蓉 120g，水煎浓汁。另（辅料）：高丽参精 150g，阿胶 250g（烊化兑入），饴糖 250g，冰糖 150g，桂圆肉 120g，鳖甲胶 150g（烊化兑入），鹿角胶 150g（烊化兑入），红枣 150g，胡桃肉 120g，生芝麻 120g，山楂 120g 收膏。2 次 / 天，1 匙 / 次。忌生冷、辛辣、油腻滑肠之物，忌萝卜、茶叶、咖啡等。如遇感冒等症，则暂缓服用。

二诊：2011 年 12 月 5 日及三诊：2012 年 11 月 6 日，2 次来院续方。

经 2 年诊治调理，2012 年末复查 B 超显示肌瘤缩小：子宫前壁见 54mm×42mm 低回声不均质包块，子宫左侧壁近子宫颈见 16mm×11mm 低回声不均质包块，边界尚清。

四诊：2013 年 11 月 25 日。3 年持续服膏方后，B 超发现子宫肌瘤明显变小。2013 年 10 月 29 日复查 B 超显示：子宫前壁见 40mm×38mm 低回声不均质包块，子宫后壁见 13mm×11mm 低回声不均质包块。月经量中，色红，无血块；无腹痛，腰酸，口干，易脱发，畏寒症状明显改善，纳可，大便干结不畅，寐安。近 1 个月出现白带量多，色稍偏黄，无异味。舌苔薄，脉细。仍拟二诊方加减。

处方：党参 300g，黄芪 300g，白术 90g，白芍 90g，黄精 150g，当归 150g，川芎 60g，香附 60g，鸡血藤 150g，枸杞子 120g，桑椹 120g，女贞子 120g，旱莲草 120g，红花 90g，桃仁 90g，全瓜蒌 120g，皂角刺 120g，三棱 90g，莪术 90g，石见穿 150g，半枝莲 150g，水蛭 120g，地鳖虫 120g，蒲公英 300g，紫花地丁 300g，杜仲 90g，威灵仙 90g，浙贝

母 90g，附子 90g，桂枝 60g，牡丹皮 120g，丹参 120g，海藻 90g，海带 90g，鸡内金 90g，何首乌 150g，马齿苋 300g，火麻仁 120g，生大黄 90g，肉苁蓉 120g，淫羊藿 120g，小茴香 60g，水煎浓汁。另（辅料）：高丽参 150g，阿胶 250g（烊化兑入），冰糖 150g，饴糖 200g，鳖甲胶 150g（烊化兑入），龙眼肉 120g，胡桃肉 120g，山楂 120g，铁皮枫斗 20g，黑芝麻 120g 收膏。禁忌同上。

——阿依显姑丽·卡地尔《李祥云教授膏方治疗子宫肌瘤》

12. 不孕案

案例 1 某女，30 岁。2008 年 1 月 6 日就诊。

结婚 3 年不孕，丈夫精液检查正常。患者形体消瘦，面色少华，16 岁月经初潮，月经常延后 15 ～ 30 天，月经量少色暗，临期少腹冷痛，得暖而舒，易疲劳；伴腰膝酸软，畏寒肢冷，性欲淡漠，且久不受孕，心情郁闷，大便溏烂。舌淡苔薄，脉沉细。检查：子宫体偏小、子宫内膜薄，双侧输卵管通液畅通，甲状腺功能正常，孕酮和雌二醇偏低。证属不孕（脾肾阳虚型），冲任空虚，不能受精成孕。治拟温补脾肾，养血填精。考虑该患者调理时间较长，正值冬令，先予膏方调治。

处方：炙黄芪 300g，炒党参 150g，炒白术 150g，炒山药 300g，熟地黄 120g，炒当归 100g，柴胡 60g，炒白芍 150g，炒川芎 60g，制香附 60g，山茱萸 150g，炒杜仲 150g，炒川断 150g，怀牛膝 100g，仙茅 150g，淫羊藿 300g，覆盆子 150g，菟丝子 150g，紫石英 60g，鹿角霜 100g，巴戟天 100g，补骨脂 150g，益智仁 150g，金樱子 150g，芡实 150g，乌药 60g，陈皮 60g，苏梗 60g，炒谷芽 150g，炒麦芽 150g，肉桂 30g，炮姜 60g，炙甘草 100g。再入阿胶 350g、鹿角胶 50g，饴糖 500g，熔化收膏。每中饭、晚饭后，以沸水各冲饮 1 匙。

患者于 2008 年 4 月来复诊，自述月经已逾 10 天余未行，血、尿

HCG 检测已怀孕，后顺产 1 女。

——葛蓓芬《陈学奇妇科膏方经验琐谈》

案例 2　胡某，女性，33 岁。2004 年 12 月 9 日就诊。

患者婚后 6 年未孕，性生活正常，月经尚准，周期 30～35 天，行 5 天净，量中，血块不显，无痛经，平素略感腰酸，乏力，眠易醒，纳可，大便干结，脸色偏黄。舌淡，苔薄白，脉沉细。

膏方：党参 150g，蜜炙黄芪 150g，菟丝子 150g，肉苁蓉 150g，炒枣仁 150g，夜交藤 150g，淫羊藿 150g，枸杞子 150g，覆盆子 150g，怀牛膝 150g，红枣 150g，天冬 100g，麦冬 100g，五味子 100g，山茱萸 100g，炒白术 100g，川芎 100g，灵芝 100g，生地黄 100g，熟地黄 100g，鹿角胶 100g，龟板胶 100g，当归 120g，续断 120g，炒杜仲 120g，巴戟天 120g，远志 60g，佛手 60g，砂仁 30g（后下），芝麻 200g，阿胶 250g，核桃肉 250g，黄酒 250mL，一料。患者每日服用膏方，1 月 28 日因停经 37 天复诊，查血绒毛膜促性腺激素 1024U/L。因考虑膏方中黄酒为活血之品，嘱停服膏方，另予补肾养血安胎之品口服，1 周后查 B 超提示早孕。

——邢恺《何嘉琳膏方医案 3 则》

案例 3　宋某，女，29 岁。初诊：2014 年 11 月 12 日。

患者已结婚 5 年，自然流产 1 次，继发不孕 4 年就诊。患者 14 岁初潮，1～2 个月行经 1 次，经期 7 天、量中，无痛经，偶有腹胀。2010 年 11 月自然流产 1 次，其后未再受孕。2011 年 4 月检查发现子宫纵膈，行宫腔镜下子宫纵膈切除术，术后出现经量减少约半，在他院接受中医治疗后，月经周期基本恢复正常（30～35 天行经 1 次，经量仍少，色淡，无块），但一直未孕。患者分别于 2012 年 12 月及 2013 年 12 月两次行输卵管通液术，均通畅。刻诊：平素畏寒，四肢欠温，冬季尤甚；时感头晕乏力，性欲低下；食欲一般，睡眠可，二便正常。舌淡，苔薄白，脉细滑。诊断：继发性不孕；辨证：脾肾两虚；治法：健脾补肾，佐以养血活血、通调胞络。时至冬令进补季，先予固肾安胎丸调理7天，继以膏方缓调。

处方：生黄芪150g，全当归150g，杭白菊150g，大川芎100g，茯苓120g，怀山药150g，菟丝子120g，巴戟天120g，制黄精120g，陈皮60g，青皮60g，焦鸡内金150g，桂心150g，淫羊藿120g，仙茅120g，鹿角片110g，炙鳖甲100g，肉苁蓉120g，天冬100g，麦冬100g，枸杞子120g，潞党参150g，炒白术100g，茜草120g，乌贼骨150g，皂角刺130g，路路通120g，台乌药60g，丝瓜络120g，桑寄生150g，蒲公英100g，九香虫100g，炙远志120g，酸枣仁120g，石见穿100g，透骨草100g，玉竹100g，生晒参250g，陈阿胶250g，胡桃肉100g，莲子肉50g，龙眼肉50g，饴糖250g，冰糖250g，黄酒1000mL。上药以常规方法制备成膏剂，每次1汤匙，空腹时温开水冲服，每日早晚各1次，连服90天。嘱患者服药期间少食辛辣、刺激、生冷之品。若月经延期≥35天，则及时复诊，检查血人绒毛膜促性腺激素（HCG）。

复诊：2015年2月11日。患者服药后诸症皆缓，30～32天行经1次，月经量中等，色、质基本正常。末次月经为2015年1月4日，经期3天。停经36天时，自查尿妊娠试验阳性；当日来诊时已停经38天，查血β-HCG 861U/L。予补肾健脾安胎汤药服用14剂。停经43天（2015-2-16）：血β-HCG 7027U/L。B超检查提示纵膈子宫，右宫腔见孕囊12mm×5mm×7mm，未见明显胚芽；左宫腔积液39mm×18mm。停经66天（2015-03-11）：血β-HCG 104938U/L。B超检查提示子宫纵膈，右宫腔孕囊内见胚芽及心管搏动。其后，于产科门诊定期产检，胎儿发育良好，孕期平顺，于2015年10月9日足月顺产一男婴。

——陈华《齐聪运用膏方治疗不孕症验案1则》

13. 产后身痛案

案例 1 某女，31 岁。初诊：2013 年 11 月 9 日。

产后 6 个月余。自产后周身骨节疼痛酸楚，腰骶尤甚；产后 3 个月脱发且白发渐生，口渴欲饮，饮水后口渴不解；大便质干，2～3 日一行。苔薄黄，舌质淡红，脉细弦。有慢性胃炎史。产前月经尚规则，产后经量较前减少，色暗红，夹有血块，痛经（－）。生育史 1-0-2-1，2011 年宫外孕左侧输卵管切除，2012 年体外受精－胚胎移植（in vitro fertilization and embryo transfer，IVF-ET) 怀双胞胎，因一胎宫外孕右侧输卵管切除，2013 年 5 月顺产。产后恶露 15 天净，哺乳 2 个月余。理法：产后气血亏虚，肝肾不足，虚火上炎。治拟补益肝肾，清心降火。

处方：党参 100g，黄芪 150g，女贞子 120g，山茱萸 90g，白芍 100g，麦冬 120g，巴戟天 90g，熟地黄 120g，制香附 100g，菟丝子 120g，当归 120g，川芎 90g，淫羊藿 100g，制首乌 120g，蛇床子 100g，白术 120g，锁阳 100g，丹参 120g，知母 90g，黄精 150g，枸杞子 120g，杜仲 100g，红景天 120g，百合 300g，黄芩 100g，黄连 30g，大生地 150g，淡吴萸 30g，车前子 150g（包），泽泻 90g，川石斛 20g，旱莲草 100g，辛夷花 90g，苍耳子 30g，白芷 30g，全蝎 50g，砂仁 30g（后下），浙贝母 100g，炒枳壳 60g，蒲公英 150g，大腹皮 100g，生甘草 30g，地肤子 100g。另：生晒参 50g，铁皮枫斗 24g，陈阿胶 100g，龟板胶 200g，黄明胶 200g，饴糖 150g，白冰糖 300g，黑芝麻 100g，核桃肉 100g，黄酒 200mL。

二诊：2014 年 2 月 20 日。一诊用药后，患者关节酸痛诸症缓减，药既见效。

——袁雪菲等《扶正驱邪治疗产后身痛之膏方琐谈》

案例 2 某女，32 岁。初诊：2013 年 11 月 9 日。

产后 7 个月余。自产后脱发、白发渐生，偏头痛，偶有眩晕；周身骨节疼痛酸楚，腰骶尤甚，遇寒加重，得热则舒服；夜梦多，大便质干，2～3日一行。苔薄，舌质暗红，脉细弦。月经史：量中，夹血块，痛经（＋）。生育史1-0-0-1，试管婴儿（in vitro fertilization，IVF）后怀双胞胎，2013年3月顺产。产后恶露2～3个月净。末次月经（last menstrual period，Lmp）10月31日×8天。理法：体外受精-胚胎移植术后，余火未尽；产后气血失和，百脉空虚，外邪入侵。治拟调和气血，祛风通络，兼以清火。

处方：百合200g，知母90g，黄柏90g，生地黄150g，巴戟天90g，山茱萸60g，淮小麦200g，炙甘草10g，枸杞子120g，夜交藤200g，炒枣仁100g，党参120g，黄芪120g，白术120g，茯神120g，柴胡100g，磁石（先下）300g，麦冬120g，五味子100g，白芍100g，菟丝子120g，红景天120g，杜仲150g，合欢皮300g，仙鹤草150g，女贞子100g，旱莲草120g，蒲公英150g，肉桂15g，白芷30g，川芎60g，桔梗30g，蝉蜕30g，浙贝母100g，制乳香30g，制没药30g，砂仁30g（后下），煅瓦楞150g，全蝎60g，生甘草10g，桃红60g，广郁金50g，蔓荆子90g。另：生晒参50g，铁皮枫斗12g，陈阿胶100g，龟板胶100g，黄明胶200g，饴糖150g，白冰糖300g，黑芝麻100g，核桃肉100g，黄酒200mL。

二诊：2014年3月3日。投剂后，患者自觉关节酸痛诸症舒缓，腰骶俯仰自如，诸恙俱息。

——袁雪菲等《扶正驱邪治疗产后身痛之膏方琐谈》

三、肿瘤术后膏方医案

1. 鼻咽癌术后案

案例1 赵某，女，57岁。初诊：2012年1月17日。

患者 2010 年 3 月右侧头面部不适未予重视，8 月触及右颌下肿块，无压痛，至当地医院予抗感染治疗后肿块缩小。2010 年 3 月至 8 月期间曾晕厥数次，查头颅 MRI 未见明显异常。2010 年 12 月，患者颌下肿大，至当地医院行右颌下淋巴结切除术，术后病理示：右颌下淋巴结浸润式转移性低分化癌。2011 年 1 月，患者 CEA、CA199、CA125、AFP、NSE、CA724、SCC 等肿瘤标志物均无异常。2011 年 1 月 19 日，开始至凌教授门诊就诊，后服中药汤剂治疗近 1 年，同时配合放疗、化疗。2011 年 4 月，鼻咽部 CT 示鼻咽部肿瘤放疗后，右鼻咽部软组织伴邻近软组织肿，邻近骨质破坏，右侧上颌窦炎症，B 超示胆囊息肉。查血常规无异常。刻下：口干，进食无味，夜间偶有潮热盗汗，余无明显不适，舌淡红，苔白，脉细缓。脉症合参，凌教授辨为气阴两亏夹瘀证。治宜益气养阴，温阳补肾，活血化瘀。予以膏方调治。

处方：黄芪 250g，巴戟天 90g，淫羊藿 150g，菟丝子 250g，枸杞子 180g，杜仲 150g，金樱子 250g，桑椹 250g，女贞子 180g，川芎 150g，麦冬 180g，五味子 90g，黄精 250g，陈皮 90g，炙甘草 90g，丹参 150g，何首乌 250g，熟地黄 180g，牛膝 90g。上味共煎取浓汁，文火熬糊；再入鹿角胶 150g，龟板胶 150g，饴糖 500g 等烊化收膏。

患者服膏方 1 个月后，一般情况尚可，继服中药汤剂治疗。

——汪猛等《凌昌全运用膏方治疗肿瘤验案 5 则》

案例2 杨某，男，55 岁。2013 年 12 月 4 日就诊。

患者 2010 年 9 月出现咽痛伴吞咽不适，CT 示左侧咽旁间隙肿物，考虑神经源性可能。2010 年 10 月 19 日，行左咽旁间隙肿块切除术，术后病理为低分化鳞状细胞癌，术后行化疗、放疗多次。2011 年 6 月 1 日，至凌教授门诊就诊，后服中药汤剂 2 年余，其间未再行放化疗。2013 年 12 月 3 日，患者查血常规、肝功能无异常，喉镜示鼻咽癌放疗 3 年复查，未见肿瘤复发；B 超示肝胆胰脾肾未见异常。刻下：咳嗽痰黄，夜间咳甚，胃纳一般，便干，三日一行，小便黄，舌红苔薄黄腻，脉弦数。脉症合参，凌教授辨为阴虚内热证。治宜滋养肝肾，予以膏方调治。

处方：生地黄250g，熟地黄250g，玉米须250g，苍术150g，茯苓180g，白芍250g，黄芩150g，山药250g，玄参250g，乌梅150g，丹参250g，黄精250g，枸杞子250g，石斛250g，麦冬250g，山茱萸180g，当归250g，天花粉250g，炙黄芪450g，生山楂250g，知母150g，炒白术450g，葛根250g，荷叶250g。上味共煎取浓汁，文火熬糊；再入龟板胶150g，饴糖500g等烊化收膏。

服膏方月余，患者一般情况良好，停药，嘱定期复查。

——汪猛等《凌昌全运用膏方治疗肿瘤验案5则》

2. 肺癌术后案

案例1 李某，男，63岁。2011年11月29日就诊。

患者因咳嗽反复发作，查CT示肺占位，2011年3月行左肺全切术。病理：中央型鳞癌，未见淋巴结转移。术后行3次化疗，6月28日开始至凌教授门诊就诊，后服中药汤剂。刻下：咳嗽较前好转，仍见痰白易咳出，胃纳差，饥不欲食，乏力，体虚，易感冒，二便调，舌淡边见齿痕、苔白润，脉细。脉症合参，凌教授辨为肺阴不足证。治宜滋阴润肺，予以膏方调治。

处方：枇杷叶150g，南沙参250g，北沙参250g，天花粉250g，苦杏仁150g，鸭跖草250g，百合250g，玉竹250g，桔梗90g，麦冬250g，浙贝母150g，百部250g，黄精250g，熟地黄250g，黄芩150g，生地黄250g，制半夏150g，紫菀150g，黄芪250g，天冬250g。上味共煎取浓汁，文火熬糊，再入龟板胶150g，饴糖500g等烊化收膏。同时服用凌教授经验方——解毒方（方含猫人参、石见穿、山慈菇、鸡内金等）。

服膏方 1 个月，复查 CEA、CA199、CA125、CA153、AFP、SCC 等均无异常。后复诊继服中药汤剂巩固治疗。

——汪猛等《凌昌全运用膏方治疗肿瘤验案 5 则》

案例 2 陈某，女，71 岁。初诊：2013 年 1 月 23 日。

患者因"咳嗽胸痛反复半年余"于 2011 年末发现右上肺肿瘤，行右上肺肿瘤切除术 + 淋巴结清除术，术后病理提示腺癌，淋巴 5/11 转移，化疗 5 次。就诊时患者形体消瘦，颜面色黄，反复咳嗽，活动后明显，咯痰量少，色白质黏稠，声嘶，胸骨后灼热感，时有嗳气吞酸，饮食二便尚调，舌质淡暗，苔薄白有瘀点，脉细。诊断为肺积，辨证为气血亏虚、痰瘀毒互结。治拟补益气血，健脾化痰，化瘀祛毒。

处方：党参 12g，黄芪 15g，杏仁 10g，苏子 10g，山药 12g，炒白术 10g，炒白芍 10g，薏苡仁 12g，茯苓 12g，麦冬 10g，川贝粉 6g，煅瓦楞子 12g，山慈菇 12g，白花蛇舌草 12g，甘草 6g，共 7 剂，1 日 1 剂，水煎分 2 次服用。

复诊：1 周后。患者诉咳嗽稍减少，嗳气吞酸稍好转，予膏方服用。

药用：太子参 120g，西洋参 60g，黄芪 150g，炙黄精 120g，熟地黄 120g，当归 120g，炒白术 100g，炒白芍 100g，天冬 110g，麦冬 110g，川贝粉 70g，山慈菇 120g，露蜂房 100g，夏枯草 150g，炮穿山甲 60g，煅牡蛎 150g，蛇舌草 150g，炒枳实 100g，瓜蒌仁 60g，瓜蒌皮 60g，制半夏 100g，陈皮 80g，薤白 120g，砂仁 40g，川连 45g，淡吴萸 30g，煅瓦楞子 120g，制香附 100g，炙桑白皮 100g，葶苈子 100g，苏子 100g，薏苡仁 150g，紫菀 100g，款冬花 100g，炙百部 100g，黄芩 100g，山萸肉 100g，枸杞子 100g，女贞子 100g，旱莲草 100g，猪苓 120g，茯苓 120g，木香 60g，川芎 100g，紫石英 150g，郁金 100g，山药 350g，大枣 200g，炙甘草 60g，焦山栀 100g，鹿角片 60g，白果

150g，阿胶 90g。辅料选择莲子 250g，银耳 100g，核桃仁 250g，蜂蜜 150g，冰糖 500g，生梨 2000g。浓煎制膏，每日早晚各 1 匙，开水冲服。

投膏方 1 料后，患者精神转振，颜面渐泽，咳嗽偶作，嗳气吞酸好转，胃纳有增，体重较前增加，后继续投膏方治疗。

——盛夏等《奚肇庆教授膏方调治肺癌的临床经验》

3. 胃癌术后案

顾某，男，61 岁。初诊：2006 年 8 月 29 日。

因胃癌术后 5 个月余伴消瘦来诊。诊见：患者面色少华，神疲乏力，纳谷尚可，体质量较术前减轻 10kg，大便易溏，夜寐不实，血压偏低，皮肤瘙痒。舌质红，苔薄黄，脉弦涩。拟健脾和胃，甘淡实脾法。药后患者临床症状好转，后拟益气健脾、养血祛风法，以膏方调养。

处方：炙黄芪 250g，党参 150g，太子参 150g，炒白术 200g，茯苓 200g，猪苓 100g，炒薏苡仁 200g，生薏苡仁 200g，怀山药 200g，制黄精 200g，玉竹 150g，麦冬 150g，枸杞子 150g，炒当归 100g，炒白芍 150g，防风 100g，陈皮 100g，木香 60g，砂仁 30g（后下），肉桂 30g（后下），菟丝子 150g，补骨脂 150g，蛇蜕 50g，白蒺藜 150g，地肤子 150g，百合 200g，茯神 200g，制香附 100g，白花蛇舌草 300g，半枝莲 150g，石见穿 150g，佛手 100g，焦山楂 150g，炒神曲 150g，炒谷芽 200g，炒麦芽 200g，阿胶 200g，鹿角胶 200g，炙甘草 60g，法半夏 60g，西洋参 60g，蜂蜜 250g，红枣 500g，冰糖 250g，核桃仁 250g，莲子 500g。如法熬膏，每次 1 汤匙，每日 2 次，空腹温水调服，遇发热、吐泻暂停。

复诊患者体质量增至手术前，胃脘部无明显不适，偶有肠鸣，纳谷尚可，大便调。舌质红，苔薄，脉弦。复查 AFP、CEA、CA199、CA50

均在正常范围。

——刘亚军《沈洪教授临床应用膏方经验》

4. 直肠癌术后案

赵某，女，55 岁。2011 年 12 月 13 日就诊。

患者 2010 年 1 月始发现大便夹血，未予重视，后症情未减。2010 年 9 月 6 日肠镜提示直肠癌；9 月 14 日行直肠癌经腹前切除术＋末端回肠造口术，术后行放疗 29 次；2010 年 12 月始行化疗，共计 6 次，末次 2011 年 5 月 6 日。2011 年 6 月 15 日，至凌教授门诊就诊，后多次就诊调整处方。2011 年 11 月查血常规：WBC4.54×10^9/L、N%73.5%、L%18.3%、RBC3.85×10^{12}/L，Hb95g/L，PLT345×10^9/L；肝功能无明显异常，CEA 5.6μg/L。12 月 5 日肠镜示直肠癌术后复发，异时性多发大肠癌。刻下：腰酸，胃纳一般，伴恶心感，大便色黑，寐差，小便痛，腹隐痛，全身乏力，口苦。舌淡紫，苔白腻，脉细数。脉症合参，凌教授辨为湿滞血瘀证。治宜活血化瘀，芳香化湿。予以膏方调治。

处方：丹参 250g，川芎 150g，赤芍 150g，桃仁 150g，红花 90g，郁金 150g，山楂炭 180g，淫羊藿 150g，鸡血藤 450g，石菖蒲 150g，灵芝 450g，黄精 250g，延胡索 250g，当归 150g，黄芪 250g，枸杞子 250g，首乌藤 250g，生地黄 250g，生牡蛎 450g，葛根 250g。上味共煎取浓汁，文火熬糊；再入龟板胶 150g，饴糖 500g 等烊化收膏。同时服用藿香正气软胶囊。嘱服膏方月余，膏尽来诊。

——汪猛等《凌昌全运用膏方治疗肿瘤验案 5 则》

5. 乳腺癌术后案

案例1 朱某，女，51 岁。2008 年 11 月订制膏方。

患者于 2008 年 3 月 5 日行左乳癌改良根治术，病理为浸润性导管癌，ER（−）、PR（+），腋下淋巴结 0/12（−），术后化疗 CEF×6 次。初诊时患者头晕目眩，腰膝酸软，寐差易醒，心情欠畅，自觉内火重，WBC $3.6×10^9$/L。舌尖红，苔薄，脉濡。辨证属气血不足，肝肾亏虚，正虚邪滞；拟益气养血、调补肝肾以扶正，解毒化浊以祛邪。

处方：当归 300g，生地黄 200g，熟地黄 200g，川芎 150g，三七 100g，赤芍 150g，白芍 150g，白蔻仁 50g，炙黄芪 300g，党参 200g，白术 300g，茯苓 300g，黄精 300g，山萸肉 300g，灵芝 150g，淫羊藿 200g，杜仲 300g，桑椹 150g，何首乌 300g，菟丝子 150g，天冬 150g，麦冬 150g，白花蛇舌草 100g，莪术 150g，石见穿 150g，女贞子 100g，旱莲草 100g，菊花 50g，石斛 150g；另加红枣 50g，核桃肉 100g，莲肉 50g，龙眼肉 50g，生晒参 200g，西洋参 100g，饴糖 200g，冰糖 200g，阿胶 500g。依法制膏，每日晨起或睡前沸水冲饮 1 匙。

患者 2009、2010 年均服膏方 1 料，经过治疗，面色红润，心情舒畅，随访诉精、气、神俱佳，感冒次数亦明显减少。

——周敏等《唐汉钧运用扶正祛邪法治疗外科疾病经验举隅》

案例2 王某，女，54 岁。初诊：2008 年 1 月 19 日。

患者右乳癌改良根治术后 2 年，气阴两虚，肺肾双亏。症见紧张时偏头痛，手足心热，腰腿酸痛，皮肤焮红干燥、脱屑。舌红，苔薄白，脉细涩。此乃术后阴血亏虚，气滞血瘀，濡养失司所致。治以益气养阴，清肺益肾。

处方：沙参 120g，麦冬 120g，玉竹 200g，黄精 200g，生地黄 120g，山萸肉 120g，怀山药 120g，丹皮 120g，茯苓 120g，黄芪 200g，白术 120g，陈皮 80g，砂仁 80g，蔻仁 80g，莲子肉 120g，白芷 120g，

白茅根200g，地骨皮120g，杜仲120g，桑寄生120g，女贞子120g，广郁金120g，玫瑰花120g，桑白皮120g，苏子60g，桑叶80g，川芎100g，佛手片120g，蒲公英200g，半枝莲200g，炒麦芽200g，红枣200g，米仁200g，膏方1料。另以鹿角胶250g，龟板胶250g，冰糖500g，黄酒250g，芝麻、核桃仁适量和入药汁中收膏切片。早晚各2～3片分服，如遇伤风停滞等症，则暂缓服用。

复诊：2009年1月10日。患者面色红润，皮肤光滑，自述头痛、腰酸手足心热均较前缓解。舌红，苔薄白，脉细。原方稍作加减再进1料。

——胡袁媛《楼丽华教授膏方调治乳腺癌术后患者经验》

案例3 吴某，女，52岁。初诊：2006年11月16日。

2003年10月23日在华山医院行左乳癌改良根治术，2004年3月起在刘师门诊中药调治，经刘师调治后病情稳定，体质较弱；兼有较多内科疾病，如高血压、高血糖、高血脂病史，有心肌缺血史，欲服用膏方调理。刻下：神疲乏力，燋热汗出，头晕，腰酸，夜寐梦多，易感冒。苔薄，舌尖红，脉濡细。此乃术后气阴两亏，冲任失调所致。治以益气养阴，调摄冲任，兼以解毒。拟四君子汤合二仙汤加减。

药用：生黄芪300g，太子参150g，茯苓150g，白术150g，南沙参150g，枸杞子150g，女贞子150g，川石斛150g，生地黄200g，怀牛膝200g，淫羊藿150g，巴戟肉150g，山萸肉90g，八月札150g，广郁金120g，佛手120g，石见穿300g，龙葵300g，姜半夏90g，陈皮90g，砂仁45g，制首乌120g，当归120g，知母90g，杜仲120g，狗脊120g，川断120g，天麻120g，川芎300g，葛根300g，稀莶草300g，夏枯草150g，参三七120g，留行子90g，生山楂90g，防风90g，夜交藤300g，合欢皮150g，绞股蓝300g，膏方1料。另以龟板胶100g，鹿角胶100g，饴糖100g，木糖醇100g，阿胶80g收膏。采用常规制膏法及服法。

二诊：2007年11月8日。燋热汗出仍有，较前好转，偶有头晕，余症平稳。舌红少津，苔薄，脉弦细。证同上，阴亏甚，上方去留行子；加玄参120g，玉竹120g，麦冬90g；原药胶加鳖甲胶150g。余药同上，再进1料。

三诊：2008年11月21日。诸症已除，虚证较前明显改善。舌红，苔薄白，脉濡。上方去怀牛膝、绞股蓝，余药同上，再进1料。

——高秀飞等《刘胜膏方调治乳腺癌术后患者的经验》

案例4 乔某，女，48岁。辛巳年初冬日订制膏方。

2000年8月15日在皖某肿瘤医院行右乳腺肿瘤扩大根治术。病理：浸润性导管癌，右腋下淋巴结20/20（＋），雌激素受体ER（＋＋＋），孕激素受体PR（＋＋）。术后化疗CEF方案6次，化疗结束采用三苯氧胺内分泌治疗方法。初诊时患者头晕目眩，面色㿠白，心悸气短，神疲乏力，腰膝酸软，寐差易醒，头发稀少，右中颈部小淋巴结肿大。血常规：WBC $4.1×10^9$/L、RBC $3.76×10^{12}$/L、Hb 114g/L、PLT $196×10^9$/L；B超示：脂肪肝，左乳小叶增生，部分导管扩张。舌质暗，边有齿痕，脉濡。证属正虚邪滞，脾肾两虚，心失所养。治拟健脾益肾、养心安神以扶正，解毒化浊以祛邪。嘱养心惜力，保持心情愉快。

处方：炙黄芪300g，潞党参200g，于白术200g，云茯苓200g，广陈皮100g，砂仁（后下）30g，紫苏梗100g，佛手片100g，全当归300g，白芍药200g，生地黄200g，熟地黄200g，川芎100g，首乌300g，山萸肉150g，黄精200g，灵芝草100g，淫羊藿150g，肉苁蓉150g，厚杜仲200g，桑寄生200g，天冬200g，枸杞子100g，远志150g，五味子100g，酸枣仁150g，生薏苡仁150g，莪术300g，干蟾皮30g。上方1料。另加核桃肉250g，红枣200g，阿胶500g，西洋参200g，生晒参200g，饴糖100g，锦纹冰糖400g，依法制膏。每日晨起或睡前沸水冲饮 1 匙。

经过治疗，患者面色红润，精神振作，发乌寐佳，颈部淋巴消失，重返工作岗位。以后再根据患者出现的不同症状，服用中药治疗。并于冬至到立春期间加服膏方培补，续服 2 料。随访 5 年，始终保持良好的精神状态和工作状态，定期复查各项相关指标均正常。

——黄纲《唐汉钧膏方验案撷菁》

案例 5　魏某，女，40 岁。2011 年 12 月 6 日就诊。

患者 2010 年 9 月行右乳改良根治术，术后病理：右乳浸润性导管癌 2～3 级，术后恢复可。继于 2010 年 10 月 15 日行首次化疗，10 月 26 日至凌教授门诊就诊，后服中药汤剂 1 年余，同时配合化疗。2011 年 11 月，患者查血常规、空腹血糖、肝肾功能、CEA、AFP 等均无明显异常；B 超：脂肪肝，右乳根治术后，余无异常。刻下：口腔溃疡迁延难愈，手心热，寐艰，胃纳可，二便调，舌红，苔黄腻，脉沉细。脉症合参，辨为阴虚血瘀证。治宜滋阴养血，活血化瘀。予以膏方调治。

处方：莲子 150g，灵芝 450g，当归 150g，熟地黄 180g，川芎 150g，白芍 250g，黄精 250g，鸡血藤 250g，茯苓 250g，肉桂 50g，仙鹤草 450g，巴戟天 90g，山药 450g，山楂炭 180g，黄芪 450g，陈皮 90g，炙甘草 90g，薏苡仁 250g，党参 250g，白术 250g。上味共煎取浓汁，文火熬糊，再入鳖甲胶 90g，龟板胶 150g，饴糖 500g 等烊化收膏。另配平消胶囊同服。

服膏方 1 个月后，患者一般情况尚可，继服中药汤剂治疗。

——汪猛等《凌昌全运用膏方治疗肿瘤验案 5 则》

6. 前列腺癌术后案

罗某，男，82 岁。初诊：2004 年 12 月 25 日。

主诉：神疲乏力，汗多尿频 2 年。既往有高血压病史，2 年前行前列腺癌手术并摘除睾丸。2 年来感神疲乏力，频频自汗，动则尤甚，汗后恶风，腿软无力，不耐行走，时发昏晕，口干，夜尿频多，纳食不多。舌苔薄滑，脉沉细。予以膏滋方调治。

处方：生黄芪 300g，太子参 300g，山药 300g，猪苓 240g，茯苓 240g，泽泻 120g，熟地黄 200g，制山萸肉 200g，枸杞子 200g，菟丝子 240g，覆盆子 240g，金樱子 200g，炒桑螵蛸 200g，淫羊藿 200g，巴戟天 200g，制女贞子 240g，炙杜仲 240g，黑大豆 300g，黄柏 100g，制首乌 240g，煅五花龙骨 240g，煅牡蛎 240g，莲须 100g，景天三七 240g，炙龟甲 300g，阿胶 200g（烊化），茯神 240g，炙远志 100g，合欢皮 240g，炒酸枣仁 200g，石菖蒲 120g，川郁金 200g，砂仁 60g，炒谷芽 240g，炒麦芽 240g，玉竹 200g，丹参 240g，炒白术 200g，碧桃干 200g，浮小麦 240g，陈皮 120g，枫斗 20g（另煎），冬虫夏草 20g（研粉）。上方浓煎取汁，兑入枫斗汁、虫草粉，纳入阿胶，以白糖 400g 收膏。早晚各 1 匙，开水兑服。

随后 4 年，该患者每年冬季均以此膏方为基础定制膏方服用，体质明显改善，原有诸症相继消失或减轻。

——徐长松《刘永年运用膏滋方治疗前列腺癌术后验案 1 则》

四、皮肤及外科、骨科膏方医案

1. 脱发案

案例 1 某男，20 岁，学生。2001 年 12 月 17 日就诊。

主诉：脱发 2 个月。正值高考备考之时，大片脱发，日落数百根，头顶稀疏，可见头皮。经服养阴补血之剂2个月后，脱发未减，而油腻反增，头发一日不洗即油腻不堪，而于同年10月17日求诊杨师。当时自诉多梦，心烦，易怒，头晕，耳鸣时作，腰酸，大便三日一行。舌质干红，苔薄中腻黄，脉弦细。证属肝肾阴亏，肝风上扰，湿热内蕴之象。予杨师自拟"养阴平肝方"加减，配合炒天虫、白蒺藜、丝瓜络祛风通络；忍冬藤、蒲公英、白鲜皮、地肤子清热利湿之剂。治疗2个月后，诉脱发大减，多梦、心烦、头晕等明显好转，大便正常。苔薄中腻，黄苔已除，但舌质仍干红，脉细弦。予膏方调理。

处方：明天麻100g，枸杞子500g，钩藤150g，杭白芍150g，炙甘草50g，太子参300g，生地黄150g，熟地黄150g，怀山药150g，山茱萸50g，牡丹皮100g，泽泻100g，茯苓150g，炒杜仲300g，炒狗脊150g，川石斛150g，北沙参300g，麦冬100g，炒天虫100g，丝瓜络150g，白蒺藜150g，制首乌150g，制玉竹150g，炒枣仁300g，夜交藤300g，白鲜皮100g，地肤子100g，炒谷芽150g，炒麦芽150g，绿梅花100g，玫瑰花30g，佛手片60g，炙鳖甲150g。1料，诸药煎浓汁。另：龟板胶250g，阿胶250g，胡桃肉250g，红枣250g，冰糖500g收膏。

服用膏方2个月后，诉脱发止，油腻除，头顶新发生，睡眠、二便正常。

——李航《杨少山膏方调治疑难杂病验案举隅》

案例2 潘某，女，27岁。1999年12月10日初诊。

主诉：脱发5年。患者1994年产后出现脱发，持续至今，病情日益加重，平时需戴假发，另有功能性子宫出血病史，胃纳可，夜寐欠安，二便调畅。舌净，脉弦细。

处方：黄芪300g，党参300g，当归150g，丹参150g，川芎100g，羌活45g，菟丝子120g，何首乌200g，枸杞子200g，女贞子200g，桑寄生150g，杜仲150g，熟地黄150g，鸡血藤200g，酸枣仁300g，白芍

120g，谷芽150g，麦芽150g，白术120g，陈皮45g，大枣150g。膏方1料。另以生晒参100g，胎盘粉50g，阿胶150g，冰糖500g，黑芝麻300g（研细），核桃肉200g（打碎），如法兑入，黄酒为引。

复诊：2000年12月13日。自诉脱发明显好转，发色黑，不疏，但发干枯易折。另觉腰酸乏力，怕冷，手足冰凉，面部时有痤疮，胃纳可，二便尚调，夜寐欠安。上方加灵芝300g，甘草60g，巴戟天120g，桑枝300g以补肾养神，余药同上。膏方1料再进。

——贺学林等《陈以平膏方治疗杂病验案举要》

2. 黄褐斑案

案例1 王某，女，48岁。初诊：2013年11月18日。

患者面部色斑2年余。2年来颧颊部色斑渐渐增多，经过多种方法治疗，疗效欠佳。近3个月来色斑加重，经量趋少，经色暗黑，经期欠调，胃纳尚可，大便质黏，隔日1次，夜寐多梦，时有腰酸不适，潮热盗汗。查体：两颧颊部色素沉着，呈蝶形分布，境界清楚。舌暗红苔剥，脉细。西医诊断：黄褐斑；中医诊断：黧黑斑；辨证：肝肾不足，冲任失调，肤失濡养。治法：滋阴清热，补益肝肾，调摄冲任。

处方：熟地黄150g，柏子仁150g，夜交藤300g，合欢皮90g，白菊花90g，白茯苓150g，广木香90g，骨碎补150g，佛手片90g，金樱子150g，芡实150g，肥知母90g，关黄柏120g，炒白芍150g，五味子60g，生甘草90g，金狗脊150g，制何首乌150g，怀山药150g，山茱萸150g，枸杞子150g，女贞子150g，墨旱莲150g，桑椹子150g，菟丝子150g，福泽泻120g，桃仁泥150g，全当归120g，北沙参150g，麦冬120g，川石斛90g，怀牛膝150g，川杜仲150g，白蒺藜120g，炒白术120g，白鲜皮90g，白僵蚕90g，金铃子90g，延胡索120g，益母草150g，白花蛇舌草150g，北柴胡90g，野葛根120g，黄芩90g，香橼皮

90g。辅料：西洋参 100g，高丽参精 70g，阿胶 200g，龟甲胶 50g，鳖甲胶 50g，冰糖 200g，饴糖 100g。黄酒为引，文火收膏。每日晨起空腹及夜间睡前服用。感冒、发热、腹泻、伤食、咳嗽等暂停服食，治愈后再服。禁忌：浓茶、绿豆、芥菜、生萝卜等。

复诊：2014 年 11 月 24 日。服膏方后，面部黄褐斑已明显减退，续以前方加减。

——李淑《李咏梅运用膏方调治黄褐斑经验》

案例2 戚某，女，47 岁。初诊：1999 年 12 月 10 日。

主诉：面部黄褐斑，伴夜寐欠安、头晕、乏力 1 年。自述头昏，畏寒，乏力，夜尿多，腰部酸困，头发变白已有 1 年，面部黄褐斑明显；近来夜寐不安，胃纳尚可，大便干，余无不适。舌质淡略暗，苔薄白，脉弦细。

处方：黄芪 300g，党参 200g，丹参 300g，猪苓 150g，茯苓 150g，何首乌 150g，熟地黄 120g，当归 120g，黄精 200g，淫羊藿 120g，巴戟天 120g，泽泻 120g，知母 120g，黄柏 120g，桂枝 30g，炮附子 30g，菟丝子 120g，续断 120g，狗脊 120g，肉苁蓉 150g，怀牛膝 150g，泽兰 120g，川芎 60g，赤芍 120g，桃仁 120g，红花 60g，杜仲 120g，桑寄生 120g，酸枣仁 300g，膏方 1 料。另以生晒参 50g，胎盘粉 50g，阿胶 200g，冰糖 500g，黑芝麻 200g，如法兑入，黄酒为引。

复诊：2000 年 11 月 29 日。服膏方后头晕好转，面部黄褐斑已明显减退；现自觉手足冷，偶有惊悸，夜寐欠安，纳食欠佳，大便干结，脉细舌净。上方加磁石 300g，鸡血藤 300g，灵芝 300g，山楂 150g，谷芽 150g，麦芽 150g；去知母、黄柏；改怀牛膝 300g，桂枝 60g，炮附子 60g。余药同上，再进膏方 1 料，诸症渐消。

——贺学林等《陈以平膏方治疗杂病验案举要》

3. 银屑病案

秦某，女，24 岁。初诊：2006 年 11 月 11 日。

主诉：全身皮疹伴瘙痒反复发作 20 年，复发 1 个月。患者有银屑病病史逾 20 年，每年冬季发作；伴剧烈瘙痒，夜难安寐。曾经"迪银片"及中药治疗，皮疹仍时有发作。月前皮疹复发以来，瘙痒仍剧，纳可，夜寐差，二便尚调。查体：躯干、四肢散见大小不等点滴状至钱币状红斑，色泽鲜红至淡红；伴有少量细薄脱屑，皮肤干燥。苔薄舌红，脉细数。辨治：证属气阴两虚，肝火易升，风邪外袭，夹内热蕴积，日久耗津，肌肤失养，血燥显现。宜养阴清热，益气养血，祛风止痒。

组方：生地黄 300g，玄参 120g，麦冬 120g，赤芍 90g，丹皮 90g，板蓝根 300g，桔梗 90g，白茅根 300g，蛇舌草 300g，白鲜皮 300g，苦参 120g，土茯苓 300g，菝葜 300g，蜀羊泉 300g，石见穿 300g，丹参 300g，虎杖 300g，平地木 300g，苏木 90g，煨木香 90g，枳壳 90g，柴胡 90g，当归 90g，黄芩 90g，生甘草 30g，枸杞子 120g，女贞子 120g，旱莲草 300g。另：生晒参 50g，龟板胶 50g，冰糖 50g，阿胶 100g，饴糖 100g，共制成膏。

复诊：2007 年 11 月 17 日。服膏方后，皮疹未有复发，有乏力，夜尿多。苔薄舌红，脉濡细。乃气血渐复，肝肾有亏损之象。拟前方加补益肝肾之药。续守方，酌加山萸肉 120g，焦山楂 120g，桑寄生 150g，焦六曲 150g，谷芽 150g，炒麦芽 150g。另：生晒参 50g，西洋参 50g，阿胶 100g，龟板胶 50g，鹿角胶 300g，鳖甲 50g，饴糖 150g，冰糖 150g。

——宋瑜《马绍尧教授应用膏方治疗皮肤病验案》

4. 湿疹案

徐某，女，41 岁。初诊：2005 年 12 月 23 日。

主诉：全身反复发疹瘙痒 10 年余。患者病史 10 年余，反复发作。既往有"肠炎"病史，经常腹泻，纳食一般，夜寐尚安，小便畅。查体：全身片状红斑、丘疹、结痂，伴有少量脱屑。苔薄，舌红，脉濡细。辨治：证属肺虚风热内侵，脾虚湿邪内生，肝虚肌肤失养，肠虚湿注便溏，病损脏腑。宜益肺健脾养血润肤，厚肠胃，利湿浊，风热可除。

组方：生黄芪 150g，北沙参 120g，百合 90g，党参 120g，焦白术 120g，茯苓 120g，熟地黄 200g，当归 90g，桑叶 90g，菊花 90g，荆芥 90g，防风 90g，银花炭 120g，黄芩炭 90g，马齿苋 300g，山药 150g，焦扁豆 120g，炒米仁 300g，白鲜皮 150g，地肤子 90g，苦参 90g，煨木香 90g，炒枳壳 90g，桔梗 90g，姜半夏 90g，陈皮 90g，谷芽 150g，炒麦芽 150g，鸡内金 120g，徐长卿 150g，乌梢蛇 150g，夜交藤 300g，焦山楂 120g，焦六曲 150g，生甘草 30g。另：生晒参 50g，西洋参 50g，龟板胶 50g，鳖甲胶 50g，饴糖 150g，冰糖 150g，共制成膏。感冒发热、腹泻或胃不适，暂停服药，症缓续服。

复诊：2006 年 12 月 15 日。去年服膏方后皮疹未发，近日胸部瘙痒，腰酸，眠差，时便溏。苔薄，舌红，脉细。前方有效，不予更改，酌加制狗脊 120g，桑寄生 120g，酸枣仁 90g，败酱草 150g，阿胶 100g。

——宋瑜《马绍尧教授应用膏方治疗皮肤病验案》

5. 瘙痒症案

张某，男，75 岁。初诊：2005 年 12 月 1 日。

主诉：全身皮肤瘙痒反复 10 年余。患者 10 年前冬季起病，其后持续反复发作皮肤瘙痒，冬季更甚，夜痒难眠，头晕乏力，时有便溏，曾服各种抗组胺药无效；伴冠心病，夜眠梦多，白日欲睡，血压正常。查体：皮肤干燥，脱屑，抓痕，血痂。苔少，舌淡红，脉濡涩。辨治：年高气衰，营血亏损所致。治宜健脾益气生血，养血宁心安神，补肾填精和胃，以助运化。

组方：党参150g，焦白术150g，茯苓150g，山药150g，焦扁豆150g，炙黄芪300g，制首乌150g，熟地黄200g，当归120g，大白芍150g，山萸肉90g，金樱子90g，制黄精120g，枸杞子120g，女贞子100g，旱莲草300g，丹参200g，川芎90g，仙鹤草300g，肥玉竹120g，知母90g，鸡内金120g，桔梗90g，姜半夏90g，陈皮90g，夜交藤30g，酸枣仁90g，柏子仁90g，白鲜皮150g，防风90g，火麻仁90g，大腹皮90g，瓜蒌皮150g，焦山楂120g，焦六曲150g，生甘草30g，淮小麦200g，大枣200g。另：生晒参50g，西洋参50g，阿胶150g，龟板胶50g，鳖甲胶50g，饴糖150g，冰糖100g，蜂蜜50g，文火共制成膏。感冒发热，腹泻或胃不适，暂停服药，症缓续服。

复诊：2006年11月24日。服膏方后未再发疹，要求再服，无不适。苔薄，舌淡红，脉濡细。拟前法前方。

——宋瑜《马绍尧教授应用膏方治疗皮肤病验案》

6. 特应性皮炎案

周某，女，31岁。初诊：2006年12月23日。

主诉：反复皮疹瘙痒10年。确诊为特应性皮炎10年，以往有"鼻炎"病史，其子患有"哮喘"，曾经常规抗组胺药及中药治疗，改善不显。平素工作精神紧张，今日因工作劳累，皮疹再次加重，而同时经期出现"痛经"，大便干结，夜寐欠安。查体：患者颈、胸背及腹部可见片状干燥性红斑、丘疹，表面浅薄鳞屑，部分浸润性斑块，因瘙痒搔抓而可见抓痕、血痂。苔薄，舌淡胖边有齿印，脉沉细。辨治：该患者乃先天禀赋弱，后天肝脾伤，气虚血不适，阴虚内热生，体弱感风湿，肌肤生皮疹。治宜疏肝健脾，益气养血，和胃化湿，祛风清热。

组方：柴胡90g，当归90g，赤芍90g，白芍90g，香附90g，郁金90g，延胡索120g，党参120g，焦白术120g，茯苓120g，焦扁豆120g，山药150g，苍术150g，黄柏90g，萆薢120g，猪苓120g，土茯苓300g，生米仁300g，白鲜皮300g，地肤子90g，苦参120g，苍耳草90g，辛夷90g，生地黄200g，丹皮90g，豨莶草120g，车前草300g，夜交藤300g，桔梗90g，姜半夏90g，陈皮90g，谷芽150g，麦芽150g，焦山楂120g，焦六曲150g，生甘草30g。另：生晒参50g，西洋参50g，龟板胶50g，鳖甲胶50g，饴糖150g，冰糖150g，文火共制成膏。感冒发热，腹泻或胃不适时暂停服药，症缓续服。

复诊：2007年12月5日。去年服膏方后，皮疹无新发。查体：躯干头面无皮疹，仅四肢弯处皮肤粗糙肥厚，呈苔癣样变。苔薄，舌淡红，脉细。因前方有效，要求不改，但酌情加丹参300g，留行子120g，熟地黄200g，鸡血藤300g，并加蜂蜜50g共成膏。

——宋瑜《马绍尧教授应用膏方治疗皮肤病验案》

7. 慢性筋骨病案

沈某，女，58岁。初诊：2008年12月8日。

患者诉中年备受劳役之累，复感风寒，又失防护，近年体弱，精神不振，颈腰疼痛缠绵不已，每有头晕手麻，两膝酸楚略肿，口干便燥，脘腹作胀，入寐艰难，时有胸闷心烦。舌苔薄根腻，质紫尖红，有齿纹，脉细弦，两尺沉弱。MRI：颈腰椎退变、骨质增生、骨质疏松，C4～C5、C5～C6及L4～C5、L5～S1椎间盘突出，黄韧带轻度增生。岁近花甲，天癸已竭，气阴两亏；坎离失济，心神易动；肾精先失，骨髓空虚，复加经脉痹阻。病证合参，扶正祛邪，以冀培元固本，而得冬令收藏之功。益元养身煎合天麻钩藤饮加味。

处方：炙黄芪120g，当归90g，川芎100g，生地黄120g，炒白芍

100g，柴胡90g，炒白术90g，茯苓120g，炙甘草90g，炒防风120g，细辛90g，羌活90g，独活90g，秦艽90g，杜仲120g，桑寄生100g，肉桂60g，牛膝120g，天麻100g，钩藤100g，石决明200g，炒黄芩90g，炒栀子90g，益母草120g，枸杞子100g，夜交藤150g，木香90g，陈皮90g，大腹皮100g，蜈蚣30g，姜半夏90g，瓜蒌120g，酸枣仁90g，灵芝100g，人参150g，西洋参90g，石斛90g，紫河车90g，鹿角胶150g，龟甲胶150g，胡桃肉250g，大枣250g，饴糖250g，冰糖150g，黄酒500g。上诸味如法制膏，冬至日始服，每晨晚各一浅匙，开水烊化送下。外感暂停数日，忌生冷辛辣。

复诊：2009年12月7日。去岁冬令膏滋调摄，诸恙均瘥，全年颈腰酸楚偶现，亦无外感，精神渐振；惟入秋后时有晨起咯痰不爽，唾为白沫，胸闷心悸未见。舌苔薄，质淡，脉细。再宗前法缓缓图治，以冀巩固。原方加炙麻黄60g，炙紫苏子90g，蛤蚧1对，川贝母（粉）50g。

三诊：2010年12月10日。连续2年冬令进补，膏方调摄。全年颈腰疼痛少现，两膝肿胀已消、酸楚亦少，手麻已瘥，二便调和，夜寐已宁，胃脘尚有时胀，偶见泛酸，舌苔薄质略紫，脉细弦。气血虽和，肝气未疏，再予原方进益，2009年方加瓦楞子（煅）200g。

——李晓锋《施杞运用膏方治疗慢性筋骨病经验》

五、儿科膏方医案

1. 反复呼吸道感染案

案例1 某女，2岁8个月。初诊：2012年10月15日。

反复咳嗽1年余，平均每月感冒2～3次，2个月前曾患肺炎住院治疗。就诊时偶有咳嗽，流少许清涕，晨起为重，多汗，食欲不振，大便呈糊状。查体：形体消瘦，面色少华，咽部轻度充血，无扁桃体肿大，双肺未闻及干、湿性啰音。舌质淡，苔薄白，脉细。

处方：黄芪90g，山药90g，白术60g，防风60g，鸡内金90g，黄精90g，枸杞子45g，当归120g，党参150g，炒麦芽150g，炒谷芽150g。由院内制剂室加水及饴糖文火煎收膏，制成每份20mL。每日1份，用温开水冲服，分早晚两次饭后服，服用1周。

二诊：10月23日。患儿咳止纳增，无流涕，咽部无充血。继续服用感平膏方3周。

三诊：12月10日。患儿食增，便畅，体质渐壮，未曾感冒。再继续服用1个月。随访1年，患儿仅感冒2次，且病情轻、病程短。

——陈岚榕《膏方治疗小儿反复呼吸道感染验案》

案例2 宁某，男，7岁。初诊：2001年12月14日。

自幼体弱，易感冒，曾患肺炎数次，面色少华，平时动则汗出，性情急躁，纳食欠佳，时有腹部不适，大便偏干，夜寐欠安，舌苔薄腻，脉弦细。治拟调理肺脾，疏肝安神。

处方：制半夏150g，茯苓150g，杭白芍150g，炙甘草150g，佛手片100g，八月札150g，怀山药150g，芡实150g，西党参250g，炒苍术150g，炒白术150g，陈皮150g，决明子150g，大生地黄150g，女贞子150g，玄参150g，鸡血藤150g，防风150g，炙黄芪300g，枸杞子150g，五味子150g，煅龙骨150g，煅牡蛎150g，莲子肉250g，红枣250g，鲜石斛100g，阿胶250g（烊化），黄酒200mL，冰糖300g。浓煎制膏，每日早晚各1匙，开水冲服。如遇感冒、发热、腹泻时，暂停服用。服药期间忌食萝卜、虾蟹鱼腥等发物及生冷油腻辛辣食物，忌饮茶，防止闻吸异味尘烟。

二诊：2002年12月5日。其母代述：服用膏方后面色好转，汗出减少，很少感冒，仍性情急躁，纳食欠佳。宜原方再进 1 剂调补。

——罗荣泉《陈蓉蓉运用膏方治疗儿科顽疾经验》

案例 3 虞某，男，3 岁。初诊：2012 年 11 月 3 日。

主诉恶寒低热，咽痒咳嗽，鼻塞流涕。舌苔薄白，质淡红，脉浮细。认为其病机为风寒袭表，肺卫失调。予辛温解表，宣肺止咳为大法。组方：柴胡 10g，前胡 10g，防风 10g，荆芥 10g，羌活 10g，射干 10g，山豆根 10g，苏叶 10g，苏梗 10g，辛夷 10g，杏仁 10g，浙贝母 10g，甘草 10g，7 剂。药后患者无恶寒发热，咳嗽咳痰明显好转。家长诉患儿自入托儿所以来，反复呼吸道感染，时有咳嗽咳痰、鼻塞流涕，考虑为小儿肺气不固、营卫失和，拟膏方调理。

组方：黄芪 84g，白术 84g，防风 56g，太子参 84g，辛夷 70g，苍耳子 70g，绞股蓝 70g，生地黄 70g，熟地黄 70g，重楼 70g，黄芩 84g，丹皮 70g，丹参 70g，老鹳草 70g，五味子 35g，乌梅 56g，白芍 70g，干姜 35g，僵蚕 70g，蝉蜕 56g，肿节风 70g，川贝 28g，炙甘草 28g，杏仁 84g，陈皮 70g，法半夏 70g，鸡内金 70g。浓煎去渣，加冰糖收膏。每次 10mL，早晚各 1 次，开水冲服。

再次复诊：2013 年 4 月。患者家属诉呼吸道感染次数明显减少，晨起喷嚏、鼻塞少有。

——汪再舫《汪再舫运用中药膏滋方调理儿童反复呼吸道感染体质
的经验》

案例 4 唐某，女，15 岁。初诊：1996 年 11 月 29 日。

有过敏性鼻炎史，2 岁时即患哮喘。平素易感冒，每至 9 月或冬天常因感冒诱发哮喘，经中药穴位注射可以缓解。近来 2 个月内感冒 2 次，痰咯不出；伴鼻衄，鼻塞，流涕，喷嚏，大便干；月经先期，无腹痛。舌苔薄白，脉细缓。

处方：麻黄 100g，杏仁 100g，白果仁 150g，紫菀 150g，款冬花 150g，肉苁蓉 300g，熟大黄 100g，仙茅 150g，淫羊藿 300g，巴戟天 100g，菟丝子 300g，补骨脂 300g，前胡 100g，白前 100g，蜈蚣 20条，全蝎 30g，苍耳子 150g，辛夷 100g，苍术 100g，白术 100g，首乌 150g，黄精 300g，山茱萸 100g，怀山药 150g，蒲公英 300g，金银花 150g，连翘 150g，甘草 100g。另：阿胶 300g，白参 60g，饴糖 250g，冰糖 1000g，蛤蚧 2 对，胎盘粉 100g 收膏。

二诊：1997 年 12 月 5 日。去年服膏方以来，晨起仍有涕，今年曾经 2 次感冒，1～2 天即可缓解，月经先期。上方去熟军；加黄荆子 150g，胡颓根 300g。膏相同。

三诊：1998 年 11 月 6 日。连续 2 年服膏方。今年未发作，曾下乡时因受尘土影响而胸闷、气促，感冒亦无发作，病情已控制。舌苔薄白，脉细。

处方：南沙参 300g，麦冬 150g，玉竹 300g，党参 150g，白术 100g，黄芪 200g，苍耳子 150g，辛夷 100g，法夏 150g，白芷 100g，黄荆子 300g，黄精 300g，熟地 200g，山茱萸 100g，怀山药 150g，菟丝子 300g，补骨脂 300g，首乌 150g，枸杞子 150g，杜仲 150g，丹参 300g，蜈蚣 20g，全蝎 30g，当归 100g，川芎 60g，蒲公英 300g，金银花 150g，连翘 150g，黄芩 100g，甘草 50g。另阿胶 300g，白参 60g，饴糖 250g，冰糖 250g，蛤蚧 2 对，胎盘粉 100g 收膏。

——吴银根《吴银根膏方治疗肺系疾病验案举隅》

2. 咳喘案

案例 1 谢某，女，4 岁 10 个月。初诊：2009 年 12 月 3 日。

发热、咳嗽、哮喘 1 年余，每月至少 1 次，几乎有一半时间在使用多种抗生素及激素，亦难以控制咳嗽、哮喘。曾做过敏原检查，发现对花粉、蜂蜜过敏。诊时畏寒怕风，稍不慎受凉则鼻塞流涕、打喷嚏，自汗、盗汗、面色少华、消瘦、食欲欠振，舌苔薄白，质淡红，脉细。其病机为肺气不足，卫气不固。时值冬季，以益气固表、补肺平喘为大法，膏方调理。

组方：黄芪 120g，炒白术 96g，防风 64g，太子参 120g，麦冬 80g，五味子 40g，绞股蓝 80g，川桂枝 40g，白芍 80g，炙甘草 40g，紫菀 80g，苍耳子 80g，炙麻黄 64g，淡黄芩 80g，苏子 80g，瓜蒌皮 120g，老鹳草 80g，紫降香 80g，金荞麦 120g，鱼腥草 120g，净蝉蜕 64g，淡干姜 40g，北细辛 32g，光杏仁 80g，焦麦芽 80g，焦山楂 80g，焦神曲 80g，鸡内金 80g，枳壳 80g。上方浓煎去渣，川贝母 30g 研粉加入，冰糖收膏，每次 10mL，早晚各 1 次，开水冲服。

二诊：2010 年 2 月 20 日。患儿奶奶就诊：诉自服膏方 2 个月来，未发热、咳嗽、哮喘，随访已愈，感冒偶见。

——李鹤《汪再舫运用中药膏滋方调理儿童反复呼吸道感染体质的经验》

案例2 王某，男，10 岁。初诊：2001 年 12 月 4 日。

患儿咳喘 7 年，每遇外感或气候转变之际反复发作，面色欠华，形体消瘦，平时动则汗出，咳嗽，痰稀色白，胃纳欠佳；偶有脘腹疼痛不适，大便干燥，时有夜间遗尿。舌苔薄腻，脉细。幼时有湿疹史。治拟健脾益气，补肾固涩。

处方：西党参 250g，茯苓 200g，炒苍术 150g，炒白术 150g，炙甘草 100g，杭白芍 150g，佛手片 100g，芡实 150g，玄参 150g，生地黄 150g，决明子 150g，制半夏 150g，陈皮 150g，益智仁 150g，怀山药 150g，乌药 100g，制玉竹 150g，太子参 250g，制黄精 150g，女贞子 150g，徐长卿 150g，炙鸡内金 150g，莲子肉 250g，红枣 250g，辛夷 150g，阿胶 250g（烊化），龟板膏 250g（烊化），黄酒 200mL，冰糖

400g。浓煎制膏，每日早晚各 1 匙，开水冲服。如遇感冒、发热、腹泻时暂停服用。服药期间忌食萝卜、虾蟹鱼腥等发物及生冷油腻辛辣食物，忌饮茶，防止闻吸异味尘烟。

二诊：2002 年 11 月 28 日。服膏方后，体质明显增强，很少感冒，哮喘偶发，服药后即能控制，面色好转，体重增加，遗尿已瘥，纳食仍差，偶有脘腹不适，苔薄腻，脉稍滑。再拟调补肺脾为主，佐以理气化湿醒胃。原方去益智仁、乌药、制黄精；加厚朴花 120g，炒枳壳 150g，甘松 150g，继服。

——罗荣泉《陈蓉蓉运用膏方治疗儿科顽疾经验》

案例 3 刘某，男，13 岁。初诊：2010 年 12 月 20 日。

患儿反复咳喘 3 年，每遇感冒或气候变化而发作，有湿疹过敏史。痰稀色白，颜面少华，形体消瘦，动则易汗痰鸣，胃纳欠佳，时有脘腹疼痛不适，大便溏软，夜间间有遗尿。舌淡稍紫，苔薄白腻，脉细滑。治拟健脾益气，补肾固涩。

处方：太子参 120g，苏子 110g，黄芪 130g，桂枝 70g，茯苓 200g，炒苍术 100g，炒白术 100g，炙甘草 60g，姜半夏 120g，陈皮 70g，杭白芍 120g，当归 100g，制黄精 100g，益智仁 150g，芡实 150g，怀山药 350g，补骨脂 100g，五味子 60g，细辛 30g，乌药 100g，煅龙骨 150g，煅牡蛎 150g，乌梅 100g，大枣 250g，平地木 150g，蝉蜕 60g，炙百部 100g，木香 60g，川朴 60g，炒扁豆 80g，东阿阿胶 80g，西洋参 20g，莲子 200g，核桃仁 200g，蜂蜜 100g。浓煎制膏，每日早晚 1 匙，开水冲服。

复诊：2011 年 11 月 12 日。服膏方 1 料后，患儿体质增强。1 年来感冒明显减少，即使哮喘偶发，服药后即能控制，颜面渐润，体质量增加，遗尿已瘥，大便成形转软，纳食仍稍差。舌淡，苔薄白，脉稍滑。拟调补肺脾为主，佐以理气化湿醒胃。原方去丹参、益智仁、制黄精；

加熟地黄 120g，砂仁 40g，炒枳壳 120g 继服。

——奚肇庆《肺系小儿膏方的临床应用》

3. 哮喘案

案例 1 陈某，男，8 岁。初诊：2002 年 12 月 10 日。

主诉：哮喘反复发作 4 年余。患儿每因气候骤变、外邪引动伏痰而发哮喘 4 年之久，面色少华，肌肤消瘦，倦怠多汗，咳嗽痰爽，胃纳不思，间有遗尿。舌质淡，苔白腻，脉细滑。冬令哮喘缓解之际，正虚痰伏。治当益肺补肾，培土生金。

处方：生黄芪 100g，炒苍术 60g，炒白术 60g，软防风 30g，制黄精 100g，潞党参 100g，白茯苓 100g，生甘草 30g，广陈皮 30g，姜半夏 100g，炒薏苡仁 100g，炒白芍 60g，谷芽 60g，麦芽 60g，佛手片 30g，炒山药 100g，益智仁 100g，台乌药 60g，桑螵蛸 60g，熟地黄 100g，浙贝母 60g，川贝母 30g，炒芡实 100g，炒葶苈子 60g，炒枇杷叶 60g，川桂枝 30g，紫丹参 60g，大红枣 100g，白冰糖 250g，陈黄酒 250g，陈阿胶 250g（烊冲），缩砂仁 30g（后下）。膏方制备：阿胶加黄酒浸泡 1～2 天，入高压锅炖烊；将配好的中药水浸泡 24 小时左右，煎取 3 次，合并后浓缩成 1000～2000mL；再将烊化之阿胶、冰糖等缓缓倒入药汁，轻轻搅拌收膏为一料。冬至后服用，每天 1～2 次，每次 1 匙，温开水冲服。服膏期间忌食生萝卜、芥菜、冷饮、辛辣等食品。感冒、伤食、发烧等病时停服。

患儿 1 料膏方后胃纳增加，面色红润，夜不遗尿，感冒次数明显减少，2003 年哮喘仅发作 1 次。冬令继服膏方一料，随访至今（2010 年），哮喘未发，感冒也很少，生长发育正常。

——陈银银《冬令膏方在小儿哮喘中的运用——盛丽先老师经验谈》

案例2 张某，男，11岁。初诊：2010年11月18日。

发作性咳嗽、气喘3年，近1年来发作频繁，每月发作2～3次，每次持续数天，诊断为支气管哮喘，规律吸入舒利迭（50/100μg），每日2次。现无明显气喘症状，但遇刺激性气味仍有咳嗽，咳少量稀白痰，遇冷空气打喷嚏、流清涕，食欲一般。舌淡，苔薄白，脉细。予玉屏风散加减膏方治疗。

药用：黄芪250g，防风60g，炙甘草60g，炒白术150g，薏苡仁150g，淫羊藿150g，党参150g，山药150g，辛夷120g，苍耳子120g，茯苓120g，白芷100g，鹿角50g。加蜂蜜熬膏。规律吸入舒利迭的同时坚持服用膏方1月后咳嗽、气喘及打喷嚏、流涕等症状明显好转，食欲增加，嘱患者继续服用原膏方，并坚持吸入舒利迭。

——彭草云等《钱静华运用玉屏风散膏方治疗小儿哮喘经验》

案例3 患儿，男，8岁。初诊：2004年12月30日。

哮喘反复发作3年，近2周哮喘未发。症见面色少华，神疲乏力，活动后稍气促，纳差，舌质淡红，色稍暗，苔薄白腻，脉细弱。证属肺脾气虚，痰瘀互结。治宜补益肺脾，佐以补肾纳气、化痰祛瘀。

处方：太子参150g，天冬120g，熟地300g，炙冬花90g，生黄芪120g，补骨脂90g，丹参90g，椒目45g，炙甘草50g，红枣150g，陈阿胶250g（烊入），冰糖250g（烊入），黄酒125mL。上述药物制成固本克喘膏，每日早晚冲服1～2匙。

服用2个月，哮喘发作次数减少，发作时症状减轻。

——任昱《俞景茂膏方调治小儿疾病经验》

案例4 高某，男，7岁。初诊：2012年12月29日。

患儿有哮喘病史4年，每遇外感或气候转变之际发作，发时有剧烈咳嗽，喉间痰鸣，两肺满布哮鸣音，病程持续3～5天，三联雾化吸入及配合静滴氨茶碱方能缓解。平素吸入"舒利迭"控制，近3个月哮喘未发，一般情况尚可，平时喜揉眼鼻，晨起喷嚏时作，偶有咳嗽，动则汗多，纳呆偏食；大便1～2日一行，干稀不调；小便可，睡眠尚安。舌淡苔薄白，脉虚缓。患儿身材较同龄儿矮小，体瘦面色稍黄。对"尘螨"过敏，幼时有湿疹史及荨麻疹史，其父有过敏性鼻炎史。拟方益肺固卫，滋肾健脾膏方调理。

处方：生地黄300g，炒白术300g，炙黄芪300g，山药300g，太子参300g，制黄精300g，茯苓300g，制女贞子300g，当归300g，陈皮180g，炒青皮180g，炒枳壳180g，云木香180g，炙鸡内金180g，生山楂180g，炙五味子180g，乌梅180g，玉竹180g，灵芝300g，莲子300g，炙甘草150g。辅料入冰糖，煎制成1个月量，每日早晚各1匙（约15mL）温服。嘱如遇感冒、发热、腹泻时，暂停服用。服药期间忌食虾蟹鱼腥等发物及生冷油腻辛辣食物，忌饮茶，防止闻吸异味尘烟。

二诊：2013年2月8日。服膏方后无感冒，哮喘未发，自汗盗汗明显减轻，纳食渐佳，挑食偏食现象减轻，苔薄白，脉稍滑。上方加熟地300g，知母180g，阿胶300g，郁金300g继续服用1个月。

三诊：2013年3月15日。诉经过调理，患儿诸症见善，哮喘未发，渐停吸入"舒利迭"。嘱入伏予敷贴疗法巩固治疗。

四诊：2013年7月28日。行冬病夏治敷贴疗法，其间哮喘发作1次，但服药后迅速得到控制，且程度较轻，未出现严重的喘憋现象，疗效显著。

——杨海霞《张骠教授运用滋肾健脾益肺固卫膏方防治小儿哮喘缓解期临床经验》

4. 心肌炎案

金某，女，5岁。初诊：2001年11月7日。

患病毒性心肌炎 1 年余，近日心电图示：偶发室性早搏。平时易感冒，反复咳嗽，面色少华，形体消瘦，动则汗出，胃纳欠佳，大便溏烂，夜寐欠安，舌淡红，苔薄，脉细。治拟益气健脾，养阴安神，佐以化痰。

处方：西党参 250g，辰茯苓 150g，炒苍术 150g，炒白术 150g，炙甘草 150g，五味子 150g，生地黄 150g，芡实 150g，怀山药 150g，制玉竹 150g，丹参 150g，鹿衔草 150g，防风 150g，炙黄芪 300g，太子参 250g，麦冬 150g，女贞子 150g，制半夏 150g，陈皮 150g，玄参 150g，莲子肉 250g，红枣 250g，鸡血藤 150g，阿胶 250g（烊化），炒枣仁 150g，冰糖 300g，黄酒 250mL。

二诊：2002 年 11 月 28 日。服用膏方后，偶患感冒，咳嗽已愈，多次复查心电图均正常，面色红润，纳食仍欠佳，舌苔薄腻，脉细。再拟原方继进。

——罗荣泉《陈蓉蓉运用膏方治疗儿科顽疾经验》

5. 遗尿案

胡某，男，8 岁。初诊：2001 年 12 月 20 日。

患儿自幼尿床，劳累后加剧，多则每夜 2～3 次，面色少华，时感疲乏，平时多汗，胃纳欠佳，大便正常。苔薄白，脉细。治拟健脾固表，益肾缩尿。

处方：西党参 250g，茯苓 150g，炒苍术 150g，炒白术 150g，炙甘草 150g，陈皮 150g，防风 100g，炙黄芪 250g，制半夏 150g，太子参 200g，女贞子 150g，制玉竹 150g，制黄精 150g，益智仁 150g，怀山药 150g，乌药 100g，芡实 150g，桑螵蛸 150g，枸杞子 150g，制首乌 150g，莲子肉 250g，煅牡蛎 150g，炒扁豆 150g，阿胶 250g（烊化），龟板膏 250g（烊化），黄酒 200mL，冰糖 400g。浓煎制膏，每日早晚各 1 匙，开水冲服。如遇感冒、发热、腹泻时，暂停服用。服药期间忌食萝卜、虾蟹鱼腥等发物及生冷油腻辛辣食物，忌饮茶，防止闻吸异味尘烟。

复诊：2002 年 11 月 27 日。其母代述：服膏方后，遗尿已瘥，要求再予调理。效不更方，宜原方继服。

——罗荣泉《陈蓉蓉运用膏方治疗儿科顽疾经验》

6.IgA 肾病案

秦某，男，15 岁。初诊：1996 年 11 月 6 日。

1 年前受凉后发热，随即出现肉眼血尿，以后逐渐转为镜下血尿，曾在某医院行肾穿刺，诊为 IgA 肾病（局灶硬化性），尿常规提示有尿蛋白、红细胞。经陈师调治后已有好转，因学业繁忙，服用汤药不便，改以膏方调治。现尿常规：蛋白（＋），红细胞（＋）。易感冒，并伴有过敏性鼻炎，舌净脉细。此乃气阴不足，卫外不固所致。治以益气敛阴，固表祛邪，兼以补肾健脾。拟方如下：黄芪 200g，白术 120g，苍耳子 120g，辛夷 120g，生地黄 120g，龟板 120g，红枣 90g，防风 90g，乌梅 90g，川芎 60g，桂枝 60g，甘草 60g，五味子 60g，白芷 30g，干姜 10g，葛根 100g，柴胡 45g，鹅不食草 150g，女贞子 150g，旱莲草 150g，谷芽 150g，麦芽 150g，山药 150g，生地榆 150g，茯苓 150g，黄精 150g，膏方 1 料。另以生晒参粉 50g，胎盘粉 50g，阿胶 200g，蜂蜜 200g，冰糖 500g，黄酒为引。采用常规制膏法及服法，下同。

二诊：1997 年 12 月 5 日。过敏性鼻炎仍时有发作，但较以前减轻，尿红细胞少量，余症平稳，舌淡，苔薄白，脉细。证属卫外不固，外邪内袭，脉络受损。治以益气固表，补肾化瘀，兼以祛邪。上方去川芎、白芷、生地黄、龟板、生地榆、干姜、山药、乌梅、柴胡、五味子、茯苓、黄精；加菟丝子 150g，桑寄生 150g，川断 120g，狗脊 120g，枸杞子 120g，山楂 120g，细辛 30g，炮甲片 60g，龙葵 200g，马鞭草 200g，米仁 200g，淫羊藿 100g。引药同上。

三诊：1998 年 12 月 4 日。仍偶有过敏性鼻炎发作，次数减少，余无不适，舌淡，苔薄白，脉细弱。尿常规：红细胞（－），白细胞 0 ～ 1/HP。此乃邪去正衰，瘀血未净。治以扶正健脾，化瘀通络。上方改淫羊藿 150g，去细辛；加功劳叶 120g，九香虫 60g，刺猬皮 60g，鸡内金 100g，白茅根 100g。余药同上。

四诊：1999 年 11 月 26 日。鼻炎鲜有发作，精力欠足，睡眠不安。尿检阴性。证属余邪已净，正气不足。治以健脾益气，平补肝肾。上方去苍耳子、辛夷、九香虫、刺猬皮、功劳叶；加佛手 90g，乌梅 90g，柴胡 90g，炮附子 60g，生地黄 120g，熟地黄 120g。膏 1 料。另以生晒参粉 50g，胎盘粉 100g，龟板胶 150g，冰糖 500g，黄酒为引。

五诊：2000 年 11 月 22 日。诸症平稳，很少感冒，尿检阴性，舌净苔薄。上方去炮附子、桂枝、柴胡；加党参 150g，丹参 150g。余药同上。

——贺学林《陈以平膏方调治慢性肾病验案举隅》

膏方医案数据挖掘研究 ◀第五章

一、研究目的

膏方是中医传统的丸、散、膏、丹、酒、露、汤和锭八种剂型之一，在我国有着相当漫长的发展历史。近年来，随着人们生活水平的提高，补养意识的增强，膏方越来越受到人们的关注和推崇。江浙沪一带是近来膏方进补的肇始之地，且中医名家众多，名老中医运用膏方保健防病的经验，值得深入学习。本部分基于中医本体特色，引入文本挖掘方法，结合原始病案数据进行数据挖掘，形成医案解析，初步分析江浙沪名老中医使用膏方的经验。

二、研究方法

1. 医案资料来源

采用 Medcase V3.2 诊籍中医师工作室数据记录挖掘系统对膏方诊疗医案半结构化记录，构建膏方医案研究数据库，以"膏方"为核心检索词，检索时间段设置为 2017 年 3 月以前发表的论文、书籍等，进行库内多维度数据检索，将数据结果导出为二级病种专库，对用药经验解构分析。二级数据病种专库数据结构为 12 个字段，依次为：编号、姓名、年龄、症状、舌苔、脉象、理化检查、病种、证型、病机、治法治则、用方等。数据库导出后，对库中的医案信息进行症状、证候、药物等项集的规范、清洗。

2. 纳入排除标准

医案纳入标准：①处方中包含"膏方"主题词；②首诊信息完整。

医案排除标准：①重复医案；②处方中未见核心主题词。

3. 医案的预处理

由于膏方诊疗医案中存在同种药物的不同记述、错别字、医学术语口语化、描述过简等问题，故在进行数据挖掘、统计分析前，需要提前对原始医案数据进行药物名称规范、错别字纠正、医学术语规范、查找原始资料等预处理方法。医案记录完毕，需进行逻辑检查和反复核对，选取记录相对准确、完整的医案资料。

4. 医案信息纳入方法

符合标准入选的膏方诊疗医案共 472 诊次，将所有患者的姓名、年龄、性别、临床症状、舌苔、脉象、病机、治法治则、处方用药、西医疾病诊断及中医疾病诊断等逐项录入 Medcase V3.2 诊籍中医师工作室数据记录挖掘系统，建立医案采集、存贮数据库，运用加强关联规则数据挖掘运算模型挖掘，资料客观性强，统计具有较强的可操作性。

5. 医案信息采集方法

建立膏方诊疗医案的采集、存贮数据库，对数据库收入的医案资料进行规范和数据清理，着重规范临床症状、中医证候、舌苔脉象，建立起基于中医理论、统一标准、结构化的数据采集、存储数据仓库和数据挖掘分析膏方诊疗医案信息平台以及相关技术分析体系。

（1）数据录入过程记录（图 1）

①合并原始医案图片资料，根据患者姓名归类，按就诊时间排序归档，建立原始医案图片数据库。

②将原始医案图片内容逐一校对，同时将医案内容录入 Medcase V3.2 诊籍中医师工作室数据记录挖掘系统中，建立原始医案电子文本数据库。

③原始医案电子文本导出备份，并作初步基线记录分析，该库文本总计约 10.9 万字。

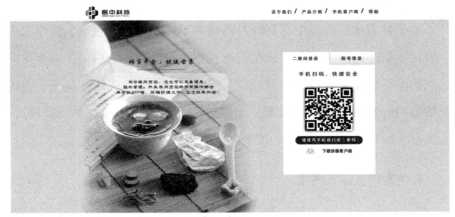

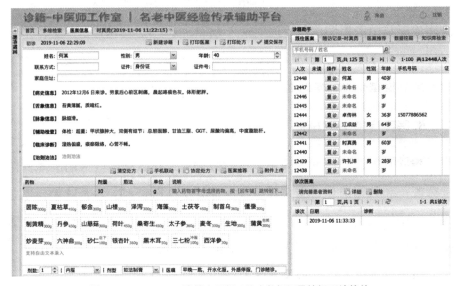

图 1　Medcase V3.2 诊籍中医师工作室数据记录挖掘系统软件

（2）数据清理过程记录（图 2）

①删除不必要进行数据挖掘的项目：检查类型、检查号、电话、地址、诊断医师、流水号、辅助检查、备注。

②相同的患者统一西医诊断及中医诊断；相同的患者统一年龄。

③中医证候：证候四字或者六字用"，"断句，并且相同的患者在未出现下一明显证候转换时仍然默认为原来的证候。

④临床症状及舌脉等有填写紊乱者，按照格式要求重新粘贴。

⑤有原方或者其他日期方剂者，将该日期处方贴在其处覆盖。

⑥原始医案中出现的时间节律性症状，如早晨、晨起、入夜、夜晚、午后、日来、周来、经常、自觉、时有、有时、稍有、偶有、不多、间有等均视为有此症状。

⑦原始医案中出现表示程度的，如明显、显著、稍减、稍增、有增、加剧、显减、减轻、减少、好转、尚等均视为有此症状；不明显、不显、不著等均视为无此症状。

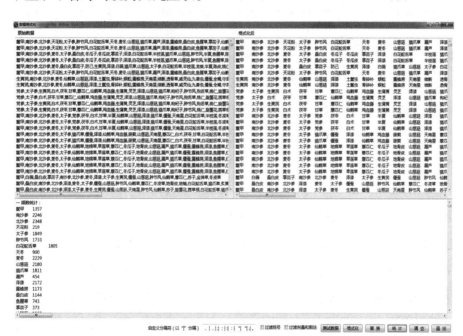

图2 医案数据清理平台

6. 中医药术语数据规范化

症状描述名词规范对照（表1）

表1 症状描述名词规范对照表
Table1 Standard of Clinical Symptom

序次 Se.	原生词 Original Words	规范词 Standard Words	规范频次 Qua.
1	炒白芍	白芍	213
2	熟酸枣仁、炒枣仁	酸枣仁	133
3	怀牛膝	牛膝	86
4	畏寒	怕冷	33
5	面色少华	面色无华	14

*注：此分布标列参数 Mark Parameter= ［Qua. > 12］；Format Export by Medcase Chart ©2017.

7. 医案数据挖掘平台的建立

此次研究所采用的医案数据挖掘平台是陆明教授团队研制的中医临床辅助传承平台 Medcase V3.2 诊籍中医师工作室数据记录挖掘系统中的内嵌 Xminer Operation Tool，该系统是江苏省中医医案云计算课题组项目成果，是目前省内中医医案的地区级数据处理平台（图3、图4）。该系统是中医的临床科研一体化系统，针对临床医案数据主要采用半结构化"优化数据流"实时采集建库，后台接驳数据挖掘模块，主要运算的 MRMES 数据挖掘系统（Medcase Record Mining Expand System）中包括采用 FP–Growth 算法对研究数据进行挖掘处理和逻辑分析的 ARAP 数据分析平台（Association Rule Analysis Platform）和对计量性趋势数据进行解构分析与图形表达的 MCP 数据展示平台（Medcase Chart Platform）。研究通过该平台采集的江浙沪名老中医膏方医案，进行数据建库与分析处理。

该平台能够实现结构化数据导入和标准化数据导出，在临床采集全部医案构建数据库后，将结构化医案数据导入，进行全部数据的清洗、挖掘、分析及图形展示，并进行数据可视化形式表达。数据解构与可视化形式表达分为频数计量性趋势表达、集内关联规则表达、集外关联规则表达、聚类分析表达等多种表达方式。而对于不同特点的医案、不同的研究分层，建立适宜的医案数据挖掘模型，系统分析医案中症状群集、病机群集以及处方群集的内在核心规律，并通过对所获取数据的实际意义，反复修正优化算法。其中平台将中医医案中临床症状群集与中医病机群集、临床症状群集和处方药物群集，中医病机群集与处方药物群集可采取关联规则的分析方式和表达形式。而临床症状群集的项集内部关联规则称之为"症状集内关联"，处方药物群集的项集内部关联规则称为"药物集内关联"。处方药物群集和临床症状群集之间的关联规则称之为"集外关联"，代表项集外的关联规则趋势。而处方药物群集和临床症状群集均可独立进行聚类分析研究及可视化表达。本研究在该平台上是将相关医案数据库进行特定的研究分层和对应性数据清洗后导入平台，通过平台的运算分析在集内关联、集外关联上进行深入研究，并对医案进行数据挖掘解构分析。依据中医医案数据信息多维、多层、贯序、动态的特征现象，从舌苔、脉象、病机、处方用药等多维度进行数据解构研究，对名老中医膏方医案经验进行系统总结。

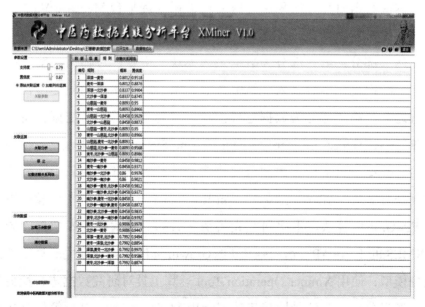

图3 医案数据挖掘平台 – 规则项集

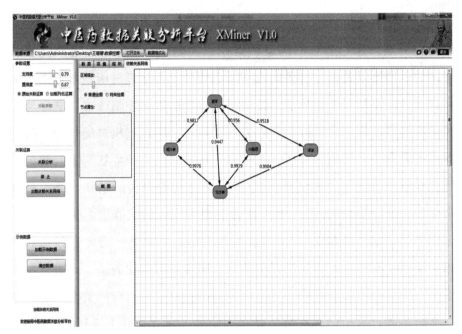

图 4　医案数据挖掘平台 – 依赖关系网络

8. 医案信息数据挖掘方法

本次数据研究方法采用地区通用数据处理平台 Medcase V3.2 诊籍中医师工作室数据记录挖掘系统进行数据分析处理。该系统结构模块包括两大部分：第一部分为数据录入模块，主要针对临床医案数据采取"半结构化"实时录入，是中医的临床科研一体化的便捷型代表性程式之一；第二部分为数据挖掘模块，主要是数据记录挖掘拓展系统（MRMES，Medcase Record Mining Expand System），其中包括数据清洗平台、数据分析平台、数据可视化表达平台等三部分。其中数据关联规则分析平台（ARAP，Association Rule Analysis Platform）的核心算法为 FP–Growth 算法。本次研究先将清洗后的二级病种专库数据库导入 MRMES 的上 ARAP，运用强化 FP–Growth 算法构建加强关联规则数据挖掘模型，使用 Xminer Operation Tool 运算工具对研究数据进行挖掘处理和逻辑分析，对计量性趋势数据运用 Medcase Chart 进行解构分析与图形表达。根据统计分析结果，从舌苔、脉象、病机、处方用药等多方面进行名老中医膏方医案的总结。

9. 医案数据核心算法的优化

常见的关联规则算法有 Apriori 和 FP-Growth 算法。Apriori 通过不断地构造候选集、筛选候选集、挖掘出频繁项集，需要多次扫描原始数据，当数据量较大时效率低下。FP-Growth 算法则只需扫描两次数据库，通过 FP-Tree 数据结构对原始数据进行压缩，效率较高。FP-Growth 算法主要分为两个步骤：FP-Tree 构建、递归挖掘 FP-Tree。FP-Tree 构建通过两次数据扫描，将原始数据中的事务压缩到一个 FP-Tree 树，该 FP-Tree 类似于前缀树，相同前缀的路径可以共用，从而达到压缩数据的目的。接着通过 FP-Tree 找出每个 item 的条件模式基、条件 FP-Tree，递归的挖掘条件 FP-Tree 得到所有的频繁项集。具体过程如下：

（1）扫描数据库 D，根据最小支持度（Min-Sup=3）筛选 1- 项集，并按降序排列。

（2）再次扫描数据库 D，将每个事务中的元素按照 1- 项集顺序进行重新排序，形成事务数据库 E。

（3）创建根节点，用"null"标记。根据事务数据库 E，创建 FP-tree，具体如下：①根据事务 {T1：c, b, e}，创建第一条分支 {(c:1), (b:1), (e：1)}；②对于事务 {T2：c, d}，与第一条分支共享节点 c，同时将节点 c 计数设为 2，即 {(c, 2), (d, 1)}；以此类推，创建 T3 到 T10 分支，从而构建 FP-Tree（图 5）。

（4）从 FP-Tree 中找出频繁项集，过程如下：1 遍历表头项中的每一项，向上遍历它的父节点，以 a 节点为例。a 出现在三条路径上，分别为 < c, b, a：1 >、< c, e, a：1 >、< b, e, a：1 >，由于每一项均为 a，所以形成"条件模式基 (Conditional Pattern Base，CPB)"。

按照上述原理，可以得到所有节点的 CPB 和关联规则。

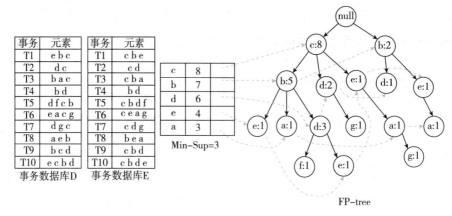

图5 FP-Growth算法原理

中医药数据关联分析平台XMiner以FP-Growth算法为核心，建立包括数据清洗、格式转换、关联分析、依赖关系网络等多个模块，能够较好地服务中医药数据挖掘。

三、研究结果

1. 研究基线分布

本次研究符合纳入标准的医案472诊次。其中男性233诊次，占总诊次数的49.36%；女性总共239诊次，占总诊次数的50.64%。年龄最大患者91岁，年龄最小者3岁。

2. 计量数据解构

（1）临床症状频次频率分布（表2）

表2　临床症状频次频率分布表
Table2　Clinical Symptom Distribution

序列 Se.	临床症状 Clinical Symptom	频次 Qua.	频率 Fre.	序列 Se.	临床症状 Clinical Symptom	频次 Qua.	频率 Fre.
1	乏力	136	0.2875	16	面色无华	38	0.0803
2	寐差	134	0.2833	17	情绪易激	36	0.0761
3	腰酸	80	0.1691	18	疲劳	35	0.0740
4	纳差	78	0.1649	19	心悸	34	0.0719
5	怕冷	75	0.1586	20	汗出	34	0.0719
6	头晕	70	0.1480	21	耳鸣	33	0.0698
7	大便干结	70	0.1480	22	夜尿多	32	0.0677
8	胸闷	68	0.1438	23	心烦	30	0.0634
9	口干	65	0.1374	24	头痛	26	0.0550
10	大便溏	64	0.1353	25	气短	26	0.0550
11	夜寐多梦	61	0.1290	26	经行量少	24	0.0507
12	咳嗽	60	0.1268	27	烦躁	24	0.0507
13	神疲	56	0.1184	28	眩晕	23	0.0486
14	腰酸腿软	54	0.1142	29	腰痛	22	0.0465
15	易感冒	38	0.0803	30	咳痰	21	0.0444

*注：此分布标列参数 Mark Parameter=［Qua. > 20］；Format Export by Medcase Chart ©2017.

（2）舌象频次频率分布（表3）

表3　舌象频次频率分布表
Table3　Coated Tongue Distribution

序列 Se.	舌象 Coated Tongue	频次 Qua.	频率 Fre.	序列 Se.	舌象 Coated Tongue	频次 Qua.	频率 Fre.
1	苔薄	305	0.6448	10	有齿痕	24	0.0507
2	苔白	141	0.2981	11	质暗红	17	0.0359
3	质红	140	0.2960	12	有裂纹	15	0.0317
4	苔腻	93	0.1966	13	质紫	11	0.0233

序列 Se.	舌象 Coated Tongue	频次 Qua.	频率 Fre.	序列 Se.	舌象 Coated Tongue	频次 Qua.	频率 Fre.
5	质淡	66	0.1395	14	质胖大	11	0.0233
6	苔黄	60	0.1268	15	质干	10	0.0211
7	质淡红	55	0.1163	16	质胖	8	0.0169
8	苔少	27	0.0571	17	质淡暗	7	0.0148
9	质暗	24	0.0507	18	舌净	6	0.0127

* 注：此分布标列参数 Mark Parameter＝［Qua. ＞ 5］；Format Export by Medcase Chart ©2017.

（3）脉象频次频率分布（表4）

表4　脉象频次频率分布表
Table4　Pulse Condition Distribution

序列 Se.	脉象 Pulse Condition	频次 Qua.	频率 Fre.	序列 Se.	脉象 Pulse Condition	频次 Qua.	频率 Fre.
1	细	311	0.6575	12	软	7	0.0148
2	弦	161	0.3404	13	紧	7	0.0148
3	沉	56	0.1184	14	浮	5	0.0106
4	滑	42	0.0888	15	齐	2	0.0042
5	缓	41	0.0867	16	迟	2	0.0042
6	数	33	0.0698	17	虚	1	0.0021
7	濡	33	0.0698	18	小	1	0.0021
8	弱	18	0.0381	19	实	1	0.0021
9	涩	15	0.0317	20	稍滑	1	0.0021
10	结	10	0.0211	21	和	1	0.0021
11	代	9	0.0190	22	尺	1	0.0021

* 注：此分布标列参数 Mark Parameter＝［Qua. ＞ 0］；Format Export by Medcase Chart ©2017.

（4）病机频次频率分布（表5）

表 5　病机频次频率分布表
Table5　Pathogenesis Distribution

序列 Se.	病机 Pathogenesis	频次 Qua.	频率 Fre.	序列 Se.	病机 Pathogenesis	频次 Qua.	频率 Fre.
1	肝肾亏虚	34	0.0719	13	水不涵木	8	0.0169
2	脾肾两虚	19	0.0402	14	阴虚火旺	7	0.0148
3	气阴两虚	17	0.0359	15	气滞血瘀	7	0.0148
4	气血不足	14	0.0296	16	肝郁气滞	7	0.0148
5	脾虚失运	12	0.0254	17	肝阳上亢	7	0.0148
6	肝郁脾虚	12	0.0254	18	肝风内动	7	0.0148
7	肺卫不固	11	0.0233	19	肺肾两虚	7	0.0148
8	肾阴亏虚	10	0.0211	20	阴阳两虚	6	0.0127
9	痰湿内蕴	9	0.0190	21	痰浊血瘀	6	0.0127
10	肾气亏虚	9	0.0190	22	脾肾亏虚	6	0.0127
11	瘀血内阻	8	0.0169	23	脉络瘀阻	6	0.0127
12	阴虚阳亢	8	0.0169	24	肝肾阴虚	6	0.0127

* 注：此分布标列参数 Mark Parameter= ［Qua. > 5］；Format Export by Medcase Chart ©2017.

（5）药物频次频率分布（表6）

表 6　药物频次频率分布表
Table2　Medicine Distribution

序列 Se.	药物 Medicine	频次 Qua.	频率 Fre.	序列 Se.	药物 Medicine	频次 Qua.	频率 Fre.
1	黄芪	362	0.7669	17	丹参	216	0.4576
2	阿胶	360	0.7627	18	生晒参	213	0.4513
3	白术	342	0.7246	19	生地	213	0.4513
4	冰糖	341	0.7225	20	半夏	206	0.4364
5	茯苓	302	0.6398	21	麦冬	193	0.4089
6	当归	291	0.6165	22	大枣	180	0.3814
7	白芍	287	0.6081	23	川芎	178	0.3771
8	甘草	286	0.6059	24	女贞子	175	0.3708

序列 Se.	药物 Medicine	频次 Qua.	频率 Fre.	序列 Se.	药物 Medicine	频次 Qua.	频率 Fre.
9	熟地	264	0.5593	25	何首乌	174	0.3686
10	山药	253	0.5360	26	淫羊藿	174	0.3686
11	山萸肉	243	0.5148	27	黄精	162	0.3432
12	陈皮	236	0.5000	28	牛膝	160	0.3390
13	枸杞子	234	0.4958	29	鹿角胶	151	0.3199
14	龟板胶	229	0.4852	30	桑寄生	146	0.3093
15	杜仲	226	0.4788	31	菟丝子	146	0.3093
16	党参	223	0.4725	32	酸枣仁	140	0.2966

* 注：此分布标列参数 Mark Parameter= ［Qua. > 137］；Format Export by Medcase Chart ©2017.

3. 关联规则数据结果

（1）集内关联规则数据结果

①临床症状集内关联规则项集（表 7、图 6）

表 7　临床症状集内关联规则项集表

Table7　Clinical Symptom Internal Association Rule Result

序列 Se.	规则项集 Ass.	支持度 Sup.	置信度 Con.	序列 Se.	规则项集 Ass.	支持度 Sup.	置信度 Con.
1	鼻塞→流涕	0.0361	0.9444	18	神疲，寐差→乏力	0.0425	0.9091
2	盗汗→寐差	0.0212	0.6250	19	神疲，纳差→乏力	0.0255	0.8000
3	乏力，咳嗽→咳痰	0.0212	0.6667	20	神疲，怕冷→乏力	0.0255	0.8571
4	烦躁→寐差	0.0318	0.6250	21	神疲，头晕→乏力	0.0212	0.8333
5	经行量少→寐差	0.0340	0.6667	22	神疲，腰酸腿软→乏力	0.0212	1.0000
6	咳痰，乏力→咳嗽	0.0212	0.7143	23	神疲，夜寐多梦→乏力	0.0255	1.0000
7	咳痰→咳嗽	0.0488	0.7667	24	神疲→乏力	0.0977	0.8214

序列 Se.	规则项集 Ass.	支持度 Sup.	置信度 Con.	序列 Se.	规则项集 Ass.	支持度 Sup.	置信度 Con.
8	口干，大便干结→寐差	0.0340	0.6154	25	痰色白→咳嗽	0.0318	0.8824
9	口苦→寐差	0.0255	0.6316	26	头痛，寐差→头晕	0.0212	0.7692
10	流涕→鼻塞	0.0361	0.6800	27	头痛，头晕→寐差	0.0212	0.7692
11	喷嚏→鼻塞	0.0212	0.6667	28	心烦，情绪易激→寐差	0.0255	0.7500
12	喷嚏→流涕	0.0255	0.8000	29	心烦，情绪易激→头晕	0.0212	0.6250
13	疲劳→乏力	0.0743	1.0000	30	心烦，头晕→寐差	0.0276	0.8125
14	情绪易激，头晕→寐差	0.0234	0.7333	31	心烦，头晕→情绪易激	0.0212	0.6250
15	情绪易激，头晕→心烦	0.0212	0.6667	32	心烦→寐差	0.0531	0.8333
16	情绪易激，腰酸腿软→寐差	0.0212	1.0000	33	心悸，乏力→胸闷	0.0212	0.6250
17	情绪易激→寐差	0.0467	0.6286	34	易醒→寐差	0.0212	0.7143

*注：此项集标列参数 Mark Parameter= ［Support=0.02；Confidence=0.615］；Format Export by Medcase Chart ©2017.

第五章

膏方医案数据挖掘研究

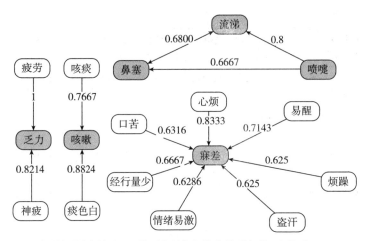

注：□单项单列单向关系；▨单项多列单向关系/单项多列双向关系

图6 临床症状集内关联规则位点结构图

Fig.6 Clinical Symptom Internal Association Rule Site Web

②舌象集内关联规则项集（表8、图7）

表8 舌象集内关联规则项集表

Table8 Coated Tongue Internal Association Rule Result

序列 Se.	规则项集 Ass.	支持度 Sup.	置信度 Con.	序列 Se.	规则项集 Ass.	支持度 Sup.	置信度 Con.
1	质暗红→苔薄	0.0276	0.7647	16	苔薄→苔白	0.2484	0.3836
2	有齿痕→苔薄	0.0297	0.5833	17	质暗→苔白， 苔薄	0.0276	0.5417
3	质暗→苔白	0.0297	0.5833	18	质暗，苔白→ 苔薄	0.0276	0.9286
4	质暗→苔薄	0.0361	0.7083	19	质暗，苔薄→ 苔白	0.0276	0.7647
5	苔少→质红	0.0361	0.6296	20	质淡红，苔白 →苔薄	0.0382	0.8571
6	质淡红→苔白	0.0446	0.3818	21	质淡红，苔薄 →苔白	0.0382	0.4737
7	质淡红→苔薄	0.0807	0.6909	22	苔黄→质红， 苔薄	0.0510	0.4000
8	苔黄→苔腻	0.0594	0.4667	23	苔黄，质红→ 苔薄	0.0510	0.8276

序列 Se.	规则项集 Ass.	支持度 Sup.	置信度 Con.	序列 Se.	规则项集 Ass.	支持度 Sup.	置信度 Con.
9	苔黄→质红	0.0616	0.4833	24	苔黄，苔薄→质红	0.0510	0.6316
10	苔黄→苔薄	0.0807	0.6333	25	质淡→苔白，苔薄	0.0573	0.4091
11	质淡→苔白	0.0786	0.5606	26	质淡，苔白→苔薄	0.0573	0.7297
12	质淡→苔薄	0.1019	0.7273	27	质淡，苔薄→苔白	0.0573	0.5625
13	苔腻→苔薄	0.1146	0.5806	28	苔腻，苔白→苔薄	0.0212	0.4762
14	质红→苔薄	0.2251	0.7571	29	苔腻，质红→苔薄	0.0361	0.7391
15	苔白→苔薄	0.2484	0.8298	30	质红，苔白→苔薄	0.0658	0.9394

*注：此项集标列参数 Mark Parameter= ［Support=0.02；Confidence=0.37］；Format Export by Medcase Chart ©2017.

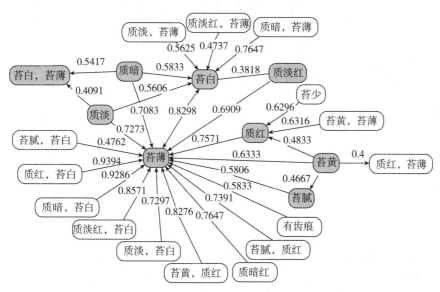

注： □单项单列单向关系； ■单项多列单向关系/单项多列双向关系

图7　舌象集内关联规则位点结构图

Fig.7　Coated Tongue Internal Association Rule Site Web

第五章　膏方医案数据挖掘研究

③脉象集内关联规则项集（表9、图8）

表 9　脉象集内关联规则项集表
Table9　Pulse Condition Internal Association Rule Result

序列 Se.	规则项集 Ass.	支持度 Sup.	置信度 Con.	序列 Se.	规则项集 Ass.	支持度 Sup.	置信度 Con.
1	沉，细→弦	0.0170	0.1860	16	结→细	0.0149	0.7000
2	沉，弦→细	0.0170	0.6667	17	濡→细	0.0319	0.4545
3	沉→细	0.0915	0.7679	18	软→细	0.0128	0.8571
4	沉→弦	0.0255	0.2143	19	弱→细	0.0213	0.5556
5	沉→弦，细	0.0170	0.1429	20	涩→细	0.0277	0.8667
6	代，结→细	0.0128	0.6667	21	涩→弦	0.0106	0.3333
7	代，细→结	0.0128	1.0000	22	数，细→弦	0.0191	0.4286
8	代→结	0.0191	1.0000	23	数，弦→细	0.0191	0.5294
9	代→细	0.0128	0.6667	24	数→细	0.0447	0.6364
10	代→细，结	0.0128	0.6667	25	数→弦	0.0362	0.5152
11	滑→细	0.0319	0.3571	26	数→弦，细	0.0191	0.2727
12	滑→弦	0.0383	0.4286	27	细，结→代	0.0128	0.8571
13	缓→细	0.0596	0.6829	28	细→沉	0.0915	0.1383
14	结→代	0.0191	0.9000	29	细→弦	0.2170	0.3280
15	结→代，细	0.0128	0.6000	30	弦→细	0.2170	0.6335

*注：此项集标列参数 Mark Parameter=［Support=0.01；Confidence=0.13］；Format Export by Medcase Chart ©2017.

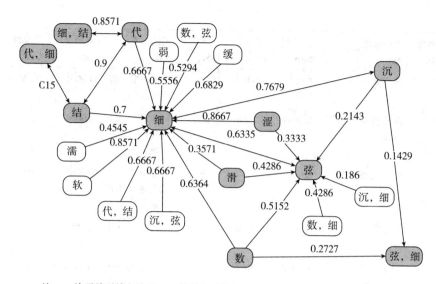

注：□单项单列单向关系；□单项多列单向关系/单项多列双向关系

图8　脉象集内关联规则位点结构图
Fig.8　Pulse Condition Internal Association Rule Site Web

④病机集内关联规则项集（表10、图9）

表10　病机集内关联规则项集表
Table10　Pathogenesis Internal Association Rule Result

序列 Se.	规则项集 Ass.	支持度 Sup.	置信度 Con.	序列 Se.	规则项集 Ass.	支持度 Sup.	置信度 Con.
1	肺气未清→肺虚痰滞	0.0064	1.0000	18	肾阳不足→心肝有热	0.0064	0.7500
2	肺热阴虚→脾肺两虚	0.0064	1.0000	19	肾阳不足→心肝有热，虚阳上越	0.0064	0.7500
3	肺失宣肃→风寒袭肺	0.0064	0.5000	20	肾阳不足→虚阳上越	0.0064	0.7500
4	肺虚痰滞→肺气未清	0.0064	0.7500	21	肾元不足→肺卫不固	0.0064	0.6000
5	风寒袭肺→肺失宣肃	0.0064	1.0000	22	湿热内蕴→脾肾两虚	0.0085	0.5714
6	肝肾阴虚，痰浊血瘀→脾虚气滞	0.0064	1.0000	23	痰浊血瘀→肝肾阴虚	0.0064	0.5000

序列 Se.	规则项集 Ass.	支持度 Sup.	置信度 Con.	序列 Se.	规则项集 Ass.	支持度 Sup.	置信度 Con.
7	兼有痰热→气阴两虚	0.0064	1.0000	24	痰浊血瘀→脾虚气滞	0.0064	0.5000
8	脉络瘀阻→肝肾亏虚	0.0064	0.5000	25	痰浊血瘀→脾虚气滞，肝肾阴虚	0.0064	0.5000
9	脾肺两虚→肺热阴虚	0.0064	0.7500	26	心肝有热，虚阳上越→肾阳不足	0.0064	1.0000
10	脾虚气滞，肝肾阴虚→痰浊血瘀	0.0064	1.0000	27	心肝有热→肾阳不足	0.0064	0.7500
11	脾虚气滞，痰浊血瘀→肝肾阴虚	0.0064	1.0000	28	心肝有热→肾阳不足，虚阳上越	0.0064	0.7500
12	脾虚气滞→肝肾阴虚	0.0064	1.0000	29	心肝有热→虚阳上越	0.0064	0.7500
13	脾虚气滞→肝肾阴虚，痰浊血瘀	0.0064	1.0000	30	虚阳上越→肾阳不足	0.0064	0.7500
14	脾虚气滞→痰浊血瘀	0.0064	1.0000	31	虚阳上越→肾阳不足，心肝有热	0.0064	0.7500
15	上实下虚→阴阳失调	0.0064	1.0000	32	虚阳上越→心肝有热	0.0064	0.7500
16	肾阳不足，心肝有热→虚阳上越	0.0064	1.0000	33	阴阳两虚→脾肾两虚	0.0085	0.6667
17	肾阳不足，虚阳上越→心肝有热	0.0064	1.0000	34	阴阳失调→上实下虚	0.0064	0.6000

*注：此项集标列参数 Mark Parameter＝［Support=0.006；Confidence=0.5］；Format Export by Medcase Chart ©2017.

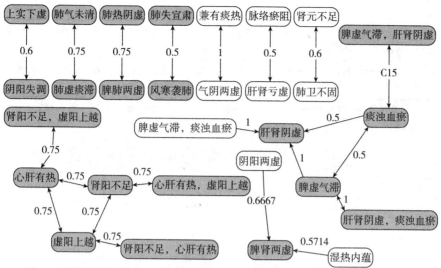

注：□单项单列单向关系；■单项多列单向关系/单项多列双向关系

图9 病机集内关联规则位点结构图
Fig.9 Pathogenesis Internal Association Rule Site Web

⑤治法集内关联规则项集（表11、图10）

表11 治法集内关联规则项集表
Table11 Principle of Treatment Internal Association Rule Result

序列 Se.	规则项集 Ass.	支持度 Sup.	置信度 Con.	序列 Se.	规则项集 Ass.	支持度 Sup.	置信度 Con.
1	补肺益肾平喘→止咳化痰	0.0064	1.0000	9	清热利湿→益肾健脾	0.0085	0.5714
2	补肾活血→潜阳清热	0.0064	0.6000	10	疏风散寒→宣肺止咳	0.0064	1.0000
3	化痰清热→益气养阴	0.0064	1.0000	11	宣肺止咳→疏风散寒	0.0064	1.0000
4	活血通络→平肝潜阳	0.0064	0.3333	12	益气活血→健脾补肾	0.0085	0.5714
5	健脾补肾→益气活血	0.0085	0.3636	13	益气健脾补肾→清肺化痰	0.0064	0.4286
6	平肝潜阳→活血通络	0.0064	0.6000	14	益气养阴→化痰清热	0.0064	0.2143
7	潜阳清热→补肾活血	0.0064	1.0000	15	益肾健脾→清热利湿	0.0085	1.0000

第五章

膏方医案数据挖掘研究

续表

序列 Se.	规则项集 Ass.	支持度 Sup.	置信度 Con.	序列 Se.	规则项集 Ass.	支持度 Sup.	置信度 Con.
8	清肺化痰→益气健脾补肾	0.0064	0.7500	16	止咳化痰→补肺益肾平喘	0.0064	0.7500

*注：此项集标列参数 Mark Parameter=［Support=0.005；Confidence=0.214］；Format Export by Medcase Chart ©2017.

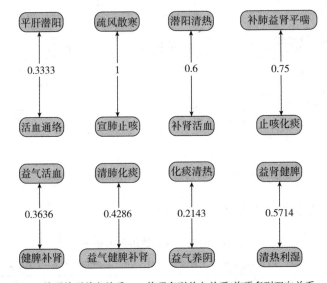

注：□单项单列单向关系；▨单项多列单向关系/单项多列双向关系

图 10 治法集内关联规则位点结构图

Fig.10 Principle of Treatment Internal Association Rule Site Web

⑥药物集内关联规则项集（表12、图11）

表 12 药物集内关联规则项集表

Table12 Medicine Internal Association Rule Result

序列 Se.	规则项集 Ass.	支持度 Sup.	置信度 Con.	序列 Se.	规则项集 Ass.	支持度 Sup.	置信度 Con.
1	阿胶，黄芪→白术	0.4768	0.8129	16	陈皮→白术	0.4114	0.8333
2	白芍→阿胶	0.4789	0.7965	17	陈皮→黄芪	0.4072	0.8248
3	白术，阿胶，黄芪→冰糖	0.3861	0.8097	18	当归，白术→黄芪	0.4135	0.9032

序列 Se.	规则项集 Ass.	支持度 Sup.	置信度 Con.	序列 Se.	规则项集 Ass.	支持度 Sup.	置信度 Con.
4	白术，阿胶→冰糖	0.4494	0.8130	19	当归，黄芪→白术	0.4135	0.8235
5	白术，阿胶→黄芪	0.4768	0.8626	20	当归→黄芪	0.5021	0.8179
6	白术，冰糖，阿胶→黄芪	0.3861	0.8592	21	党参→阿胶	0.4135	0.8829
7	白术，冰糖，黄芪→阿胶	0.3861	0.8097	22	党参→白术	0.3924	0.8378
8	白术，冰糖→阿胶	0.4494	0.8161	23	党参→黄芪	0.4262	0.9099
9	白术，冰糖→黄芪	0.4768	0.8659	24	茯苓，白术→黄芪	0.4198	0.8541
10	白术→黄芪	0.6224	0.8676	25	茯苓，黄芪→白术	0.4198	0.8326
11	冰糖，阿胶，黄芪→白术	0.3861	0.8394	26	甘草，白术→黄芪	0.3945	0.8539
12	冰糖，阿胶→黄芪	0.4599	0.8015	27	甘草，黄芪→白术	0.3945	0.8618
13	冰糖，黄芪→阿胶	0.4599	0.8134	28	黄芪→白术	0.6224	0.8194
14	冰糖，黄芪→白术	0.4768	0.8433	29	山药→白术	0.4304	0.8063
15	冰糖→阿胶	0.5738	0.8000	30	熟地→阿胶	0.4494	0.8099

*注：此项集标列参数 Mark Parameter=［Support=0.38；Confidence=0.796］；Format Export by Medcase Chart ©2017.

第五章

膏方医案数据挖掘研究

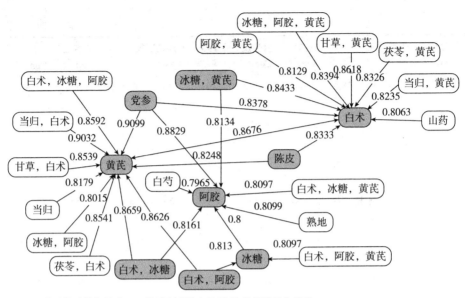

注：□单项单列单向关系；◼单项多列单向关系/单项多列双向关系

图11 药物集内关联规则位点结构图

Fig.11 Medicine Internal Association Rule Site Web

（2）集外关联规则数据结果

①临床症状与药物集外关联规则项集（表13、图12）

表13 临床症状与药物集外关联规则项集表

Table13 Clinical Symptom and Medicine External Association Rule Result

序列 Se.	规则项集 Ass.	支持度 Sup.	置信度 Con.	序列 Se.	规则项集 Ass.	支持度 Sup.	置信度 Con.
1	乏力→阿胶	0.2215	0.7895	16	寐差→甘草	0.1962	0.6940
2	乏力→阿胶，黄芪	0.1793	0.6391	17	寐差→黄芪	0.2131	0.7537
3	乏力→白术	0.1941	0.6917	18	纳差→阿胶	0.1203	0.7403
4	乏力→冰糖	0.2173	0.7744	19	纳差→白术	0.1266	0.7792
5	乏力→当归	0.1751	0.6241	20	纳差→甘草	0.1245	0.7662
6	乏力→杜仲	0.1688	0.6015	21	纳差→黄芪	0.1224	0.7532
7	乏力→茯苓	0.1751	0.6241	22	怕冷→白术	0.1245	0.7867
8	乏力→黄芪	0.2215	0.7895	23	怕冷→白术，黄芪	0.1203	0.7600

序列 Se.	规则项集 Ass.	支持度 Sup.	置信度 Con.	序列 Se.	规则项集 Ass.	支持度 Sup.	置信度 Con.
9	乏力→熟地	0.1772	0.6316	24	怕冷→冰糖	0.1203	0.7600
10	寐差→阿胶	0.2110	0.7463	25	怕冷→黄芪	0.1350	0.8533
11	寐差→白芍	0.1920	0.6791	26	胸闷→阿胶	0.1287	0.8971
12	寐差→白术	0.1920	0.6791	27	腰酸→阿胶	0.1435	0.8500
13	寐差→冰糖	0.1857	0.6567	28	腰酸→白术	0.1203	0.7125
14	寐差→当归	0.1878	0.6642	29	腰酸→冰糖	0.1392	0.8250
15	寐差→茯苓	0.1857	0.6567	30	腰酸→黄芪	0.1224	0.7250

*注：此项集标列参数 Mark Parameter=〔Support=0.12；Confidence=0.59〕；Format Export by Medcase Chart ©2017.

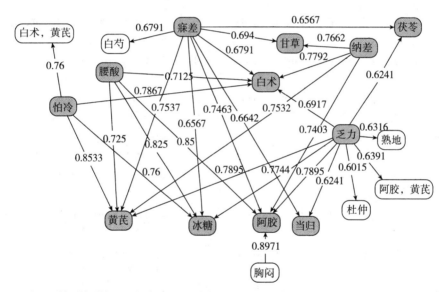

注： □单项单列单向关系；■单项多列单向关系/单项多列双向关系

图12 临床症状与药物集外关联规则位点结构图

Fig.12 Clinical Symptom and Medicine External Association Site Rule Web

第五章

膏方医案数据挖掘研究

②病机与药物集外关联规则项集（表 14、图 13）

表 14　病机与药物集外关联规则项集表
Table14　Pathogenesis and Medicine External Association Rule Result

序列 Se.	规则项集 Ass.	支持度 Sup.	置信度 Con.	序列 Se.	规则项集 Ass.	支持度 Sup.	置信度 Con.
1	脾肾两虚→陈皮	0.0725	0.6786	16	肝肾亏虚→山萸肉	0.0916	0.7059
2	脾肾两虚→茯苓	0.0802	0.7500	17	肝肾亏虚→冰糖	0.0992	0.7647
3	脾肾两虚→冰糖	0.0878	0.8214	18	肝肾亏虚→阿胶	0.1069	0.8235
4	脾肾两虚→当归	0.0916	0.8571	19	脾肾两虚→陈皮，白术	0.0725	0.6786
5	脾肾两虚→白术	0.0954	0.8929	20	脾肾两虚→茯苓，冰糖	0.0725	0.6786
6	脾肾两虚→黄芪	0.0992	0.9286	21	脾肾两虚→茯苓，白术	0.0725	0.6786
7	肝肾亏虚→牛膝	0.0802	0.6176	22	脾肾两虚→茯苓，当归	0.0725	0.6786
8	肝肾亏虚→茯苓	0.0802	0.6176	23	脾肾两虚→茯苓，黄芪	0.0763	0.7143
9	肝肾亏虚→龟板胶	0.0840	0.6471	24	脾肾两虚→冰糖，白术	0.0763	0.7143
10	肝肾亏虚→杜仲	0.0878	0.6765	25	脾肾两虚→冰糖，当归	0.0763	0.7143
11	肝肾亏虚→当归	0.0878	0.6765	26	脾肾两虚→冰糖，黄芪	0.0840	0.7857
12	肝肾亏虚→熟地	0.0878	0.6765	27	脾肾两虚→当归，白术	0.0840	0.7857
13	肝肾亏虚→黄芪	0.0878	0.6765	28	脾肾两虚→当归，黄芪	0.0878	0.8214
14	肝肾亏虚→白芍	0.0916	0.7059	29	脾肾两虚→白术，黄芪	0.0878	0.8214
15	肝肾亏虚→生地	0.0916	0.7059	30	肝肾亏虚→冰糖，阿胶	0.0840	0.6471

*注：此项集标列参数 Mark Parameter=［Support=0.07；Confidence=0.6］；Format Export by Medcase Chart ©2017.

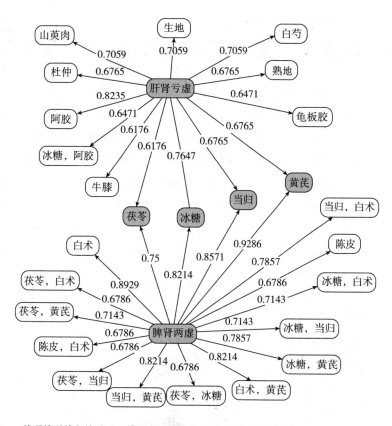

注：□单项单列单向关系；▨单项多列单向关系/单项多列双向关系

图 13　病机与药物集外关联规则位点结构图

Fig.13　Pathogenesis and Medicine External Association Site Rule Web

③舌象与药物集外关联规则项集（表15、图14）

表 15　舌象与药物集外关联规则项集表

Table15　Coated Tongue and Medicine External Association Rule Result

序列 Se.	规则项集 Ass.	支持度 Sup.	置信度 Con.	序列 Se.	规则项集 Ass.	支持度 Sup.	置信度 Con.
1	苔腻→白芍	0.1369	0.6344	16	质红→枸杞子	0.1903	0.5857
2	苔腻→当归	0.1369	0.6344	17	质红→生地	0.1949	0.6000
3	苔腻→阿胶	0.1485	0.6882	18	质红→熟地	0.1972	0.6071
4	苔腻→茯苓	0.1555	0.7204	19	质红→甘草	0.2135	0.6571
5	苔腻→白术	0.1601	0.7419	20	质红→白芍	0.2251	0.6929
6	苔腻→黄芪	0.1671	0.7742	21	质红→白术	0.2274	0.7000

序列 Se.	规则项集 Ass.	支持度 Sup.	置信度 Con.	序列 Se.	规则项集 Ass.	支持度 Sup.	置信度 Con.
7	苔腻→冰糖	0.1787	0.8280	22	质红→黄芪	0.2297	0.7071
8	质红→陈皮	0.1578	0.4857	23	质红→茯苓	0.2320	0.7143
9	质红→龟板胶	0.1647	0.5071	24	质红→冰糖	0.2413	0.7429
10	质红→丹参	0.1717	0.5286	25	质红→苔薄	0.2459	0.7571
11	质红→麦冬	0.1717	0.5286	26	质红→阿胶	0.2575	0.7929
12	质红→杜仲	0.1810	0.5571	27	苔白→生晒参	0.1508	0.4610
13	质红→山药	0.1879	0.5786	28	苔白→丹参	0.1555	0.4752
14	质红→当归	0.1903	0.5857	29	苔白→山萸肉	0.1578	0.4823
15	质红→山萸肉	0.1903	0.5857	30	苔白→山药	0.1601	0.4894

*注：此项集标列参数 Mark Parameter=［Support=0.13；Confidence=0.44］；Format Export by Medcase Chart ©2017.

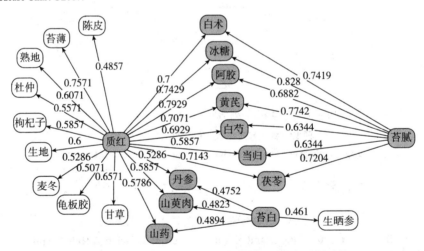

注：□单项单列单向关系；■单项多列单向关系/单项多列双向关系

图 14　舌象与药物集外关联规则位点结构图

Fig.14　Coated Tongue and Medicine External Association Site Rule Web

④脉象与药物集外关联规则项集（表 16、图 15）

表 16　脉象与药物集外关联规则项集表

Table16　Pulse Condition and Medicine External Association Rule Result

序列 Se.	规则项集 Ass.	支持度 Sup.	置信度 Con.	序列 Se.	规则项集 Ass.	支持度 Sup.	置信度 Con.
1	细→半夏	0.2637	0.4019	16	弦→当归	0.1920	0.5652
2	细→丹参	0.2954	0.4502	17	弦→杜仲	0.1667	0.4907
3	细→党参	0.3122	0.4759	18	弦→茯苓	0.2089	0.6149
4	细→黄精	0.2511	0.3826	19	弦→甘草	0.2046	0.6025
5	细→女贞子	0.2595	0.3955	20	弦→枸杞子	0.1667	0.4907
6	细→生晒参	0.3059	0.4662	21	弦→龟板胶	0.1857	0.5466
7	细→淫羊藿	0.2595	0.3955	22	弦→何首乌	0.1371	0.4037
8	弦→阿胶	0.2489	0.7329	23	弦→黄芪	0.2363	0.6957
9	弦→白芍	0.2131	0.6273	24	弦→麦冬	0.1371	0.4037
10	弦→白术	0.2278	0.6708	25	弦→山药	0.1730	0.5093
11	弦→半夏	0.1456	0.4286	26	弦→山萸肉	0.1751	0.5155
12	弦→冰糖	0.2363	0.6957	27	弦→生地	0.1709	0.5031
13	弦→陈皮	0.1667	0.4907	28	弦→生晒参	0.1371	0.4037
14	弦→川芎	0.1329	0.3913	29	弦→熟地	0.1730	0.5093
15	弦→丹参	0.1730	0.5093	30	弦→细	0.2152	0.6335

*注：此项集标列参数 Mark Parameter=［Support=0.11；Confidence=0.38］；Format Export by Medcase Chart ©2017.

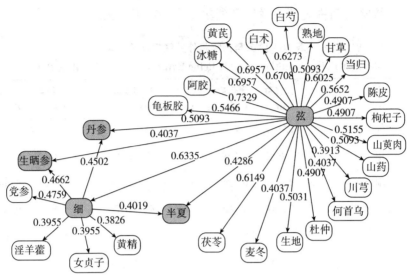

注：□单项单列单向关系；▨单项多列单向关系/单项多列双向关系

图 15 脉象与药物集外关联规则位点结构图

Fig.15 Pulse Condition and Medicine External Association Site Rule Web

⑤临床症状与病机集外关联规则项集（表 17、图 16）

表 17 临床症状与病机集外关联规则项集表

Table17 Clinical Symptom and Pathogenesis External Association Rule Result

序列 Se.	规则项集 Ass.	支持度 Sup.	置信度 Con.	序列 Se.	规则项集 Ass.	支持度 Sup.	置信度 Con.
1	大便干结，头晕 →肝肾亏虚	0.0127	0.3158	16	纳差→脾肾两虚	0.0149	0.0909
2	大便干结→肝肾 亏虚	0.0170	0.1143	17	情绪易激→肝肾 亏虚	0.0149	0.2000
3	耳鸣→肝肾亏虚	0.0170	0.2424	18	神疲→脾肾两虚	0.0127	0.1071
4	乏力→肝肾亏虚	0.0276	0.0977	19	头晕→肝肾亏虚	0.0234	0.1594
5	乏力→脾肾两虚	0.0234	0.0827	20	心烦→肝肾亏虚	0.0106	0.1667
6	烦躁→肝肾亏虚	0.0106	0.2083	21	心悸→气阴两虚	0.0106	0.0980
7	腹胀→肝郁脾虚	0.0106	0.3125	22	胸闷→气阴两虚	0.0127	0.0882
8	汗出，寐差→肝 肾亏虚	0.0127	0.3750	23	眩晕→肝肾亏虚	0.0127	0.2609
9	咳嗽→肺肾两虚	0.0127	0.0984	24	腰酸，乏力→脾 肾两虚	0.0106	0.1250

序列 Se.	规则项集 Ass.	支持度 Sup.	置信度 Con.	序列 Se.	规则项集 Ass.	支持度 Sup.	置信度 Con.
10	咳嗽→肺卫不固	0.0106	0.0820	25	腰酸→肝肾亏虚	0.0170	0.1000
11	咳痰→肺肾两虚	0.0106	0.1667	26	腰酸→脾肾两虚	0.0191	0.1125
12	口干，寐差→肝肾亏虚	0.0127	0.1875	27	腰酸腿软→肝肾亏虚	0.0170	0.1429
13	寐差，乏力→脾肾两虚	0.0106	0.1020	28	腰酸腿软→脾肾两虚	0.0149	0.1250
14	寐差→肝肾亏虚	0.0425	0.1493	29	腰痛→脾肾两虚	0.0106	0.2273
15	纳差，腰酸→脾肾两虚	0.0106	0.4545	30	夜寐多梦→肝肾亏虚	0.0170	0.1311

*注：此项集标列参数 Mark Parameter＝［Support=0.01；Confidence=0.08］；Format Export by Medcase Chart ©2017.

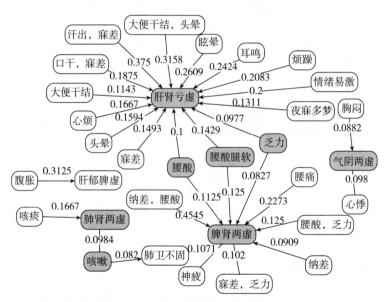

注：□单项单列单向关系；▨单项多列单向关系/单项多列双向关系

图 16　临床症状与病机集外关联规则位点结构图

Fig.16　Clinical Symptom and Pathogenesis External Association Rule Web

第五章

膏方医案数据挖掘研究

4. 聚类分析数据结果

药物聚类分析结果（表 18）

表 18　药物聚类分析结果表
Table18　Medicine Clustering Analysis Result

聚类	药物
聚类方 1	党参、白术、山药、黄芪、陈皮、熟地、山萸肉、枸杞子、甘草、阿胶、冰糖、茯苓、龟板胶、白芍
聚类方 2	白术、黄芪、熟地、甘草、阿胶、冰糖、生地、茯苓、当归、白芍、牛膝、丹参、川芎
聚类方 3	白术、山药、黄芪、熟地、山萸肉、女贞子、枸杞子、桑椹子、杜仲、核桃仁、阿胶、生晒参、西洋参、生地、茯苓、蒺藜、泽泻、龟板胶、天麻、当归、白芍、牛膝、地龙、桑寄生、何首乌、附子、桂枝、五味子、补骨脂、桃仁、葛根、丹参、川芎、红花、泽兰、炮山甲、玫瑰花、三棱、莪术、郁金、檀香、旋覆梗、鸡内金、谷芽、麦芽、鳖甲胶、黄酒、北秫米、黄精、瓜蒌皮、车前子、钩藤、柴胡、佛手
聚类方 4	党参、白术、百合、薏苡仁、仙鹤草、芡实、熟地、女贞子、枸杞子、杜仲、夜交藤、麦冬、甘草、大枣、核桃仁、阿胶、天冬、冬虫夏草、生地、蒺藜、糯稻根、莲子、当归、桑寄生、何首乌、蜂蜜、桂枝、半夏、赤芍、葛根、丹参、川芎、鸡内金、车前子、木香、墨旱莲、续断、佛手、淫羊藿、巴戟天、仙茅、石斛、防风、鹿角胶、白花蛇舌草、金钱草、合欢皮、桂圆

* 注：Format Export by Medcase Chart ©2017.

四、讨论

1. 集内关联解析

（1）临床症状集内关联规则项集中，产生规则较多的关联症状主要有神疲规则 7 条、心烦规则 5 条、情绪易激规则 4 条。数据提示神疲与乏力高关联，心烦与头晕、寐差、情绪易激高关联，情绪易激与寐差、心烦高关联。关联规则中肺系症状较多，如鼻塞、流涕、喷嚏、咳嗽、咳痰等，且常相伴出现。

（2）舌象集内关联规则项集中，产生规则较多的关联舌象主要有苔黄规则6条、质暗规则5条、质淡规则5条、质淡红规则4条。质淡与苔薄、质红与苔薄、苔白与苔薄产生的支持度、置信度较高。数据提示适合使用膏方的舌苔多为薄苔或薄白苔，舌质淡或红。提示淡红舌多为气血亏虚，薄腻苔多为气虚湿滞。

（3）脉象集内关联规则项集中，产生规则较多的关联脉象主要有沉脉规则5条、代脉规则5条、数脉规则5条。支持度大于0.0300，置信度大于0.6000的关联项集产生的关联度较高的脉象组合为沉脉与细脉、缓脉与细脉、数脉与细脉、弦脉与细脉。代脉、细脉与结脉产生的置信度为1，代脉与结脉产生的置信度为1。数据提示膏方使用时脉象组合多为沉细、细缓、细数、弦细、结代，与病机以虚证为主相符合。

（4）药物集内关联规则项集中，产生规则较多的关联药物主要有白术规则8条、冰糖规则5条、当归规则3条、党参规则3条。其中，白术与黄芪、当归与黄芪、党参与黄芪、陈皮与白术、陈皮与黄芪产生的支持度、置信度较高。数据提示白术、黄芪、党参功能健脾补气，多配合使用陈皮，使补而不滞；当归与补气药配合使用较多，共司补益气血之用。冰糖、阿胶为具有养阴、补血、和中的主要滋补类辅料，也为高关联呈现。

2. 集外关联解析

（1）临床症状与药物集外关联规则项集中，支持度大于0.2000，置信度大于0.7000的关联项集产生的关联度较高的症状与药物组合为乏力与阿胶、乏力与冰糖、乏力与黄芪、寐差与阿胶、寐差与黄芪。数据提示乏力与黄芪、寐差与黄芪的关联度较高。黄芪补肺脾之气，治疗脾气虚弱、气血不足之证；乏力多为气虚表现，气血亏虚亦能导致寐差，二者均适用于黄芪治疗。规则项集中，胸闷与阿胶关联度较高，因阿胶多作为膏方的辅料使用，所以二者可能是并行关联。

（2）病机与药物集外关联规则项集中，脾肾两虚与陈皮、茯苓、冰糖、当归、白术、黄芪关联度较高；肝肾亏虚与牛膝、茯苓、龟板胶、杜仲、当归、熟地、黄芪、白芍、生地、山萸肉、冰糖、阿胶关联度较高。数据提示陈皮、茯苓、白术、黄芪补气健脾，治疗脾虚；牛膝、龟板胶、杜仲、熟地、生地、山萸肉、阿胶补益肝肾，治疗肝肾亏虚之证；茯苓、当归、黄芪、白芍补养气血，治疗肝肾亏虚兼有气血不足之证。

（3）舌象与药物集外关联规则项集中，苔腻与白芍、当归、阿胶、茯苓、白术、黄芪、冰糖关联度较高；质红与陈皮、龟板胶、丹参、麦冬、杜仲、山药、当归、山萸肉、枸杞子、生地、熟地、甘草、白芍、白术、黄芪、茯苓、冰糖、阿胶关联度较高；苔白与生晒参、丹参、山萸肉、山药关联度较高。数据提示腻苔多主湿浊内蕴，茯苓、白术、黄芪健脾化湿，白芍、当归、阿胶治疗气血不足，与湿浊关系不大。舌质红多为正常舌象，或稍有热象，陈皮、龟板胶、丹参、麦冬、杜仲、山药、当归、山萸肉、枸杞子、生地、熟地、甘草、白芍、白术、黄芪、茯苓、冰糖、阿胶健脾补肾，平补阴阳气血，以滋阴养血为主，防止燥热太过。白苔亦是正常舌苔，或主表证、寒证、湿证；生晒参、丹参、山萸肉、山药补益脾肾，补气行血与白苔相符。

（4）脉象与药物集外关联规则项集中，细脉与半夏、丹参、党参、黄精、女贞子、生晒参、淫羊藿关联度较高；弦脉与阿胶、白芍、白术、半夏、冰糖、陈皮、川芎、丹参、当归、杜仲、茯苓、甘草、枸杞子、龟板胶、何首乌、黄芪、麦冬、山药、山萸肉、生地、生晒参、熟地关联度较高。数据提示党参、黄精、女贞子、生晒参、淫羊藿补益脾肾，半夏、丹参化痰活血，其治疗脾肾两虚、化源不足、气血亏虚、气虚痰凝之证与细脉相符；白芍、白术、半夏、陈皮、川芎、丹参、当归、茯苓、甘草、黄芪、麦冬、山药、生晒参补益气血，杜仲、枸杞子、龟板胶、何首乌、山萸肉、生地、熟地调补肝肾，与弦脉相符。

（5）临床症状与病机集外关联规则项集中，大便干结、头晕、耳鸣、乏力、烦躁、汗出、寐差、口干、情绪易激、心烦、眩晕、腰酸腿软、夜寐多梦与肝肾亏虚关联度较高；乏力、寐差、纳差、腰酸、神疲、腰痛与脾肾两虚关联度较高；腹胀与肝郁脾虚关联度较高；咳嗽、咳痰与肺肾两虚，肺卫不固关联度较高；心悸、胸闷与气阴两虚关联度较高。数据提示肝肾亏虚多指肝肾阴虚，阴液不足，虚热内扰，则出现大便干结、头晕、耳鸣、乏力、烦躁、汗出、口干、情绪易激、心烦、眩晕、腰酸腿软；肾阴不足，心火偏旺，心肾不交，则出现寐差、夜寐多梦；脾肾两虚则脾虚不运，化源不足，肾不作强，出现乏力、寐差、纳差、腰酸、神疲、腰痛；肝郁脾虚则土虚木乘，肝脾不调，出现腹胀；肺肾两虚，肺卫不固则肺失宣降，出现咳嗽、咳痰；心悸、胸闷多与气阴两虚，不能濡养、鼓动心脏有关。

通过医案关联解析研究，江浙沪名老中医运用膏方针对临床常见的虚劳疾病，临床高关联症状为乏力、寐差、纳差、腰酸；高关联舌象为苔腻、质红，高关联脉象为细、弦；高关联病机为肝肾亏虚、脾肾两虚；高关联配伍用药为黄芪、当归、黄精、生晒参、白术、茯苓、阿胶、陈皮、川芎等药物，组方多选用四君子汤、四物汤、八珍汤、当归补血汤等补益方剂，辅料多选用阿胶、冰糖、龟板胶、鹿角胶等材料。气血并调，阴阳并补治疗肝肾亏虚、脾肾两虚等较为常见的虚损性的亚健康状态。

参考文献

［1］汪文娟.谈中医膏方的历史沿革［J］.中成药，2009，31（1）：附1-2.

［2］李具双.唐以前的膏方文献及其特点［J］.中医文献杂志，2008（1）：16-18.

［3］郭天玲.内服煎膏剂源流探索［J］.上海中医药杂志，1987（11）：30-31.

［4］华浩明.膏方的历史源流初探［J］.南京中医药大学学报，1997，13（4）：248-249.

［5］华浩明.膏方历史源流及现代进展概要［J］.江苏中医药，2006，27（11）：1-2.

［6］王嗣.中医内服膏方之历史源流［J］.中医临床研究，2012，14（4）：118.

［7］杨玉龙，周婷，朱长刚.论述中医膏方之源流［J］.贵阳中医学院学报，2019，41（4）：31-34，80.

［8］胡冬裴.试论中医膏方之源流［J］.上海中医药大学学报，2003，17（4）：9-10.

［9］林基伟，汪栋材，吴海滨，等.中医膏方历史源流及现代发展状况［J］.中成药，2018，40（11）：2554-2556.

［10］张洪洲，李茂林，霍华莹.膏方在亚健康及临床中的应用［A］；中国首届中医膏方高峰论坛暨第四届金陵名医高层论坛论文集［C］；2009.

［11］吴镝.膏方的正确服用与注意［J］.中国医药指南，2012，10（10）：289-290.

［12］何敏，曹占兴，胡岗.浅谈膏方的服用细则［J］.浙江中西医结合杂志，2013，23（9）：767-769.

［13］王铁烽，丁关生.中医膏方的应用及注意事项［J］.中国药业，2007，16（10）：56-57.

［14］郭彩娥，黄治，周国彦．中药膏方制备工艺及改进探讨［J］．中国实用医药，2019，14（36）：197-198．

［15］王国军．浅谈中药膏方制备工艺与质量评价［J］．浙江中医药大学学报，2019，43（3）：266-269．

［16］盛一梁，吴嫣，张静，等．膏方制作工艺与质量控制研究［J］．临床医药文献杂志，2017，4（73）：14264-14265，14275．

［17］仲蓬，赵岚，徐敏，等．浅析膏方的质量控制［J］．光明中医，2011，26（11）：2352-2353．

［18］陈燕芬，陈丽娟，谢文健．出膏率在控制膏方煎煮方面的正交研究［J］．中国实验方剂学杂志，2010，16（11）：11-12．

［19］都盼盼，燕彩云，白宗利，等．中药炮制辅料炼蜜工艺研究［J］．亚太传统医药，2017，13（24）：27-29．

［20］贾建营，张红梅，陈晓晖，等．浅论中药膏方［J］．光明中医，2019，34（24）：3718-3720．

［21］邓玉海，朱生樑．《膏方浅识》初探［J］．中医杂志，2016，57（14）：1254-1257．

［22］沈洪，章亚成．中医临证膏方指南［M］．南京：东南大学出版社，2009．

［23］尤虎．九种体质养生膏方［M］．北京：中国中医药出版社，2012．

［24］王绪前．中医膏方大全［M］．北京：中国医药科技出版社，2016．

［25］颜新，胡冬裴．中国膏方学［M］．上海：上海中医药大学出版社，2004．

［26］陈可冀．慈禧光绪医方选议［M］．北京：中华书局，1996．

［27］陈可冀．清宫膏方精华［M］．北京：科学出版社，2019．

［28］华浩明．冬令滋补进膏方［M］．太原：山西科学技术出版社，1995．

［29］陈家英，周吉燕．中医膏方治病百问［M］．上海：上海中医学院出版社，1992．

［30］陈仁寿．"苏派中医"的历史渊源、特色与成就［J］．南京中医药大学学报（社会科学版），2018，19（2）：80-83．

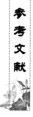

［31］欧阳八四.吴医与吴门医派［J］.西部中医药，2015，28（8）：35-36.

［32］欧阳八四."吴门医派"温病学说形成的3个重要时期［J］.河北中医，2016，38（3）：439-441.

［33］张亚楠，胡国华，黄素英.海派中医妇科学术特点探析［J］.江苏中医药，2012，44（3）：63-65.

［34］黄文强，刘小利，吴平，等.海派中医颜氏内科膏方特点浅析［J］.浙江中医杂志，2016，51（4）：296.

［35］张琪，曹震，周奇峰.孟河医派传承特色探析［J］.江苏中医药，2010，42（12）：1-4.

［36］单德成，赵小平.孟河医派的形成和发展探讨［J］.中国中医基础医学杂志，2010，16（5）：364-366.

［37］邵怡，李文林，姚惠萍，等.民国时期江苏地区中医学会的医派特征［J］.中国中医药图书情报杂志，2017，41（6）：56-58.

［38］葛惠男，欧阳八四.吴门医派概要［J］.江苏中医药，2016，48（10）：63-67.

［39］杨税，吴梦婷，李辉.吴门医派历史发展初探［J］.亚太传统医药，2016，12（18）：16-17.

［40］陆治平，陈超.吴门医派之源、涵、流刍议［J］.环球中医药，2010，3（6）：458-460.

［41］余凯，钱俊华，庄爱文.浙派妇科刍议［J］.浙江中医药大学学报，2019，43（7）：664-668.

［42］管家齐，宋捷民.浙派中医本草学派的源流与学术特色［J］.浙江中医药大学学报，2018，42（1）：64-67.

［43］朱建平.浙派中医对中医药学术进步的贡献［J］.浙江中医杂志，2018，53（10）：703-705.

［44］陈仁寿.《龙砂八家医案》评析［J］.上海中医药大学学报，2010，24（2）：19-21.

［45］陈仁寿.江苏中医历史与流派传承［M］.上海：上海科学技术出版社，2014.

［46］上海市中医文献馆，上海中医药大学医史博物馆.海派中医学术流派精粹［M］.上海：上海交通大学出版社，2008.

［47］上海市中医文献馆.海派中医妇科膏方选［M］.上海：上海交通大学出版社，2008.

［48］胡国华.江南中医妇科流派膏方精选［M］.北京：中国中医药出版社，2014.

［49］柳宝诒著，陈居伟校注.柳致和堂丸散膏丹释义［M］.北京：中国医药科技出版社，2019.

［50］范永升.浙江中医学术流派［M］.北京：中国中医药出版社，2009.

［51］袁海泼，张丹，谢春光.从《张聿青医案》简析张氏学术特色［J］.四川中医，2016，34（3）：27-28.

［52］张聿青.张聿青医案［M］.北京：人民卫生出版社，2006.

［53］许济群，贺玥.贺季衡先生生平简介［J］.南京中医药大学学报（社会科学版），2004（3）：173-174.

［54］许济群，王新华.贺季衡医案［M］.北京：中国中医药出版社，2013.

［55］曹振东，胡琪祥.孟河医学流派名家膏方评析［J］.中华中医药杂志，2014，29（12）：4026-4028.

［56］秦伯未.秦伯未膏方集［M］.福州：福建科技出版社，2007.

［57］蔡淦.近代中医名家膏方评析［J］.中成药，2009，31（1）：附5-6.

［58］裘世轲，李孝刚.国医大师裘沛然运用膏方经验［J］.上海中医药杂志，2016，50（1）：1-4.

［59］潘峰，朱建华，郭建文，等.朱良春膏方运用虫类药经验［J］.中医杂志，2012，53（11）：912-913，919.

［60］邢斌，赵昊龙，张保亭.颜德馨教授妙用膏方治疗冠心病特色探析［J］.中医药学刊，2002，20（4）：415-416.

［61］严夏，颜德馨.颜德馨教授膏方治疗冠心病经验撷拾［J］.实用中医内科杂志，2004，18（1）：27，29.

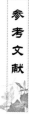

275

［62］杨志敏，谢东平，颜德馨.颜德馨膏方治疗高脂血症经验［J］.上海中医药杂志，2005，39（12）：8-9.

［63］杨志敏，谢东平，颜德馨.颜德馨教授"衡法"在膏方中的应用［A］；中国首届中医膏方高峰论坛暨第四届金陵名医高层论坛论文集［C］；2009.

［64］李娟，何珏，张静，等.朱南孙教授膏方治疗更年期综合征［J］.吉林中医药，2016，36（5）：445-447.

［65］朱南孙.朱南孙膏方经验选［M］.上海：上海科学技术出版社，2010.

［66］朱凌云，秦嫣.张镜人膏方经验撷拾［J］.中医文献杂志，2006（1）：34-35.

［67］朱凌云，秦嫣.张镜人膏方调治肺系疾病精要［J］.上海中医药杂志，2007，41（10）：10-11.

［68］朱凌云，秦嫣.张镜人膏方调治心血管疾病精要［J］.上海中医药杂志，2008，42（11）：23-24.

［69］朱凌云，秦嫣.中州之土，生化之源——张镜人教授重视脾胃思想在膏方中的体现［J］.上海中医药杂志，2006，40（11）：10-11.

［70］朱佳，吴龙传.徐景藩膏方经验谈［J］.江苏中医药，2012，44（3）：8-9.

［71］杨敏春，滕龙，杨维佳，等.葛琳仪膏方辨治高脂血症经验撷菁［J］.浙江中医杂志，2016，51（12）：876-877.

［72］周恩超.邹燕勤教授"膏方"治疗肾病评析［J］.中国中西医结合肾病杂志，2009，10（6）：475-476.

［73］易岚.邹燕勤运用膏方治疗肾病的经验［J］.辽宁中医杂志，2010，37（7）：1222-1224.

［74］赵敏，张福产，陈岱.张志坚老中医应用膏方经验总结［J］.国医论坛，2011，26（5）：15-16.

［75］戚赟捷，虞燕婷，金涛.金涛运用膏方治疗过敏性咳嗽经验［J］.黑龙江中医药，2015，（6）：35-36.

［76］马旭辉，蔡宛如.蔡宛如运用膏方治疗哮喘缓解期经验［J］.浙江中西医结合杂志，2014，24（10）：848，857.

［77］刘芳，方泓，吴银根.吴银根膏方治疗肺系疾病验案举隅［J］.辽宁中医杂志，2003，30（10）：792.

［78］许海舰，徐志瑛.徐志瑛应用膏方治疗支气管哮喘经验浅析［J］.云南中医中药杂志，2008，29（8）：11-12.

［79］赵霞，王丽新.吴银根运用膏方治疗支气管哮喘经验［J］.上海中医药杂志，2011，45（11）：10-11.

［80］李航，杨少山.杨少山临证诊治经验探析——膏方调治呼吸系统疾病验案举隅［J］.中华中医药学刊，2007，25（10）：2008-2009.

［81］叶忠伟，郑小伟.郑小伟运用膏方治疗肺系疾病经验浅析［J］.浙江中医杂志，2009，44（8）：553-554.

［82］叶蓉，唐可伟，王晖.王晖老师膏方调体治病经验［J］.浙江中医药大学学报，2012，36（8）：865-866.

［83］王余民，孙文善，黄吉赓.黄吉赓应用膏方治疗肺系病经验举要［J］.中医文献杂志，2014（6）：31-33.

［84］穆颖.吴银根膏方治疗间质性肺病经验［J］.上海中医药杂志，2011，45（12）：9-11.

［85］穆颖，胡爽杨.吴银根运用膏方治疗支气管扩张咯血的经验［J］.江苏中医药，2013，45（2）：18-19.

［86］申定珠，张正利，蔡淦.蔡淦运用膏方调治老年病经验［J］.上海中医药杂志，2015，49（12）：21-23.

［87］邝生.徐进康教授应用膏方治疗脾胃病经验［J］.南京中医药大学学报，2009，25（4）：313-314.

［88］黄天生，马淑颖，程艳梅，等.朱生樑应用膏方治疗脾胃病经验［J］.辽宁中医杂志，2007，34（9）：1200-1201.

［89］鲍军.单兆伟教授膏方进补用药经验［J］.中华中医药学刊，2007，25（5）：879-880.

［90］李航，杨少山教授运用膏方治疗慢性脾胃病经验浅谈［J］.南京中医药大学

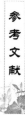

学报，2007，23（5）：330-331.

［91］刘云霞，徐珊.徐珊应用膏方辨治脾胃病经验撷菁［J］.浙江中医杂志，2011，46（1）：12-13.

［92］程艳梅，王磊，张丹，等.谢建群运用膏方调治脾胃病经验撷英［J］.江苏中医药，2012，44（11）：13-14.

［93］徐倩菲，许邹华.徐进康膏方治疗肠易激综合征经验［J］.江西中医药，2016，47（11）：27-29.

［94］张涛，谢建群.谢建群教授应用膏方辨治脾胃病临床经验［J］.吉林中医药，2008，28（6）：401-402.

［95］程艳梅，王磊，张丹，等.谢建群运用膏方调治脾胃病经验撷英［J］.江苏中医药，2012，44（11）：13-14.

［96］王雨秋，王奕，邢练军，等.王育群膏方调治慢性乙型肝炎经验介绍［J］.上海中医药大学上海市中医药研究院学报，1998，12（2）：36-37.

［97］岳维芸，李莹.王育群运用膏方治疗慢性肝病经验［J］.上海中医药大学学报，2013，27（6）：1-3.

［98］何创，施维群.施维群教授膏方调治慢性肝病的临床经验［J］.浙江中医药大学学报，2013，37（11）：1306-1308.

［99］张雯，郑宜南，张云鹏.张云鹏膏方经验［J］.中医文献杂志，2010（5）：45-47.

［100］王佑华，杨建梅，周端.周端应用膏方治疗高血压病经验［J］.辽宁中医杂志，2007，34（1）：10-11.

［101］李航.杨少山运用膏方调治心脑血管疾病验案举隅［J］.江苏中医药，2007，39（11）：48-50.

［102］李勇进，王振国.林钟香教授运用膏方调治心血管病治验举隅［J］.江苏中医药，2007，39（4）：35-36.

［103］楼丹飞，唐补生，曹敏，等.周端运用膏方治疗心血管病经验［J］.上海中医药杂志，2008，42（11）：25-27.

［104］童存存，周端.周端教授运用膏方经验拾萃［J］.吉林中医药，2011，31（7）：619-620，680.

［105］李航.杨少山膏方调治疑难杂病验案举隅［J］.中医药通报，2007，6（5）：55-57，60.

［106］张良茂.姚培发膏方经验谈［J］.中医文献杂志，1999（2）：38-39.

［107］李广浩，魏易洪，沈琳，等.周端膏方治疗冠心病经验撷英［J］.辽宁中医杂志，2014，41（6）：1111-1112.

［108］母相聪，程志清.程志清用膏方辨治心血管病经验［J］.中国中医药信息杂志，2010，17（3）：90-91.

［109］李璟，赵海音，李虹虹，等.秦亮甫膏方施用经验［J］.中医杂志，2008，49（6）：493-494.

［110］褚田明.周端应用膏方治疗心律失常验案二则［J］.中西医结合心脑血管病杂志，2012（7）：882.

［111］林赞霄，杨娟，王佑华，等.周端教授应用膏方治疗心悸经验拾零［J］.西部中医药，2016，29（4）：60-62.

［112］辛效毅，尚德师，黄天生.何立人膏方治疗心血管病经验［J］.时珍国医国药，2008，19（1）：244.

［113］魏易洪，曹敏，苑素云，等.周端教授膏方治疗慢性心衰经验拾零［J］.时珍国医国药，2015，26（5）：1222-1223.

［114］陈琦军.张祝华运用膏方治疗2型糖尿病经验［J］.浙江中医杂志，2010，45（9）：642-643.

［115］叶蓉，唐可伟，王晖.王晖老师膏方调体治病经验［J］.浙江中医药大学学报，2012，36（8）：865-866.

［116］黄纲，楼映，唐汉钧.唐汉钧教授运用膏方防治外科病的经验［J］.中华中医药杂志，2007，22（10）：695-697.

［117］黄纲，程亦勤，楼映.唐汉钧膏方验案撷菁［J］.上海中医药杂志，2007，41（1）：13-15.

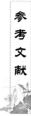

［118］吕晓恩.膏方调治类风湿关节炎验案一则［J］.河南中医，2013，33（6）：916-917.

［119］胡建国，陈湘君.陈湘君运用膏方治疗风湿病验案2则［J］.上海中医药杂志，2010，44（11）：7-8.

［120］马志芳.陈以平运用膏方治疗尿路感染复发的经验［J］.江苏中医药，2014，46（3）：26-27.

［121］张彤，盖云，朱雪萍，等.叶景华对慢性肾脏病的膏方调治经验［J］.北京中医药，2011，30（4）：275-277.

［122］王于嫣然，盛梅笑.龚丽娟冬令运用膏方治疗慢性肾病经验撷要［J］.新中医，2014，46（11）：25-27.

［123］贺学林，李夏玉，邓跃毅.陈以平膏方验案举要［J］.中医杂志，2002，43（8）：818-819.

［124］王巍巍，钟逸斐，陈以平.陈以平膏方治疗肾病验案举隅［J］.辽宁中医杂志，2003，30（10）：793.

［125］贺学林，李省觉，张春嵩.陈以平膏方调治慢性肾病验案举隅［J］.浙江中医杂志，2002（8）：344-345.

［126］朱美凤，陈岱，王身菊，等.张志坚运用膏方治疗肾病的经验［J］.江苏中医药，2010，42（12）：9-10.

［127］曾玉晓，吴迪炯，周郁鸿.周郁鸿用膏方调治血液病经验［J］.浙江中医杂志，2014，49（2）：85-86.

［128］鲍计章，胡明辉，赵心华.周永明教授运用膏方治疗特发性血小板减少性紫癜经验介绍［J］.新中医，2012，44（8）：213-215.

［129］李航，杨少山.杨少山运用膏方调治老年病经验浅谈［J］.中华中医药杂志，2007，22（11）：780-782.

［130］唐黎群.潘智敏主任医师治疗脑动脉硬化症经验［J］.中国中医急症，2006，15（8）：883-884.

［131］刘云霞，徐珊.徐珊应用膏方辨治脾胃病经验撷菁［J］.浙江中医杂志，

2011, 46（1）：12-13.

[132] 胡慧良 . 陈意益智助考膏方的临床经验总结 [J] . 浙江中医药大学学报，2015, 39（4）：265-266, 273.

[133] 李香萍 . 傅萍妇科膏方验案 3 则 [J] . 江苏中医药，2014, 46（9）：52-53.

[134] 邢恺 . 何嘉琳膏方医案三则 [J] . 浙江中医杂志，2009, 44（9）：672.

[135] 李盛楠，徐莲薇，牟艳艳 . 孙卓君采用调补肝肾之膏方治疗妇科病验案 3 则 [J] . 江苏中医药，2011, 43（1）：49-51.

[136] 葛蓓芬，陈学奇 . 陈学奇妇科膏方经验琐谈 [J] . 中华中医药杂志，2013, 28（10）：2964-2966.

[137] 薛辉，陈正 . 王庆其教授膏方调治经验 [J] . 浙江中医杂志，2006, 41（6）：311-313.

[138] 任宇航 . 陈霞运用膏方治疗妇科疾病验案 2 则 [J] . 江苏中医药，2014, 46（1）：57-58.

[139] 马景，何嘉琳 . 何嘉琳妇科膏方治法经验 [J] . 浙江中医杂志，2012,47（3）：180-181.

[140] 张利 . 黄素英膏方治疗妇科病证经验浅析 [J] . 山西中医，2015,31（7）:9-10.

[141] 冯静华，王燕，戴德英 . 戴德英运用膏方治疗绝经综合征验案 1 则 [J] . 上海中医药杂志，2011, 45（11）：35-36.

[142] 王少墨，王庆其 . 王庆其膏方问诊组方遣药经验 [J] . 浙江中医杂志，2011, 46（12）：861-862.

[143] 李俊箐，李祥云 . 膏方治疗更年期综合征验案 1 则 [J] . 上海中医药杂志，2012, 46（11）：30-32.

[144] 宋文瑛，宋世华 . 宋氏妇科膏方运用临证经验 [J] . 浙江中医杂志，2014, 49（1）：24-25.

[145] 王慧萍，楼丽华 . 楼丽华应用膏方治疗乳腺增生病经验 [J] . 浙江中西医结合杂志，2009, 19（6）：355-356.

[146] 阿依显姑丽·卡地尔，徐莲薇，李祥云 . 李祥云教授膏方治疗子宫肌瘤

参考文献

［J］．长春中医药大学学报，2014，30（3）：430-432．

［147］陈华，常卓琳，顾明君，等．齐聪运用膏方治疗不孕症验案1则［J］．上海中医药杂志，2017，51（1）：40-41，49．

［148］袁雪菲，曹阳，张婷婷．扶正驱邪治疗产后身痛之膏方琐谈［J］．浙江中医药大学学报，2014，38（8）：959-961．

［149］汪猛，秦凯健，戴功建，等．凌昌全运用膏方治疗肿瘤验案5则［J］．江苏中医药，2016，48（8）：45-47．

［150］盛夏，单双双．奚肇庆教授膏方调治肺癌的临床经验［J］．中国现代医生，2018，56（22）：115-118．

［151］刘亚军，沈洪．沈洪教授临床应用膏方经验［J］．吉林中医药，2012，32（8）：775-776．

［152］周敏，黄纲，唐汉钧．唐汉钧运用扶正祛邪法治疗外科疾病经验举隅［J］．上海中医药杂志，2011，45（11）：12-14．

［153］胡袁媛，赵虹．楼丽华教授膏方调治乳腺癌术后患者经验［J］．内蒙古中医药，2011（1）：54-55．

［154］高秀飞，刘玲琳．刘胜膏方调治乳腺癌术后患者的经验［J］．辽宁中医杂志，2010，37（9）：1649-1650．

［155］徐长松．刘永年运用膏滋方治疗前列腺癌术后验案1则［J］．江苏中医药，2010，42（10）：16．

［156］贺学林，李剑平，张春嵩．陈以平膏方治疗杂病验案举要［J］．上海中医药杂志，2002（9）：21-23．

［157］李淑，彭勇，马绍尧，等．李咏梅运用膏方调治黄褐斑经验［J］．上海中医药杂志，2016，50（12）：24-26．

［158］宋瑜，马绍尧，李咏梅．马绍尧教授应用膏方治疗皮肤病验案［J］．浙江中西医结合杂志，2009，19（10）：596-598．

［159］李晓锋，王拥军，叶秀兰，等．施杞运用膏方治疗慢性筋骨病经验［J］．中医杂志，2012，53（18）：1543-1545．

［160］陈岚榕，刘呈艳，王林林，等．膏方治疗小儿反复呼吸道感染验案［J］.山东中医杂志，2015，34（10）：797-798.

［161］罗荣泉．陈蓉蓉运用膏方治疗儿科顽疾经验［J］.中国医药学报，2004，19（7）：420-422.

［162］李鹤，刘亚洋，汪再舫．汪再舫运用中药膏滋方调理儿童反复呼吸道感染体质的经验［J］.实用中西医结合临床，2014，14（11）：66-68.

［163］奚肇庆．肺系小儿膏方的临床应用［J］.河南中医，2013，33（5）：721-722.

［164］陈银银．冬令膏方在小儿哮喘中的运用——盛丽先老师经验谈［J］.中医儿科杂志，2010，6（1）：10-12.

［165］彭草云，阮月芳．钱静华运用玉屏风散膏方治疗小儿哮喘经验［J］.浙江中医杂志，2012，47（10）：744.

［166］任昱．俞景茂膏方调治小儿疾病经验［J］.浙江中医药大学学报，2014，38（11）：1258-1260.

［167］杨海霞，张骠．张骠教授运用滋肾健脾益肺固卫膏方防治小儿哮喘缓解期临床经验［J］.四川中医，2014，32（3）：51-52.

［168］杨涛，陆明，朱垚．基于FP-Growth的中医药数据关联分析平台的设计和应用［J］.时珍国医国药，2016，27（12）：3050-3052.

［169］朱彬，朱垚，陆明，等．基于iOS的多媒体医案采集移动平台的设计和实现［J］.计算机时代，2017（9）：21-23.

［170］Han J，Pei J，Yin Y.Mining Frequent Patterns without Candidate Gen-eration［C］.Proc of 2000 ACM-SIGMOD International Conference on Management of Data.Dallas：Conference Publications，2000.

［171］朱明．数据挖掘［M］.合肥：中国科学技术大学出版社，2008.

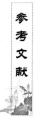
参考文献